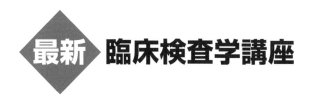
最新 臨床検査学講座

チーム医療論／多職種連携・栄養学・薬理学・認知症

編 集
諏 訪 部 章
奈 良 信 雄
三 村 邦 裕

医歯薬出版株式会社

「最新臨床検査学講座」の刊行にあたって

　1958 年に衛生検査技師法が制定され，その教育の場からの強い要望に応えて刊行されたのが「衛生検査技術講座」であります．その後，法改正およびカリキュラム改正などに伴い，「臨床検査講座」(1972)，さらに「新編臨床検査講座」(1987)，「新訂臨床検査講座」(1996) と，その内容とかたちを変えながら改訂・増刷を重ねてまいりました．

　2000 年 4 月より，新しいカリキュラムのもとで，新しい臨床検査技師教育が行われることとなり，その眼目である"大綱化"によって，各学校での弾力的な運用が要求され，またそれが可能となりました．「基礎分野」「専門基礎分野」「専門分野」という教育内容とその目標とするところは，従前とかなり異なったものになりました．そこで弊社では，この機に「臨床検査学講座」を刊行することといたしました．臨床検査技師という医療職の重要性がますます高まるなかで，"技術"の修得とそれを応用する力の醸成，および"学"としての構築を目指して，教育内容に沿ったかたちで有機的な講義が行えるよう留意いたしました．

　その後，ガイドラインが改定されればその内容を取り込みながら版を重ねてまいりましたが，2013 年に「国家試験出題基準平成 27 年版」が発表されたことにあわせて紙面を刷新した「最新臨床検査学講座」を刊行することといたしました．新シリーズ刊行にあたりましては，臨床検査学および臨床検査技師教育に造詣の深い山藤　賢先生，高木　康先生，奈良信雄先生，三村邦裕先生，和田隆志先生を編集顧問に迎え，シリーズ全体の構想と編集方針の策定にご協力いただきました．各巻の編者，執筆者にはこれまでの「臨床検査学講座」の構成・内容を踏襲しつつ，最近の医学医療，臨床検査の進歩を取り入れることをお願いしました．

　本シリーズが国家試験出題の基本図書として，多くの学校で採用されてきました実績に鑑みまして，ガイドライン項目はかならず包含し，国家試験受験の知識を安心して習得できることを企図しました．国家試験に必要な知識は本文に，プラスアルファの内容は側注で紹介しています．また，読者の方々に理解されやすい，より使いやすい，より見やすい教科書となるような紙面構成を目指しました．本「最新臨床検査学講座」により臨床検査技師として習得しておくべき知識を，確実に，効率的に獲得することに寄与できましたら本シリーズの目的が達せられたと考えます．

　各巻テキストにつきまして，多くの方がたからのご意見，ご叱正を賜れば幸甚に存じます．

2015 年春

医歯薬出版株式会社

序

　従来型の医療は医師中心で行われてきた．しかし，安全で安心な医療に対する患者の要望や，健康に対する国民の意識の高まりは，医師の業務を爆発的に増加させ，すでに医師1人ですべての業務をこなすことは限界に達している．一方，医療の高度化を背景に，臨床検査技師を含むさまざまな医療専門職が誕生し，医療現場で活躍するようになってきた．臨床検査技師は，検査室に届いた血液や尿などの患者検体を分析し，また心電図検査や超音波検査などの生理検査を行い，その結果を解析して医師に報告することが主な業務であった．そのため，検査室に籠る傾向が強く，非常に重要な業務を行いながら患者からその職種を認識される機会が少なかったのも事実である．

　以上の背景から，最近では，さまざまな医療専門職がそれぞれの専門知識を活かしてチームを形成して，患者に最新かつ安心・安全の医療を提供しようとする動きが活発になっている．それがチーム医療である．チーム医療の実践は，医師の負担軽減という現実的な問題を解決する手段の一つではあるが，多職種が十分なコミュニケーションを取り密に連携して患者に向き合うことで，患者にとっては安心で安全な医療を享受できることを意味し，まさに医師中心の医療から患者中心の医療へのパラダイムシフトの根幹をなすと考えられる．

　臨床検査技師がかかわるチーム医療として感染制御チーム（ICT）や栄養サポートチーム（NST）などがよく知られているが，最近では，他にもたくさんのチーム医療が組織され活動している．本書では，代表的なチーム医療を実践するうえでのさまざまなノウハウを取り上げている．さらに，チーム医療を実践するには臨床検査の知識だけでは不十分で，たとえば，ICT活動においては抗菌薬の知識が，糖尿病療養指導においては糖尿病治療薬の知識が，NST活動においては栄養学の知識が不可欠になる．また，チーム医療では病院のみならず，地域医療の現場でも臨床検査技師の活躍が求められている．在宅医療の現場には認知症を患う高齢者も多いことから，認知症に関する知識も必要になる．その意味で本書は，チーム医療を実践するうえでの，栄養学/臨床栄養学，薬理学/病態薬理学，認知症についても取り上げ，必要最低限の知識が得られるようになっている．

　本書が，これから臨床検査技師として医療現場で働こうとする学生諸子にとって，臨床検査のプロとしての業務に軸足を置きながらも，多職種と密に連携し幅広いチーム医療を実践する医療総合職として活躍できるようになるためのバイブルになることを祈ってやまない．

2023年1月

編者を代表して　諏訪部 章

●編　集

諏訪部　章　岩手医科大学教授（医学部臨床検査医学講座）
すわべ　あきら　岩手医科大学附属病院中央臨床検査部部長兼任

奈良　信雄　日本医学教育評価機構常勤理事
なら　のぶお　順天堂大学医学部客員教授
東京医科歯科大学名誉教授

三村　邦裕　千葉科学大学名誉教授
みむら　くにひろ　日本臨床検査同学院事務局長

●執筆者（50音順）

安東賢太郎　千葉科学大学教授（薬学部薬学科）
あんどうけんたろう

井谷　功典　藤田医科大学七栗記念病院医療技術部
いたに　よしのり

浦上　克哉　鳥取大学教授（医学部保健学科認知症予防学講座）
うらかみ　かつや

小野寺直人　岩手医科大学講師（医学部臨床検査医学講座）
おのでらなおと

恩田　理恵　女子栄養大学教授（栄養学部保健栄養学科）
おんだ　りえ

片岡　智哉　千葉科学大学准教授（薬学部薬学科）
かたおか　ともや

小谷　和彦　自治医科大学教授（地域医療学センター地域医療学部門）
こたに　かずひこ

小森　敏明　長浜バイオ大学教授（フロンティアバイオサイエンス学科）
こもり　としあき

諏訪部　章　（前掲）
すわべ　あきら

奈良　信雄　（前掲）
なら　のぶお

福島亜紀子　女子栄養大学教授（栄養学部保健栄養学科）
ふくしまあきこ

福田　篤久　大阪医科薬科大学三島南病院臨床検査科
ふくだ　あつひさ

細川　正清　千葉科学大学教授（薬学部薬学科）
ほそかわ　まさきよ

右田　忍　赤坂おけだ糖尿病内科臨床検査科
みぎた　しのぶ

三村　邦裕　（前掲）
みむら　くにひろ

森　雅博　千葉科学大学教授（薬学部薬学科）
もり　まさひろ

最新臨床検査学講座

チーム医療論／多職種連携・栄養学・薬理学・認知症
CONTENTS

側注マークの見方　国家試験に必要な知識は本文に，プラスアルファの内容は側注で紹介しています．

📓 用語解説　🔄 関連事項　🔗 トピックス

● 執筆分担

1章	諏訪部 章	Ⅶ	小谷和彦	Ⅲ-4, 5	三村邦裕
2章	奈良信雄	4章 A	福島亜紀子	D-Ⅰ	細川正清
3章Ⅰ	諏訪部 章	B-Ⅰ	福島亜紀子	Ⅱ-1～7	安東賢太郎
Ⅱ	小森敏明	Ⅱ	恩田理恵	Ⅱ-8～10	片岡智哉
Ⅲ	小野寺直人	C-Ⅰ-1	安東賢太郎	Ⅱ-11, 12	安東賢太郎
Ⅳ	井谷功典	Ⅰ-2	細川正清	Ⅲ～Ⅵ	森 雅博
Ⅴ	右田 忍	Ⅱ	安東賢太郎	5章	浦上克哉
Ⅵ	福田篤久	Ⅲ-1～3	安東賢太郎		

第1章 臨床検査技師と多職種連携・チーム医療

① チーム医療における臨床検査技師の役割

　従来型の医療は医師中心の医療といわれ，医師と患者の関係においてのみならず，医師と他の医療従事者（**メディカル・スタッフ**）との関係においても，医師が中心であった．すなわち，患者の立場は弱く，医師の治療方針は絶対的で，患者はそれに従うしかなかった．また医師はメディカル・スタッフの中心であり，その他の職種は自由に意見が言えない雰囲気があった．しかし，それは医師の負担を増加させ，しばしば医療事故につながることが問題視されるようになった．医師の激務や訴訟の多さなどが原因で病院勤務医が減少し，医療の過疎化が深刻になる地域も増加した．

　これに対し，さまざまなメディカル・スタッフがお互い対等に連携・分担し，それぞれの高度で専門的な知識と技術を活かし，患者中心の医療を実現しようとする医療環境モデルが唱えられるようになった．これが**チーム医療**である（図1-1）．チーム医療は，その実践によって，医療の質と患者の生活の質（QOL）が向上することから，安心・安全・良質な医療サービスを提供するためのキーワードととらえられる．

　チーム医療にはさまざまなメディカル・スタッフがかかわるが，医師以外のメディカル・スタッフを「コ・メディカル・スタッフ」（通称：コ・メディカル）と称することがある．しかしこれは，医師と医師以外のメディカル・スタッフを区別している点で，従来型の医師中心の医療を象徴する印象を与え，適切な表現とはいえない．チーム医療の中心は患者であり，医師はチーム医療の

> **「チーム医療」の英語訳**
> 「チーム医療」を単純に英語訳すると「team medicine」となるが，これは和製英語である．「medical team approach」や「multidisciplinary（集学的な）medical care」などが適切な英語訳となる．近年，日本でも「多職種連携によるチーム医療」のような表現を用いることが多くなっている．

QOL : quality of life

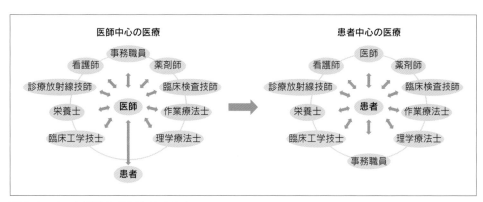

図1-1　チーム医療のパラダイムシフト

リーダー的存在ではあっても，決して中心に位置するわけではなく，医師もメディカル・スタッフの一員としてとらえるべきである(**図1-1**)．その意味でメディカル・スタッフは，全員がその一員としての自覚をもって主体的にチーム

表1-1　医療専門職の主な業務内容

医療専門職	主な業務内容（定義）
医　師	医療および保健指導を掌る（つかさどる）ことによって公衆衛生の向上および増進に寄与し，もって国民の健康な生活を確保する者．法律上，基本的にすべての診療科における診療行為，社会医学・公衆衛生学的活動，ならびに基礎医学研究を行うことができる．
歯科医師	歯や歯周組織のみならず，下顎面領域に発生する疾病の予防，診断および治療，さらに公衆衛生の普及を行うことを業とする者．
薬剤師	調剤，医薬品の供給，その他の薬事衛生を司る業務を行うことを業とする者．セルフメディケーションに関与できる．
看護師	傷病者もしくは褥婦に対する療養上の世話，または診療の補助を行うことを業とする者．看護師の権限として，ケアを含めた全体的な看護実践，ヘルスケアの指導およびヘルスケア・チームへの参加，補助者の監督，研究などを行う．
臨床検査技師	医師または歯科医師の指示のもとに，人体から排出され，または採取された検体の検査として厚生労働省令で定めるものおよび厚生労働省令で定める生理学的検査を行うことを業とする者．
診療放射線技師	医師または歯科医師の指示のもとに，放射線を人体に対して照射〔撮影を含み，照射機器または放射性同位元素（その化合物および放射性同位元素またはその化合物の含有物を含む）を人体内に挿入して行うものを除く〕することを業とする者．
臨床工学技士	医師の指示のもとに，生命維持管理装置の操作および保守点検を行うことを業とする者．
理学療法士	運動療法や電気治療などの物理療法などによって身体の機能回復を援助し，社会復帰を促すことを業とする者．
作業療法士	日常作業活動によって機能の改善や維持を図り社会復帰を促すことを業とする者．
視能訓練士	視機能検査や斜視・弱視の訓練治療などを担当し，視覚の質（quality of vision）の向上を図ることを業とする者．
言語聴覚士	音声・言語・聴覚，嚥下機能に障害を有する人を支援することを業とする者．
栄養士・管理栄養士	栄養士は，栄養士の名称を用いて栄養指導に従事することを業とする者．管理栄養士は，管理栄養士の名称を用いて，個人・特定多数人の疾病や栄養状態等に応じた栄養指導，給食管理，栄養管理などを行うことを業とする者．
保健師	地域において，病気の予防や健康管理・増進等の公衆衛生活動・保健教育を行う中核として活躍する者．
介護福祉士	専門的知識および技術をもって，身体上または精神上の障害があることにより日常生活を営むのに支障がある者につき入浴，排泄，食事その他の介護を行い，ならびにその者およびその介護者に対して介護に関する指導を行うことを業とする者．
歯科衛生士・歯科技工士	歯科衛生士は，歯科疾患の予防処置，歯科診療の補助および歯科保健指導を行う者．歯科技工士は，歯科医師の指示で，口腔内を再現した模型をもとに，義歯や被覆冠などの補綴物を作製する者．
事務職員	医療事務に関連して，医事オペレーター，医療秘書，診療情報管理，調剤報酬請求事務等を行う者．介護事務に関連する技能としてケアクラーク，メディケアエイダーなどを行う者．
その他の職種	清掃，滅菌，ランドリー，営繕（えいぜん），サプライ，電気，ボイラー，空調などを行う者．

■ **セルフメディケーション**
世界保健機関（WHO）では「自分自身の健康に責任をもち，軽度な身体の不調は自分で手当てすること」と定義されている．例として，適度な運動やバランスの取れた食事，一般用医薬品（OTC医薬品）の使用があげられる．

■ **ケアクラーク，メディケアエイダー**
ケアクラークは，介護報酬請求事務などの介護事務業務を担う．メディケアエイダーは，入院患者の生活サポート（食事や入浴の介助，ベッドメイキングなど）や備品のチェック業務などを担う．

医療を実践する必要がある．そのような観点から，最近は「**多職種連携による
チーム医療**」のように表現することが多くなっている．チーム医療を理解し実
践するには，どのような医療専門職が存在し，どのような医療行為を行ってい
るかを知ることが第一歩となる．**表1-1**に主な医療専門職とその主たる業務内
容を列記した．

Ⅱ 医療・介護・福祉の現場における多職種連携

1 医療機関における多職種連携

　日本におけるチーム医療は，主に医療機関，特に一般的な病院を中心に展開
されてきた．しかし，次第に医療機関の機能分化が進み，急性期・救急医療に
重きをおく病院と，回復期・慢性期医療に重きをおく病院とに分かれるように
なった．それぞれの機能を果たすためにかかわるスタッフの職種は異なり，そ
の結果，チーム医療における臨床検査技師の果たす役割も異なってくる．

　たとえば，急性期・救急医療におけるチーム医療にかかわる職種としては，
医師・看護師・薬剤師・臨床検査技師・診療放射線技師・臨床工学技士などが
あり，臨床検査技師は生命維持に必要な検査結果を迅速に報告することが求め
られる．一方，回復期・慢性期医療におけるチーム医療では，栄養管理やリハ
ビリテーションも重要になることから，管理栄養士・理学療法士・作業療法士
などもかかわるようになり，臨床検査技師は患者の栄養状態や感染状況（褥瘡
など）を把握するための検査，慢性疾患（高血圧や糖尿病など）を評価するた
めの検査などを介してチーム医療に貢献することが求められる．単に検査室で
検査を行うだけでなく，臨床検査技師が病棟患者のベッドサイドで採血などの
検体採取や生理検査（心電図検査や超音波検査など）を行う**病棟業務**も注目さ
れている．

2 介護老人保健施設における多職種連携

　チーム医療は，病院内のみならず，病院と在宅医療をつなぐ介護老人保健施
設（老健）でも重要になっている．老健では，医師・看護師・理学療法士・作
業療法士のほかに，言語聴覚士・管理栄養士・介護福祉士・支援相談員など多
くの職種がかかわっている．老健では独自に検査室を有することはまれで，ほ
とんどは病院に勤務する臨床検査技師が併設する老健に出向いて採血や生理検
査にかかわることになり，その際に多職種連携が求められる．

3 在宅（訪問）医療における多職種連携

　さらにチーム医療は，在宅（訪問）医療の現場でも重要になっている．臨床
検査技師が，医師または看護師と在宅医療の現場に同行し，採血などの検体採
取だけでなく，簡易検査キットを用いてその場で検査結果を確認したり，携帯
型の心電計や超音波検査装置を持参し生理検査を行う試みも報告されている．

「師」と「士」

医療専門職の名称には「師」
と「士」が混在しているが，
これらに明確な定義がある
わけではない．一般的には，
「師」とは専門の技術を職業
とする者，「士」とは一定の
資格・役割をもった者をそ
れぞれ意味する．資格を有
する医療専門職に対しては
すべて「士」を用いるべき
であるが，比較的古くから
存在する医療職には「師」
が，後に新設された比較的
新しい医療職には「士」が
用いられる傾向にあり，名
称によって区別があるわけ
ではない．正式な名称を正
しく記載できることも，臨
床検査技師以外の医療職を
正しく理解するうえで重要
な意味をもつであろう．

これと関連して近年,「**地域包括ケアシステム**」という概念が提唱され,浸透しつつある．これは,医療や介護が必要な状態になっても,可能なかぎり住み慣れた地域で,自立した生活を続けることができるよう,住まい・予防・医療・介護・生活支援を一体的に行うという考え方である．地域包括ケアシステムの推進に伴い,認知症患者と接する機会が増えることから,臨床検査技師にも認知症に対する理解が要求され,さらには認知症に関する検査を臨床検査技師が行うことも求められるようになっている．

こうした社会や医療の情勢変化に応じて,臨床検査技師の活躍する場はますます多様化し,多職種連携の重要性が増している．そのため,多職種連携やチーム医療について理解を深めることは,臨床検査技師として不可欠になっている．

Ⅲ 今後の医療においてチーム医療がなぜ必要か

従来型の医師中心の医療が,勤務医の減少や医療の過疎化の問題につながっている現状については前述したとおりである．これに対して国（厚生労働省）は対策を段階的に施行している．

1 検体採取と検査説明の推進

まず,2007（平成19）年12月28日,厚生労働省医政局長から各都道府県知事に向けて,「医師及び医療関係職と事務職員等との間等での役割分担の推進について」と題する通知（医政発第1228001号）が発信された．このなかで,病院に勤務する若年・中堅層の医師がきわめて厳しい勤務環境におかれているのは,医師でなくても対応可能な業務までも医師が行っている現状が原因の一つであり,それに対しては,臨床検査技師を含む多職種が適切に役割分担を図り,業務を行っていくことが重要であると指摘されている．具体的には,臨床検査技師は採血などの**検体採取**のほかに,患者に対する検査説明についても適宜,医師や看護師と業務分担を行うべきであると明言されている．

ここでいう患者に対する**検査説明**とは,検査前の検査内容の説明のほかに,一部の検査結果について説明することも含まれている．検査結果の説明においては診断名を伝えるのではなく,検査結果の一般的な解釈（異常値が出た際に考えられる病態など）についての説明にとどめるべきである（第3章 Ⅰの2「6）検査情報・相談」を参照）．診断を行い,患者にその結果を伝えることは医師の重要な役割であることを念頭において,検査結果の説明を行うことが重要である．

2 検体採取業務の拡大と生理検査項目の追加

その後,2009（平成21）年8月28日,厚労省内に「チーム医療の推進に関

する検討会」が，続いて 2010（平成 22）年 5 月 12 日には「チーム医療推進会議」が立ち上がり，医師の負担軽減のための医療専門職による業務分担についてより積極的な議論がなされ，臨床検査技師による業務も見直された．2015（平成 27）年 4 月 1 日より，一部の生理学的検査（嗅覚検査，電気味覚検査など）と**微生物学的検査目的の検体採取**〔①インフルエンザ等の検査における検体採取（鼻腔拭い液，鼻咽頭拭い液，咽頭拭い液，鼻腔吸引液等の採取），②細菌・真菌検査等における検体採取（表在組織から膿，表皮・粘膜表面などの直接採取や手足指から表皮の直接採取，頭部ブラシ法（白癬菌等の検出）），③糞便検査における検体採取（スワブを用い肛門部から便の直接採取）〕が臨床検査技師の業務範囲に追加された．

3　医師の働き方改革を進めるためのタスク・シフト／シェア

　さらに，2019（平成 31）年 4 月 1 日から順次施行されている「**働き方改革関連法**」を受けて，残業時間の短縮は医師にも例外なく適用されることになった．しかし，これまで述べてきたように，従来型の医師の業務形態では，目標の残業時間（年 960 時間以下／月 100 時間未満）を達成することは困難であり，その実現のために多職種連携により医師の業務を減らしていこうというのが「**タスク・シフト／シェア**」の概念である．

　具体的に，臨床検査技師がどのような業務を担当することで医師の負担軽減が可能になるかについて議論するために，厚生労働科学特別研究事業の一環として「診療放射線技師，臨床検査技師，臨床工学技士の業務範囲拡大のための有資格者研修の確立及び学校養成所教育カリキュラム見直しに向けた研究」（研究代表者：北村 聖）が実施され，具体的な業務内容について提言がなされた．これを受けて，第 204 回通常国会において，「良質かつ適切な医療を効率的に提供する体制の確保を推進するための医療法等の一部を改正する法律〔2021（令和 3）年法律第 49 号〕」が成立し，これにより臨床検査技師等に関する法律の一部が改正され，2021（令和 3）年 10 月 1 日から施行されることになった．法改正に基づき，タスク・シフト／シェアとして追加された 10 行為の業務を行おうとする場合は，あらかじめ，厚生労働大臣が指定する研修を受けなければならないとされている．その研修は，日本臨床衛生検査技師会（以下，日臨技）が実施する研修とされた〔2021（令和 3）年厚生労働大臣告示第 274, 276 号〕．

　「タスク・シフト／シェア」の導入は，医師にしか認められていなかった業務の一部を医師以外の医療職が分担することで，医師の過剰労働を緩和しようとする考え方に基づいている．しかし，単に医師の負担軽減という側面だけではなく，さまざまな医療専門職がそれぞれの知識や経験を活かし，チーム医療を提供することが，患者にとって安心・安全で良質な医療サービスを受けることにつながるという点で，患者中心の医療の推進と表裏一体になっていることを忘れてはいけない．たとえば，臨床検査技師の業務拡大の一つである検体採取

働き方改革関連法
働き方改革を推進するための関係法律の整備に関する法律．医師については 2024（令和 6）年 4 月 1 日に施行．

タスク・シフト／シェアに関する厚生労働大臣指定講習会
詳細は日臨技ホームページを参照（https://www.jamt.or.jp/task-shifting/law/）.

は，これまで医師や看護師が行ってきた業務ではあるが，実際に検査を行う臨床検査技師が患者から直接検体採取を行うことで，事前説明の際に患者状態を把握でき，また不適切な検体が得られた場合にはその場で再採取することが可能になり，精度の高い検査結果の提供につながる．

「タスク・シフト／シェア」により認められた医療行為については，手技を習得する必要があること，また患者と接する際に医療安全対策上の知識が必要になることなどの理由により，最新臨床検査学講座「医療安全管理学」で取り上げる．

第2章 チーム医療を支える コミュニケーションスキル

コミュニケーション（communication）は，「共通の」「分かち合う」などの意味を表すラテン語の"communis"に語源があるとされ，人と人との間で双方向性に考えや感情を伝え合い，互いに共有することを意味する．

多種多様なメディカル・スタッフが協働して全人的な医療を目指す"チーム医療"では，臨床検査技師は臨床検査業務のプロフェッショナルとして，他のメディカル・スタッフと連携し，補完し合って適正な医療の実現に貢献することが求められる．チーム医療に積極的に参加するためには，他のメディカル・スタッフと円滑なコミュニケーションをとり，相互の理解を深めて連携することが欠かせない．

良好なコミュニケーションは，他のメディカル・スタッフとの**信頼関係**を築き，チーム医療を安全かつ円滑に実践するうえで，最も基本となる．

❶ コミュニケーションの必要性

医療従事者にかぎらず，人間は集団のなかで多くの人々とともに生活する動物である．社会という大きな集団のなかで快適な生活を営むには，さまざまな人と協調して信頼関係を築くことが重要である．このためには，良好なコミュニケーションをとることが欠かせない．

心理学者のマズローは，「人間は自己実現に向かって絶えず成長する」との仮説に立ち，人間の基本的な欲求を5段階の階層に分けた理論を提唱している（**表2-1**）．

人間にとって，最も根本的な欲求は「生理的欲求」である．そして生理的欲求が満たされると「安全の欲求」が現れ，さらに③以降の欲求へと次々に進むという理論である．快適な社会生活を送るには，「社会的欲求」と「承認欲求」

> **プロフェッショナル（professional）**
> 必要な教育を系統的に受け，専門的知識に裏付けられた技術をもち，利益追求より倫理規範に基づいた専門的職業（「プロフェッション（profession）」）を実践する専門的職業人を「プロフェッショナル（professional）」という．そして，プロフェッショナルとしての専門家がもつべき意識や心構えを「プロフェッショナリズム（professionalism）」という．すべての医療人はプロフェッショナリズムを遵守して業務に従事することが重要である．

> **アブラハム・ハロルド・マズロー（Abraham Harold Maslow, 1908～1970年）**
> アメリカの心理学者で，人間性心理学を提唱した．

表2-1 人間の基本的な欲求（マズロー）

①生理的欲求	生命を維持するための本能的な欲求で，食事・睡眠・排泄などがある．
②安全の欲求	安全かつ安心な環境のもとで暮らしたいという欲求で，経済的な安定，よい健康状態の維持，事故の防止，などが含まれる．
③社会的欲求	社会に受け入れられて，社会的役割を果たすという欲求．
④承認欲求	社会から価値ある存在と認められ，高く評価されたいという欲求．
⑤自己実現の欲求	自分の能力や可能性を最大限に発揮し，自分にしかできないことを成し遂げたいという欲求．

が満たされることが必要になる．このような欲求をすべて満たし，幸福で充足感に満ちた生活を送るためには，他者と良好なコミュニケーションをとり，相互の信頼関係を築くことが前提になる．

Ⅱ 良好なコミュニケーションがもたらす効果

　良好なコミュニケーションをとることにより，さまざまな効果が期待される．
　まず，コミュニケーションを通じて，互いの価値観や考え方，感情を知ることができる．そして，その結果として相互の**信頼関係**を築くことにつながる．マズローの理論における社会的欲求や承認欲求が満たされ，精神的な充足感や安心感が得られる．
　さらに，互いの**業務内容**や**人間性**を知ることができ，情報交換や意思疎通を通じて業務を効率化するのにも役立つ．また，コミュニケーションが進んで相互理解が深まると，マズローの理論における自己実現の欲求も満たされるようになり，業務に対する意欲が向上して，業績を上げるのに貢献できる．

Ⅲ チーム医療におけるコミュニケーションスキル

1 自己開示

　チーム医療におけるコミュニケーションでは，メディカル・スタッフが互いに交流し，それぞれの考えや意見を出し合う．以前からよく知っている間柄のメディカル・スタッフなら，コミュニケーションをとるのに，さほど問題はない．しかし，初めて顔を合わせるなど，互いの素性をよく知らない場合には，**自己紹介**することから始めなければならない．所属，氏名はもちろんのこと，専門性や担当業務内容，場合によっては趣味などの個人的な情報を支障のない範囲で紹介する．

2 話しやすい雰囲気づくり

　自己開示によって相手のことを理解できた後は，円滑なコミュニケーションを進めるために，互いに自由に意見を出し合える雰囲気が大切になる．
　メディカル・スタッフといっても，性格は多種多様である．多弁な人もいれば，寡黙で積極的に意見を出さない人もいる．**考え方**や**価値観**も人によってさまざまである．メディカル・スタッフの間で信頼関係を築くには，相手を尊重し，相手が自由に意見を出し合えるように配慮することが重要になる．相手と意見が異なることもあるが，その場合でも，相手の意見によく耳を傾け，自分の考えもしっかりと述べて，互いが納得できるように十分に協議し尽くして合意を得るようにする．
　相手が話しやすいような雰囲気を作り出す努力も大事である．和やかな表情で，明るく振る舞うようにする．また，自己の感情を表面に出しすぎないこと

自己開示
自己開示とは，自分の考えや感情，個人的情報などを相手に伝え，自分がどのような人間であるかを相手に理解してもらうことである．これにより相互の交流が円滑になる．

自己紹介
ネームプレートやIDカードを示しながら自己紹介すると，相手に覚えてもらいやすい．

感情の自制
喜び，悲しみ，怒り，落胆，驚き，嫌悪，恐怖などの感情を表面に出しすぎないことは，医療従事者のプロフェッショナリズムとして重要である．

も，相手が安心して意見を述べるにあたって重要といえる．一方，たとえ相手が上司であっても，萎縮することなく，自らの意見を堂々と述べることも，適正で効果的なチーム医療を実践するのに欠かせない．

3 コミュニケーション技法

自分の意見を相手に伝えるには，「**言語**」として表現できるような言葉を交わして話し合うことが中心になる．しかし，言語には表せない**表情や振る舞い**が，相手との交流に影響を与えることもある．

言語では表すことができない「**非言語**」には，目の動き，表情，声のトーンやピッチ，身振り，手振りなどがある．言葉では表しきれない**感情**を伝えるのに有用で，自分の感情表現だけでなく，相手の感情を読み取るうえでも重要な手段となる．

心理学者のメラビアンによれば，話し手が聞き手に与える影響は，7％が文字で表現できる「**言語情報**」，38％は言語の発音に伴う声の高低や抑揚，ピッチなどの準言語による「**聴覚情報**」，そして55％が表情や身振り，手振りなどの「**視覚情報**」によるという．すなわち，言語そのものによるコミュニケーションはわずか7％にすぎず，実際のコミュニケーションでは，発語や身振り手振りといった**非言語的メッセージ**がいかに重要な要素になっているかがわかる（図2-1）．

4 コミュニケーションで必要になる能力

前述のように，コミュニケーションを行うための手段には，「言語」と「非言語」がある．言語に関しては，「**正確に伝える**」能力と，「**正確に受け取る**」能力が要求される．また，非言語に関しては，「**自分の感情を伝える**」能力と，「**相手の真意を読み解く**」能力が，良好なコミュニケーションを構成するうえで重

目の動き

2者が対面する場合のいわゆるアイコンタクトの重要性は，アメリカの教科書では50～70％，日本の教科書では30～50％と書かれるなど，人種や性格によって異なる．アイコンタクトが好きな人もいれば嫌いな人もいるので，相手の反応をみながらアイコンタクトを行う．

アルバート・メラビアン（Albert Mehrabian, 1939年～）

アメリカの心理学者で，カリフォルニア大学ロサンゼルス校名誉教授．

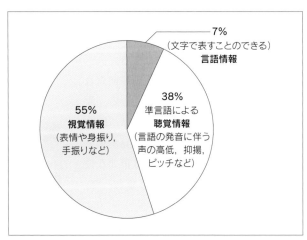

図2-1　コミュニケーションの要素（メラビアン）

要な要素になる.

1）正確に伝える能力

わかりやすく，自分の言いたい内容を相手にしっかりと伝える能力で，言語によるコミュニケーションである.

2）正確に受け取る能力

相手の言葉をきちんと聴く能力で，相手が伝えたいことを理解するのに重要な要素である．相手の話を最後までしっかりと聴く姿勢と態度である.

3）自分の感情を伝える能力

目の動き，表情，声のトーン，身振り手振りなどによって自分の感情を相手に伝える．相手との信頼関係を築き，相手と話しやすい雰囲気をつくるようにする.

4）相手の真意を読み解く能力

相手の感情や真意をくみ取るのに重要な能力である．表情や目の動きなどから，言葉だけでは表現されない本当の思いなどをくみ取る.

> **聴く能力**
>
> 相手の話を傾聴することが基本であるが，相手の言葉だけで十分に理解できない場合には，適宜質問して確認するようにする.

> **非言語で伝える能力**
>
> 相手に身体や視線を向け，うなずいたりあいづちを打つなど，相手の話をしっかりと聴いている姿勢を示すことが信頼関係の構築につながる.

> **相手の真意を読み解く能力**
>
> 相手が自分の意見に賛成すると言っても，固い表情の場合には，不承不承のこともありうる．必要に応じて真意を確かめることも必要になる.

Ⅳ チーム医療でのコミュニケーションにおける留意点

1 臨床検査のプロフェッショナルとしての自覚と誇り

チーム医療では，専門性が異なる多種のメディカル・スタッフが，それぞれの専門性をしっかりと発揮して，患者ケアにあたることが根幹となる.

チーム医療において臨床検査技師が果たす役割として，医療機関や在宅医療の現場などで臨床検査業務を実施することはもちろんであるが，病院内のカンファレンスへの参加，医師や看護師などからの臨床検査に関する問い合わせへの対応，患者・家族や一般市民などへの臨床検査の説明などもある．いずれの場合においても，臨床検査のプロフェッショナルとしての能力を十分に発揮し，他のメディカル・スタッフや患者などから信頼を得ることが大切になる.

臨床検査を"業"とする臨床検査技師は，検体検査，生理検査，画像検査などを実施し，検査の結果を適切に解釈するという重要な責務を担っている．現代医療の特徴である「**根拠に基づく医療（EBM）**」を実践するためには，医療面接（問診）や身体診察で得られる情報以上に，客観的な臨床検査所見が重要視される．正確かつ精密なデータを提供するうえで，臨床検査技師は重要な役割を担っており，臨床検査の**プロフェッショナル**としての自覚と誇りをもって，堂々とした態度でチーム医療に参画するべきである.

 根拠に基づく医療（evidence-based medicine；EBM）

現時点で入手しうる最も信頼できる根拠（エビデンス）に基づいて，個々の患者に最適な医療を提供する一連の行動指針をいう.

1) 生理検査（生体検査）

　心電図検査，運動負荷心電図検査，呼吸機能検査，脳波検査，感覚検査，超音波検査などでは，臨床検査技師が患者に接して検査を行う．検査を行っているときに心室細動などの重篤な不整脈が出現したり，失神発作やてんかん発作などが発生することもありうる．この場合には，すぐに医師や看護師に連絡をとるとともに，必要に応じて救急処置を実施しなければならない．

　チーム医療を実践するにあたり，臨床検査技師は**一次救命処置**（basic life support；BLS）に精通しておかねばならない．さらに，医師などが行う**二次救命処置**（advanced life support；ALS）に備えた器材を準備することが求められる．

　検査所見については医師にすぐに伝える必要がある場合もある．患者が特に自覚症状を訴えていなくても，検査の最中や直後に異常所見を確認した場合には，医師にすぐ連絡をとり（パニック値報告し）必要な医療処置につなげることも，チーム医療においては重要である．

2) 検体検査

　検体検査のために行う採血の際に，血管迷走神経反応で失神することもある．この場合には，患者を安静に保ち，必要に応じて医師や看護師に連絡して指示を仰ぐ．

　細胞診検査，骨髄検査などにおいては，臨床検査技師は標本を作製するとともに，所見を判定することもある．白血病などの重症疾患が考えられ速やかな医療処置が要求される場合には，正式な報告書を発行する前に，医師に連絡をとって適切な医療を行えるように協力する．

　極度の電解質異常や超高血糖など，いわゆる**パニック値**が検体検査の過程で認められる場合にも，電話などで医師に速やかに伝えることが大切である．

2　診療録（カルテ）の解釈

1) カルテの目的と意義

　診療録（カルテ）は，患者に関するあらゆる情報を記載した書類で，医療行為を行ううえできわめて重要なものである．いわば医療従事者によって作成される患者個人の健康に関する記録ともいえ，疾患が診断されるに至った過程，治療の内容と根拠，治療後の経過などが正確に記載され，診療とケアに役立たせる目的がある．

　カルテは主に医師や看護師が記載し，医療に活用される．しかし，すべての医療従事者は，カルテを通して患者の病態を的確に把握したうえでチーム医療に参加して，最適な医療を実践すべきである．このため，臨床検査技師もカルテの内容を解釈できることが求められ，必要に応じて検査所見などを専門職の立場から記載することもある．

　従来は紙媒体のカルテが使われてきたが，近年は多くの病院や診療所で**電子**

一次救命処置

特殊な器具や薬品を用いずに，いつでも，どこででも，誰もが実施できる救命処置で，心マッサージによる循環維持，気道確保と人工呼吸による呼吸維持が中心になる（最新臨床検査学講座「病態学／臨床検査医学総論」を参照）．

パニック値

すぐに治療が必要になるような緊急異常値で，主治医に連絡して適切な医療につなげる．

血管迷走神経反応

迷走神経が過度に活動して心拍が抑制され，徐脈，血圧低下を起こす自律神経反射で，高度の場合には脳血流が減少して失神発作が発生する．疼痛や精神的ショックなども引き金になる．

診療録

英語では medical chart または medical record という．カルテとよばれることが多いが，これはドイツ語の Karte に由来する．

診療録（カルテ）

医師法で記載が義務付けられた公式文書で，医療機関は診療録（カルテ）を5年間は保存しなければならないと定められている（保険医療機関及び保険医療養担当規則第9条）．

表 2-2　カルテに記載される主な事項

- ・**患者の属性**：氏名，生年月日，性別，住所，連絡先，職業，健康保険の種別
- ・**病歴**：主訴，既往歴，家族歴，現病歴
- ・**身体所見**
- ・**検査成績**
- ・**問題点の整理**
- ・**診療内容**：診断，治療，看護ケア
- ・**患者，家族への説明内容**

カルテが使用されている．電子カルテは，患者情報，検査オーダー，処方オーダー，診療内容などが比較的簡単に記載でき，メディカル・スタッフ全員がそれらの情報を瞬時に供覧できる長所がある．また，誤字や誤記を防いだり，過去のデータを検索できるなどの利点もある．

電子カルテの欠点

導入する際の初期投資や維持，更新などに多額の経費がかさんだり，メディカル・スタッフが使いこなせるようになるまでに時間がかかるなどの欠点がある．

2）カルテに記載される事項

医師法では，カルテに記載すべき事項として，診療を受けた者の氏名，性別と年齢，住所，病名と主要症状，治療方法（処方と処置），診療の年月日が規定されている（医師法施行規則第 23 条）．

これらは必須の記載事項であるが，実際には，患者の訴える自覚症状，メディカル・スタッフが診察したり観察して得られる他覚的所見や検査所見などについて経過を追って克明に記載し，問題点を整理してそれらに対する考察や，診療内容，患者や家族への説明なども記載される（**表 2-2**）．

すなわち，まず患者の属性に関する**基本事項**が記載される．続いて**病歴**として，患者が訴える症状，過去にかかった病気や外傷，手術などの診断や治療に関する**既往歴**，家系内に集積している疾病などの**家族歴**，患者の訴える症状がどのような経過をたどっているかを示す**現病歴**が記載される．これらは，患者の疾患を診断し，治療を行うにあたっての基礎資料として重要である．

主訴

患者の訴える症状のうち，患者にとって最も重要なもので，医療機関を訪れるきっかけになる．頭痛，腹痛，発熱などの自覚症状のほか，健康診断で検査異常値の指摘を受けたことが主訴になることもある．

病歴

病歴は，疾病を中心にした個人の歴史ともいえる．

3）カルテの形式

カルテの形式は画一されたものではなく，施設，診療科，入院・外来診療などによって異なる．電子カルテも，施設間でシステムがかなり異なっている．ただし，現在では，適切なチーム医療を実践するうえでも，他の医療機関や行政機関などでも活用できるよう，客観的で系統的な記載を行うことが求められている．そこで，患者を診療する都度問題点をあげ，その解決を目指す POS（problem oriented system：**問題志向型システム**）に基づいた**問題志向型診療録**（**POMR**）が一般的になっている．

POS は，
①患者のもつ問題点をすべて集める．
②それらの問題点を整理して明確化する．
③問題解決のための合理的な計画を立てる．

POMR（problem oriented medical record）

1964 年にカナダの Laurence Weed によって提唱された．次第に普及して，今日では多くの施設で利用されている．系統的な思考が行われるため，見落としがなく，客観的で論理的な診療が実行できることに特色がある．

表 2-3　POMR の構成

基礎データ (data base)	①病歴：主訴，現病歴，既往歴，家族歴，生活歴など ②身体診察所見 ③検査所見
問題リスト (problem list)	①番号 (#)，タイトル ② active と inactive の区別をつける
初期計画 (initial plan)	①診断計画 (diagnostic plan) ②治療計画 (therapeutic plan) ③指導（教育）計画 (educational plan)
経過記録 (progress note)	①叙述的記録 (narrative note) 　S：subjective data（患者の訴え） 　O：objective data（身体所見，検査所見） 　A：assessment（評価，考察） 　P：plan（計画）
退院時要約 (discharge summary)	

active problem, inactive problem
active problem は現時点で解決すべき問題点で，inactive problem はすぐに解決する必要はないが，将来問題になる可能性がある問題点である。

SOAP
日々の診療で患者の訴えを S（subjective data），メディカル・スタッフによる身体所見と検査所見を O（objective data）としてまず記載し，それぞれのデータに関するメディカル・スタッフの評価や考察を A（assessment）で記載し，さらにそれぞれの問題点を解決するための計画を P（plan）として，順序を追って記載する．この頭文字をとって SOAP とよばれる．

④その計画を実行する．
⑤得られた成果を評価し，フィードバックする．
という特徴があり，それに従って POMR に記載される．

　POMR は**表 2-3** に示すような構成になっている．このうち，初診時には基礎データ，問題リスト，初期計画が記載される．その後は経過記録として，日々の経過に沿って **SOAP** として記録される．そして診療が完結して患者が退院するときには，退院時要約が記載される．退院時要約は，退院後の外来診療や他医療機関を受診する際などに活用され，診療を続行するにあたっての指針となる．

　なお，カルテには必ず診断名として疾患名が表記される．疾患名は診療科によって異なるが，代表的な疾患名については**巻末資料**（p.173～）を参照のこと．

3　医療における専門用語，略語の理解

　医師，看護師をはじめとしたメディカル・スタッフは，独自の**専門用語**や**略語**を慣習的に使用することが多い．多忙な医療現場で効率よく医療行為を実施するために，いちいち難解な用語を使わずに，略語で意思の伝達を的確に図ることが理由である．このため，専門外のメディカル・スタッフや，場合によっては同じ専門分野のスタッフですら，専門用語や略語が理解できない事態がある．代表的な略語，通称を**表 2-4** に示す．

　他のメディカル・スタッフとの会話の際や，カンファレンスなどで理解できない専門用語や略語が出てくる場合には，恥ずかしがらずに相手に尋ね，意味を確認しておくべきである．正確に理解しておくことは，適切なチーム医療を実践し，医療過誤や事故を防ぐのに重要である．

　臨床検査技師が発言する場合においても，AST，ALT などの一般的な臨床検査の略語はメディカル・スタッフなら共通理解しているが，たとえば ECLIA や EIA などの検査法に関する用語や略語，また，それほど頻繁に測定されない検

ECLIA：電気化学発光免疫測定法，electrochemi-luminescence immunoassay

EIA：酵素免疫測定法，enzyme immunoassay

表 2-4　略語・通称の例

診療科名

デルマ（derma）	dermatology（皮膚科）
ギネ（GYN）	gynecology（婦人科）
OBGY	obstetrics and gynecology（産婦人科）
オルト（ortho）	orthopedics（整形外科）
ENT	otolaryngology または ear, nose, throat（耳鼻咽喉科）
パト（patho）	pathology（病理科）
プシコ（psy）	psychiatry（精神科）
ウロ（uro）	urology（泌尿器科）

診療部門

CCU	coronary care unit（冠疾患集中治療室）
ER	emergency room（救急治療室）
ICU	intensive care unit（集中治療室）
NICU	neonatal intensive care unit（新生児集中治療室）

メディカル・スタッフ

Dr	doctor（医師）
MT	medical technologist（臨床検査技師）
Ns	nurse（看護師）
OT	occupational therapist（作業療法士）
PT	physical therapist（理学療法士）
SW	social worker（ソーシャルワーカー）

医療機器・設備

CF	colonofiberscope（大腸ファイバースコープ）
CT	computed tomography（コンピュータ断層撮影）
ECG	electrocardiograph（心電計）
ECMO	extra-corporeal membrane oxygenation（体外式膜型人工肺）
EEG	electroencephalograph（脳波計）
EMG	electromyograph（筋電計）
ENG	electronystagmograph（電気眼振計）
GF	gastrofiberscope（胃ファイバースコープ）
IPPV	intermittent positive pressure ventilation（間欠的陽圧換気）
linac	linear accelerator（直線加速器）
ME	medical engineering（医用工学）

画像検査

MRI	magnetic resonance imaging（磁気共鳴画像法）
PET	positron emission computed tomography（ポジトロン CT）
SPECT	single photon emission computed tomography（エミッション CT, シングルフォトン・エミッション・コンピュータ断層撮像）

メディカル・スタッフがよく使う通称の例

アウス（aus）	Auskratzung（ドイツ語：人工妊娠中絶）
アッペ（app）	appendicitis（虫垂炎）
アンギオ（angio）	angiography（血管造影）
オペ（ope）	surgery, operation（手術）
サブドラ（subdura）	subdural hematoma（硬膜下血腫）
タキ（tachy）	tachycardia（頻脈）
トモ（tomo）	tomography（断層撮影）
バル（BAL）	bronchoalveolar lavage（気管支肺胞洗浄）
ピープ（PEEP）	positive end-expiratory pressure（呼気終末陽圧換気）
ブラディ（brady）	bradycardia（徐脈）
ヘモ（hemo）	hemorrhoid（痔核）　＊臨床検査では hemoglobin の略語
ホット（HOT）	home oxygen therapy（在宅酸素療法）
ラパロ（Lap）	laparoscopy（腹腔鏡，腹腔鏡検査，腹腔鏡手術）

 略語

同じ用語でも，医療機関，診療科や職種によって異なる意味で略語が使われることがしばしばある．たとえば，"MS" は，循環器内科では mitral stenosis（僧帽弁狭窄症），脳神経内科では multiple stenosis（多発性硬化症）を意味する．"DM" は代謝性疾患では diabetes mellitus（糖尿病），膠原病では dermatomyositis（皮膚筋炎）を指す．"MR" は，循環器内科では mitral regurgitation（僧帽弁閉鎖不全症）だが，医療機関全体としては製薬会社員の medical representatives（医療情報担当者）を示すことも多い．

また，メディカル・スタッフの年齢によっては，英語にかぎらずドイツ語由来の用語や略語も使われている．たとえば，がん（carcinoma）を "クレブス"（ドイツ語の Krebs に因む）と言ったり，"カルチ" と略称したりする．

 ドイツ語

日本は明治時代にドイツ医学を導入したため，かつてはドイツ語が医療現場でしばしば使用されていた．たとえば患者のことをクランケ（Kranke）と言ったり，退院のことをエントラッセン（entlassen）と言うなど，今日でも年輩の医師や看護師がドイツ語を使用することがある．

査項目の略語などは，他のメディカル・スタッフには通じないこともある．相手の理解度に応じて用語・略語を使い分けるようにする．

Ⓥ 検査説明のスキル

　臨床検査に関する説明では，検査の方法，検査前の注意事項（食事や薬物服用の休止など），検査時の注意事項（体位，安静などの条件），検査後の注意事項（安静の有無や期間など），検査値の解釈などが臨床検査技師に求められることがある．これらに対しては，わかりやすく丁寧に説明するようにする．臨床検査に特有な専門用語や略語は避け，相手が理解できるように心掛ける．

　個々の患者の検査所見に関する解釈について説明を求められることもありうる．ただし，個々の患者に関する検査値については，最終的には医師が解釈する．特に患者の診断に直結するような検査値の解釈を臨床検査技師が行うことはできない．それぞれの医療機関で採用している検査の基準値を提示して，それを参考にして医師に判断を委ねるよう説明するとよい．

Ⓥ チーム医療の現場におけるコミュニケーション

　臨床検査技師のチーム医療への参加機会は，今後もますます増加すると考えられる．主なチーム医療の現場における臨床検査技師のかかわりを，コミュニケーションの観点から記述する．

1　症例検討会（カンファレンス）

　入院患者，外来患者ともに主治医（担当医）が中心になって診療にあたる．ただし，より客観的な立場から診断や治療を行って適切な診療につなげるには，複数の医師やメディカル・スタッフの意見をふまえて総合的に判断することが望まれる．このため，医療機関では**症例検討会（カンファレンス）**を開催して個別の患者に応じた診療方針を検討する機会がある．

　症例検討会では主治医以外の医師，メディカル・スタッフも忌憚なく意見を出し合い，総合的な方針が決定される．臨床検査を専門とする臨床検査技師は，症例検討会に積極的に参加し，臨床検査の観点から意見を述べるようにする．検体検査では検査方法や結果の解釈について意見を述べたり，細胞診検査や骨髄検査などでは所見についての説明を行うようにする．

2　院内研修会（検査情報の提供）

　新型コロナウイルス感染症流行の際にはPCR検査が注目を集めたが，検査の最新情報をメディカル・スタッフに紹介することも，臨床検査技師の重要な職務である．

　医療機関では，さまざまなメディカル・スタッフがそれぞれの専門分野につ

検査方法の説明

レニン活性の検査などでは，患者の体位によって検査値が異なるので，注意点を検査前に説明して理解を求めるようにする．血糖やトリグリセライド測定など，食事や運動などの条件によって検査値が変動するものでは，事前の説明が欠かせない．運動負荷心電図検査などの生理検査では検査中に発作が起こることもあり，万全の体制を整えておく必要性を説明する．

患者への検査説明

最新臨床検査学講座「医療安全管理学」を参照のこと．

いての**研修**を担当することがある．専門外のメディカル・スタッフにも検査のことを十分に理解してもらえるようにわかりやすく説明し，質疑を受け付ける．研修会の規模や内容にもよるが，供覧資料や配布資料を適宜用意して，理解を助けるようにするとよい．

3　検査コンサルテーション

　メディカル・スタッフや患者，一般市民などから検査の内容や結果について照会を受けることは少なくない．これらに対しては，専門の立場から相手の理解度に応じてわかりやすく説明する．

　なお，**コンサルテーション**は対面形式だけでなく，電話で受けることも多い．この場合，相手の表情がみえないだけに，聞き違いや言い間違いによる誤解を生じかねない．特に多忙な医療現場では，早口で質問されることも多い．相手の質問内容を適切に聞き取ることが重要である．理解できない場合にはうのみにしないで，聞き直して確認するようにする．また，手元に資料がなく，即答できないこともある．この場合は，「確認してから，折り返しご返事します」などと言って，慎重に対応する．

第3章 チーム医療の実際

① 臨床検査技師が活躍するチーム医療

1 チーム医療における臨床検査技師の役割

　臨床検査は扱う業務が多岐にわたり医療全体をカバーすることから，医師，看護師，薬剤師とならんでさまざまなチーム医療に関与することが可能であり，その意味で臨床検査技師がチーム医療に果たす役割は限りなく大きい．たとえば，**感染制御チーム（ICT）**や**抗菌薬適正使用支援チーム（AST）**には微生物検査部門や免疫検査部門などが，栄養サポートチーム（NST）には生化学検査部門や血液検査部門などが，糖尿病療養指導チームには尿・一般検査部門や生化学検査部門，生理検査部門などが，**呼吸ケアチーム（RST）**には微生物検査部門や生理検査部門などが主にかかわっている（**図 3-1**）.

　チーム医療の実践において，客観的根拠となる臨床検査データは不可欠であり，その検査データの発信源（最初にデータを把握する部署）である検査部および臨床検査技師は，チーム医療において不可欠の存在となる．単に日常業務による検査データの報告だけではなく，たとえばICTにおける耐性菌の分離状況一覧の作成やパルスフィールドゲル電気泳動による疫学解析など，またNSTにおける各種栄養指標蛋白の測定や推移表の作成などのように，高度な集計や解析による貢献が求められることもある．それぞれの医療チームにかかわる**専門資格**も充実してきており（**表 3-1**），臨床検査技師もチーム医療にかかわるうえで積極的により専門性の高い資格の取得を心がけるべきである．

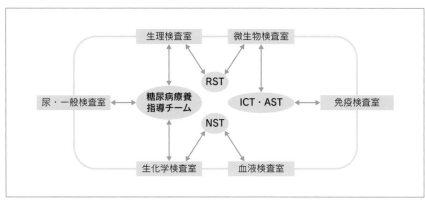

図 3-1　検査部の各部門とチーム医療のかかわりの例

表 3-1　主なチーム医療の内容と関連する専門資格

名　称	臨床検査技師以外の医療職	臨床検査技師の役割	関連する専門資格
ICT	医師，看護師，薬剤師，事務職員など	院内感染事例や感染防止対策の実態を把握するための ICT ラウンドへの参加，微生物の分離状況や薬剤感受性などの疫学的統計の作成・分析，院内感染の感染経路把握のための調査（環境調査，保菌調査，分子疫学的解析等）など	ICMT，CMTCM など
AST	医師，看護師，薬剤師，事務職員など	感染症治療の早期モニタリングと主治医へのフィードバック，微生物検査・臨床検査の利用の適正化，抗菌薬適正使用に係る評価，抗菌薬適正使用の教育・啓発，院内で使用可能な抗菌薬の見直し，他の医療機関から寄せられる抗菌薬適正使用の推進に関する相談への対応など	ICMT，CMTCM など
NST	医師，看護師，管理栄養士，薬剤師，理学療法士，事務職員など	患者の栄養不良のスクリーニング，栄養状態の評価（アセスメント），栄養療法の立案・計画，栄養療法の実施，実施中のモニタリング，再評価など	NST 専門療法士，NST コーディネーター
糖尿病療養指導チーム	医師，看護師，管理栄養士，理学療法士，薬剤師など	糖尿病関連諸検査の意味や意義の説明，血糖モニタリング方法や機器メンテナンス方法の指導など	CDEJ
臨床研究支援チーム	医師，看護師，薬剤師，（管理）栄養士など	被験者からのインフォームド・コンセント取得，治験担当医師の支援，治験依頼者側との対応（モニタリングと監査），全体のコーディネーションなど	認定 CRC

2　臨床検査技師がかかわるチーム医療

　臨床検査技師がかかわるチーム医療について，主なものは次節以降で詳細に述べるため，ここでは簡単に紹介するにとどめる．

1) ICT（感染制御チーム）

　院内（病院）感染対策としての感染対策チーム（infection control team；ICT）活動は，チーム医療の草分けとして早くから医師，看護師，臨床検査技師，薬剤師，事務職員など多職種の協力で行われてきた．ICT における検査部門の役割として，院内感染事例や感染防止対策の実態を把握するための **ICT ラウンド**への参加，微生物の分離状況や薬剤感受性などの疫学的統計の作成・分析，院内感染の感染経路把握のための調査（環境調査，保菌調査，分子疫学的解析等）などがあげられる．また，微生物の分離状況から院内感染の発生を発見することや，微生物学の専門家として，他職種への教育・啓発を行うことも期待される．臨床検査技師の ICT 関連の専門資格として，感染症関連 7 団体が運用する**感染制御認定臨床微生物検査技師**（ICMT）がある．

ICMT : infection control microbiological technologist

2) AST（抗菌薬適正使用支援チーム）

　ICT と関連して，抗菌薬適正使用支援チーム（antimicrobial stewardship team；AST）がある．これは**薬剤耐性（AMR）**対策の推進，特に抗菌薬の適正使用推進の観点から，感染症の知識をもつ医師，看護師，薬剤師，臨床検査技師などで構成されるチームである．活動としては，感染症治療の早期モニタリングと主治医へのフィードバック，微生物検査・臨床検査の利用の適正化，抗

AMR : antimicrobial resistance

菌薬適正使用に係る評価，抗菌薬適正使用の教育・啓発，院内で使用可能な抗菌薬の見直し，他の医療機関から寄せられる抗菌薬適正使用の推進に関する相談への対応など，さまざまな抗菌薬適正使用支援を行う．

3）NST（栄養サポートチーム）

栄養サポートチーム（nutrition support team；NST）は，医師，看護師，臨床検査技師，管理栄養士，薬剤師，理学療法士，事務職員などから構成され，患者の栄養不良のスクリーニング，栄養状態の評価（アセスメント），栄養療法の立案・計画，栄養療法の実施，実施中のモニタリング，再評価を行う．ICTと同様，栄養管理上問題となる患者を回診する**NSTラウンド**に参加することもある．いずれのプロセスにおいても，栄養評価としての臨床検査（アルブミンやリンパ球数の測定など）は欠かせない．臨床検査技師がNSTにおいて活動するには，検査領域にとどまらず栄養管理における一連の業務を理解したうえで，専門性を発揮することが重要である．NSTに関連する学会認定資格として，日本臨床栄養代謝学会認定の**栄養サポートチーム（NST）専門療法士**と，日本病態栄養学会認定の**栄養サポートチーム（NST）コーディネーター**がある．

4）糖尿病療養指導チーム

糖尿病は初期段階ではほとんど自覚症状がなく，放置すると神経障害，腎症，網膜症などの合併症を引き起こし，生活の質（QOL）の著しい低下をきたす．したがって，血糖やHbA1cなどによる病状評価が重要で，「検査の病気」ともいわれるほど臨床検査が重要な疾患である．

糖尿病の進展防止には，患者の検査に関する理解が必須である．糖尿病教室などにおける患者指導では，医師，看護師，臨床検査技師，管理栄養士，理学療法士，薬剤師など多くの医療職が連携して患者指導にあたる．臨床検査技師は，患者に対し検査の意味や意義，血糖モニタリングの方法や機器のメンテナンス方法などを説明する際に，重要な役割を果たす．糖尿病療養指導に関連する専門資格としては，日本糖尿病療養指導士認定機構が認定する**日本糖尿病療養指導士（CDEJ）**などがある．

CDEJ：certified diabetes educator of Japan

5）臨床研究支援チーム

臨床研究とはヒトを対象とする医学研究であり，個人を特定できるヒト由来の材料や，個人を特定できるデータに関する研究などが含まれる．臨床試験は臨床研究の一部であり，ヒトを対象として医学的介入の有効性や安全性を調べる実験的研究のことである．治験とは医薬品，医療機器および体外診断用医薬品の承認申請に必要な資料を収集する臨床試験を意味する．臨床研究には医師のほか，看護師，薬剤師，臨床検査技師，（管理）栄養士などがかかわり，**臨床研究コーディネーター（CRC）**と称される．臨床研究における臨床検査技師のかかわりは，被験者へのインフォームド・コンセントに始まり，採血・検体処

CRC：clinical research coordinator

理・保管，検査データの管理など非常に重要である．日本における認定制度としては日本臨床薬理学会による認定CRC制度などがあるほか，ACRPなどの国際的な認定制度もある．

ACRP：Association of Clinical Research Professionals

6）検査情報・相談

　医療の進歩に伴い臨床検査の重要性は非常に高まっているが，臨床検査項目は年々増加し，臨床検査を適正使用することは容易ではない．そこで，効率的な臨床検査の実施を目的として，医師や看護師など院内メディカル・スタッフを対象とした臨床検査に関するコンサルテーション業務の必要性が高まっている．検査情報・相談では，診療部門からの要望を的確に把握し，検査部が医療情報を迅速に診療側に提供できる体制づくりが重要である．

　また，インターネットの普及とともに国民の健康増進への関心が高まっているが，現状の診療体制では医師からの十分な検査説明を受けることが困難になっている．これに対し，臨床検査の専門家である臨床検査技師が，検査について患者から相談を受け説明を行う施設が増えている．ただし，**臨床検査技師による説明**は，検査自体のもつ意味や，検査値の増減から考えられる一般的な内容にとどめるべきであり，疾病の診断や予後にかかわる内容は医師から説明を受けてもらうよう誘導することも重要である．臨床検査技師による検査相談・説明は，患者満足度の向上に大きく貢献している．

7）病棟業務

　臨床検査技師が行う病棟業務には，入院患者のデータ管理による効率的な検査の実施，検体採取に関連するトラブルやクレームの処理とその原因究明，データチェックによる医師への診療支援，入院患者の採血管準備と配布などによる看護師支援，未検査チェックなど算定漏れの確認による医事支援などがあり，安心・安全な医療を遂行するのに欠かせない重要な業務が数多く含まれている．チーム医療の一員として，各施設のニーズに適合した業務拡大を積極的に行い，存在感のある検査部門を構築していくことが重要である．

8）呼吸ケアチーム（RST）

　人工呼吸器は重症患者の生命維持に必要不可欠な医療機器であるが，近年の医療の進歩により機器が多様化し，さまざまな機能を備えているためにその取り扱いは容易ではない．不適切な使用は医療事故の原因となるばかりでなく，長期使用により**人工呼吸器関連肺炎**に罹患すると入院期間が長期化し，患者予後にも大きな影響を与える．したがって，人工呼吸器を正しく使用し，早期離脱することを目的に呼吸ケアチーム（respiration support team；RST）が組織されている．担当医の要請のもとに，医師，看護師，臨床工学技士，薬剤師，臨床検査技師などがチームを組んで人工呼吸器を装着した患者を回診し管理・指導を行い，医師や看護師からの相談に対応する．院内の人工呼吸器の適正使

用に関する講習会でRSTのメンバーが講師を務めることもある．検査部では，人工呼吸器関連肺炎防止対策として微生物検査部門の臨床検査技師が，また肺活量などの呼吸生理学的見地から生理検査部門の臨床検査技師がメンバーに加わることが多い．

9）喘息教室

気管支喘息は慢性疾患であり，単に医療機関を受診し医師からの投薬のみによってコントロールができるわけではない．良好なコントロールを得るには，喘息の病態についての正しい理解，ピークフローメータによる自己管理，定期的な受診と投薬，日常生活における増悪因子の回避などが必要になる．これらについて，限られた診察時間内で医師から指導を受けることは困難である．そこで，医師，看護師，薬剤師，臨床検査技師などによるチームを構成し，正しい情報を繰り返し患者およびその家族に提供するのが喘息教室である．臨床検査技師は，アレルギー素因としてのIgE検査，喘息の病態評価としての呼吸機能検査（一秒量・一秒率），日常管理におけるピークフローメータの役割などを指導することが要求される．

10）肝臓病教室

ウイルス性肝炎を中心とした肝臓病の情報が氾濫していることを受け，患者とその家族に正しい知識と情報を提示することで，患者自身が病気を理解し，前向きに自己管理ができるようにすることが目的である．肝臓病教室では，医師，薬剤師，看護師，臨床検査技師，管理栄養士などがチームを組み，患者の不安や悩みに寄り添い，患者を支えるパートナーとして接することが求められる．臨床検査技師は，生化学検査部門や免疫検査部門の担当者が中心となり，多数ある肝臓関連の臨床検査の解説やデータの読み方の指導などを行い，重要な役割を果たしている．

11）その他のチーム医療

検査部または臨床検査技師が関与しうるその他のチーム医療として，褥瘡対策チーム，乳がんチーム，呼吸リハビリテーションチーム，不妊治療チーム，遺伝医療関連チーム，個別薬物療法関連チーム，輸血療法委員会，医療安全対策（リスクマネージメント）委員会などがある．チーム医療というより，検査部の組織横断的特性を活かして院内の各種委員会へ参加しているケースも多い．今後も新しい医療ニーズに応じた新たなチーム医療が生み出されることが予想されるので，検査部として柔軟な対応が望まれる．

3　チーム医療の診療報酬加算

2010（平成22）年度以降の診療報酬改定において，チーム医療の重要性が評価され，ICT，NST，RSTなどのチーム医療を実践することによる「チーム医療

加算」が新設された．たとえばICT関連では，2010（平成22）年度に**感染防止対策加算**が新設され，感染症の専門的知識を有する医療関係職種から構成されるチームによる抗菌薬の適正使用の指導・管理などの取り組み，週1回程度の病棟回診，院内感染状況の把握，職員の感染防止などを行うことが要件とされている．このなかで，施設基準の一つとして3年以上の病院勤務経験をもつ専任の臨床検査技師（微生物検査部門担当者）の配属が要件とされている．この加算は，2012（平成24）年度に増点，2018（平成30）年度には**抗菌薬適正使用支援（AST）加算**が新設され，2022（令和4）年度からは**感染対策向上加算**に改定された．2010（平成22）年度には栄養サポートチーム（NST）加算や呼吸ケアチーム（RST）加算も新設されている．

このように，チーム医療を実践すること，さらに臨床検査技師がかかわることが，病院収益にも大きく貢献するようになっている．現段階では各医療チームにおける臨床検査技師の専門資格は要件ではないが，将来的にはしかるべき学会などの認定資格を有することがその要件になることも予想される．このような流れのなかで，単にチーム医療に参加するだけでなく，関連資格を有する臨床検査技師として専門的観点からチーム医療にアドバイスできるようになることが望まれる．

Ⅱ 感染制御チーム（infection control team；ICT）

1　概要

医療機関全体の感染管理にかかわる組織としては，各部門の管理者から構成される**院内感染対策委員会（ICC）**と，実際に感染対策を実施する実働部隊としての**感染制御チーム（ICT）**がある．

ICC：infection control committee

1）院内感染とは

院内感染とは，医療機関において患者が原疾患とは別に新たに罹患した感染症や，医療従事者等が医療機関内において感染した感染症のことである．院内感染は病院感染（hospital-acquired infection）または医療関連感染（healthcare-associated infection）という表現も広く使用されている．

2）院内感染対策の重要性

院内感染は，ヒトからヒトへの直接伝播や，医療機器や環境などを介した間接的な伝播で医療機関内に広がっていく．医療機関では免疫力が低下した患者，未熟児，高齢者などの易感染患者が多い．そのため，通常の病原体に加えて健常者では問題にならない病原性や感染性の弱い微生物でも院内感染を起こす可能性がある．院内感染を起こすと，感染患者の不利益のみならず，病棟運用や外来診療など広範囲に影響を及ぼす場合がある．院内感染対策は，医療機関全体として取り組まねばならない．

表 3-2　基本となる院内感染対策

- 標準予防策および感染経路別予防策
- 手指衛生
- 職業感染防止対策
- 環境整備および環境微生物検査
- 医療機器の洗浄，消毒または滅菌
- 手術時の感染防止
- 新生児集中治療部門での対応
- 感染性廃棄物の処理
- 医療機関同士の連携

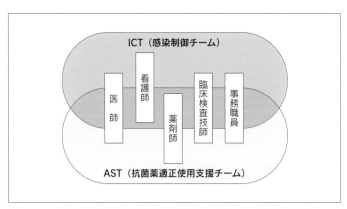

図 3-2　感染制御や抗菌薬適正使用支援のためのチーム主要構成員

　また，患者は病院間を転入や転出で移動することもある．院内感染の原因となる病原体は施設に限局することなく，地域に拡散する可能性がある．地域の医療機関でネットワークを構築して，相互に支援する体制を整備することも求められる．基本となる院内感染対策を**表 3-2** に示す．

2　臨床検査技師の役割

1）ICT の構成員

　ICT の中心となるメンバーは医師，看護師，薬剤師，臨床検査技師，事務職員である．そのほかに各病棟のリンクドクターやリンクナースに加え，滅菌技師（士），介護福祉感染管理者，歯科感染管理者，管理栄養士なども ICT をサポートするサブメンバーとなる．活動としては，院内の感染管理を担当し，院内感染の状況把握，早期発見と介入，感染対策の実践，感染予防対策に関するスタッフの教育などの活動を行う．臨床検査技師は，ICT の構成員として重要な役割を担っている（**図 3-2**）．

> **リンクドクター，リンクナース**
> ICT と連携し，各部門において現場の感染対策を実践する役割を担う医師または看護師のこと．

2）検査の専門家としての臨床検査技師

　臨床検査技師は ICT メンバーになるだけではなく，「検査の専門家」としての発言と行動が要求される．正確で精度の高い検査結果および結果に付随する

表 3-3　ICT 構成メンバーの主な役割

職　種	役　割
医　師	院内感染全般についての指導的な役割を担う（実質的責任者） 院内感染だけでなく，感染症全般に関するコンサルテーション 院内感染予防対策や職業感染防止対策の立案と指導 職員の教育と啓発
看護師	院内感染の監視（サーベイランス業務）や環境整備 院内感染の予防と教育 院内感染や感染予防にかかわる各部門の調整と指導
薬剤師	抗菌薬や消毒薬の使用状況把握および適正指導 治療薬物モニタリング（TDM）と薬剤投与指導
臨床検査技師	細菌検出状況や薬剤感受性成績の把握 院内感染の察知 検査結果の集計と解析
事務職員	院内の各部門への情報伝達 保健所や関連機関への事務連絡 感染対策や感染対策関連物品の経費算定と予算確保

TDM：therapeutic drug monitoring

検査情報を迅速かつ確実に報告することが専門職としての使命である．感染症や病原体，薬剤耐性菌などの情報を更新して，わかりやすく伝えることも重要である．また，臨床検査技師個人の能力向上に加えて，検査部門組織としての体制を整備し，教育や研修を充実させ，組織内での連携や質的向上が継続できるシステム構築と運営が求められる．

3　他の医療職の業務

　感染対策は医療機関全体で取り組むべき業務であり，さまざまな部門から課題や意見を持ち寄り，解決する手段を探る必要がある．そのため，感染対策は一人だけで取り組んでも成功しない．さまざまな職種とかかわり，チームとなって対応することが重要である．各職種の大まかな役割を表 3-3 に示す．

4　臨床検査技師に必要な資格

　一般的には微生物検査に従事している臨床検査技師が望ましい．しかし，微生物検査を外部委託している施設もあることから，微生物検査結果が理解および説明でき，結果を集計・解釈できる能力を有する臨床検査技師が ICT メンバーとして求められる．感染対策向上加算 1 を算定する施設では，「3 年以上の病院勤務経験をもつ専任の臨床検査技師」と指定されている．さらに専門的な知識や技能を有する資格をもつ技師〔感染制御認定臨床微生物検査技師（ICMT），認定臨床微生物検査技師（CMTCM），二級臨床検査士（微生物学），一級臨床検査士（微生物学）など〕であればより適切である．

感染対策向上加算
2022（令和 4）年度の診療報酬改定により，新興感染症等に対応できる医療提供体制の構築に向けた取り組みに対して創設された．医療機関入院患者に対する感染対策向上加算 1，2，3 と診療所の外来患者に対する外来感染対策向上加算がある．

専任と専従
「厚生労働省の事務連絡（平成 21 年 6 月 22 日，厚労省がん対策推進室）」によると，専任とは 5 割以上，専従とは 8 割以上，当該業務に従事している者をいう．

感染制御認定臨床微生物検査技師（infection control microbiological technologist；ICMT）
ICMT 制度協議会（7 団体）が認定した資格．インフェクションコントロールドクター（ICD），感染管理認定看護師（CNIC）などと協働して，質の高い効果的な感染制御を国民に提供することを目的とする．

CMTCM：certified medical technologist in clinical microbiology

表 3-4　ICT の主な活動

項　目	活動内容
調査・監視	1 週間に 1 度程度，定期的に院内を巡回し，院内感染事例の把握を行う（可能なかぎり ICT メンバー 2 名以上の参加で実施する）． 各病棟の微生物学的検査に係る状況などを記した「感染情報レポート」の作成．
介　入	院内感染防止対策の実施状況の把握・指導を行う． 院内感染の増加が確認された場合には，病棟ラウンドの所見およびサーベイランスデータなどをもとに改善策を講じる．
適正化・評価	院内感染事例，院内感染の発生率に関するサーベイランスなどの情報を分析・評価し，効率的な感染対策に役立てる． 巡回，院内感染に関する記録を残す． 微生物学的検査を適宜活用し，抗菌薬適正使用支援チーム（AST）と情報を共有して抗菌薬の適正使用を推進する．
相談・指導・教育	院内感染対策を目的とした職員の研修を行う． 院内感染マニュアルを作成し，職員がそのマニュアルを遵守していることを巡回時に確認する． 適切な検体採取と培養検体の提出（血液培養の複数セット採取など）や，施設内のアンチバイオグラムの作成など，微生物検査・臨床検査が適正に活用可能な体制を整備する．
職員への対応	ワクチン接種などの職業感染防止対策の立案と遂行． 業務感染防止と事故時の対応．
連携・協力	院内に向けた情報の伝達と報告（施設管理者，感染対策委員会，病棟）． リンクナースやリンクドクター，各部門との連携・協力． 地域の連携施設との情報共有と協力体制の整備．

5　活動の実際

1）ICT の活動内容

　ICT の業務は，調査・監視，介入，評価，指導・教育，連携・協力など，その活動範囲は広い．主な活動内容を**表 3-4** に示す．

2）アウトブレイクの把握

　アウトブレイクとは，「一定期間内に同一病棟や同一医療機関といった一定の場所で発生した院内感染の集積が通常よりも高い状態であること」と定義される．各医療機関は，疫学的にアウトブレイクを把握できるよう，サーベイランスを実施することが望ましい．微生物検査結果の報告は，患者個人の情報としての報告に加えて，それらを集計することにより医療機関全体または各病棟，各診療科のサーベイランス情報として活用できる．

　また，各医療機関は，**厚生労働省院内感染対策サーベイランス（JANIS）**などの全国的なサーベイランスデータと比較し，自施設での多剤耐性菌の分離状況や多剤耐性菌による感染症の発生が特に他施設に比べて頻繁となっていないかを，日常的に把握するように努めることが望ましい．

3）アウトブレイクの検出基準

　アウトブレイクを疑う基準としては，一例目の発見から 4 週間以内に，同一病棟において新規に同一菌種による感染症例が計 3 例以上特定された場合，ま

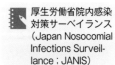

厚生労働省院内感染対策サーベイランス（Japan Nosocomial Infections Surveillance；JANIS）

参加医療機関における院内感染の発生状況，薬剤耐性菌の分離状況および薬剤耐性菌による感染症の発生状況などを調査し，情報を提供することを目的とした全国的なサーベイランス．

たは同一医療機関内で同一菌種と思われる感染症の発症症例（抗菌薬感受性パターンが類似した症例など）が計3例以上特定された場合を基本とする．ただし，**カルバペネム耐性腸内細菌目細菌（CRE）**，**バンコマイシン耐性黄色ブドウ球菌（VRSA）**，**多剤耐性緑膿菌（MDRP）**，**バンコマイシン耐性腸球菌（VRE）**および**多剤耐性アシネトバクター属（MDRA）**の5種類の多剤耐性菌については，保菌も含めて1例目の発見をもって，アウトブレイクに準じて厳重な感染対策を実施する．

また，CRE感染症，VRSA感染症，VRE感染症およびMDRA感染症については，感染症法の定めるところにより，届け出を行わなければならない（基幹定点医療機関の場合はMDRP感染症も含む）．

4）アンチバイオグラム（薬剤感受性率表）の作成と更新

アンチバイオグラムとは，自施設において一定期間に分離された微生物の各種抗菌薬に対する感受性率を一覧表にまとめたものである．アンチバイオグラムは感染症の経験的治療における薬剤選択の参考になり，抗菌薬適正使用を推進していくための重要なデータとなる．感受性率の年次推移をみることで，薬剤耐性菌の動向を把握したり，抗菌薬の使用を見直すことができる．「アンチバイオグラム作成ガイドライン」または定めた作成基準に準じて作成することで，自施設での活用に加えて，施設間比較にも利用できる．

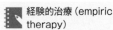 抗菌薬適正使用支援チーム
（antimicrobial stewardship team；AST）

1　概要

近年，抗菌薬が効きにくい耐性菌が世界的に拡大する状況のなか，抗菌薬の適正使用をはじめとする薬剤耐性菌対策が急務とされている．わが国においても，多くの医療機関で**抗菌薬適正使用支援チーム（AST）**を組織して，感染症診療における効果的な治療，副作用の防止，耐性菌出現のリスク軽減を目的に，抗菌薬の適正使用を推進している．また，2018（平成30）年度の診療報酬改定では，抗菌薬適正使用支援加算（AST加算）が新設されて，算定要件に，医師，看護師，薬剤師，臨床検査技師の参加が義務づけられた．2022年度の診療報酬改定でAST加算は感染対策向上加算に含まれるようになったが，抗菌薬の適正使用は必須とされている．

感染症治療に重要な微生物検査にかかわる臨床検査技師は，AST活動の中心的メンバーとして果たすべき役割は大きい．

2　臨床検査技師の役割

臨床検査技師は病原微生物の発生をいち早く察知でき，感染症診療に関連するさまざまな検査情報を提供することが可能である．これらの検査情報は，よ

 腸内細菌目細菌（carbapenem-resistant _Enterobacterales_；CRE）
2016年，ゲノム解析の結果，これまで腸内細菌科細菌とされていた細菌の一部が腸内細菌科以外の科に分類され，「腸内細菌科細菌」は「腸内細菌目細菌」と呼称することになった．なお，感染症法上は「カルバペネム耐性腸内細菌科細菌感染症」と表記されている．

VRSA：vancomycin-resistant _Staphylococcus aureus_

MDRP：multidrug-resistant _Pseudomonas aeruginosa_

VRE：vancomycin-resistant enterococci

MDRA：multidrug-resistant _Acinetobacter_ spp.

経験的治療（empiric therapy）
診断を確定する前に治療を開始すること．細菌感染症においては，原因菌と抗菌薬感受性検査結果が確定する前に抗菌薬を投与すること．

り質の高い感染症の診断と治療に欠かすことができないため，**AST 活動**におけ
る臨床検査技師の役割は重要である．

　日本臨床微生物学会は，微生物検査担当技師が行うべき活動として，①適切
なタイミングでの微生物検査の報告が可能な検査体制の確立，②適切な検査オー
ダーの監視とフィードバック，③抗菌薬選択に有用な報告の工夫，④遺伝子
関連検査，質量分析検査などの迅速検査の活用，⑤教育・啓発活動を提言して
いる．

3　他の医療職の業務
1）医師（感染症専門医，ICD など）
　AST カンファレンス対象症例や相談事例について，患者背景，画像所見や検
査値，微生物検査結果から感染症および感染臓器，重症度などを評価し，各職
種の意見を参考に抗菌薬治療支援の最終的な判断を行う．

ICD : infection control doctor

2）薬剤師（抗菌化学療法認定薬剤師など）
　対象患者の使用抗菌薬を把握し，抗菌薬の特徴，薬剤選択，用法用量，薬物
動態，副作用などについて助言する．また，抗菌薬の届出制や許可制のシステ
ム構築や抗菌薬使用量のモニタリング，周術期抗菌薬の適正使用などに関与し
ている．

3）看護師（感染管理認定看護師など）
　患者状態のモニタリングとフィードバックや抗菌薬の有効性評価および副作
用出現の早期発見を担う．また，適切な検体の採取や保管，微生物検査室への
提出の確認，カテーテル感染や手術部位感染などを察知する．

届出制と許可制

届出制とは，院内で定めた特定の抗菌薬（広域スペクトラム抗菌薬等）を対象とし，届出により使用理由を監査および抗菌薬治療状況を前向きにモニタリングしながら必要時に助言等を行う手法である．
許可制とは抗菌薬使用の事前承認制度であり，特定抗菌薬を使用する際は，感染症専門の医師等の許可を必要とする仕組みを示す．
（日本化学療法学会等が提言する「抗菌薬適正使用支援プログラム実践のためのガイダンス」より）

4　臨床検査技師に必要な資格
　AST 活動において臨床検査技師に必要とされる資格（認定）は，前述の「II
感染制御チーム（ICT）」の項で示された資格と同様で，病原微生物および感染
症検査に関する高度な専門知識や技術を有する感染制御認定臨床微生物検査技
師（ICMT）と認定臨床微生物検査技師（CMTCM）がある．

5　活動の実際
　AST 活動としては，毎週定例でカンファレンスと病棟回診を行っている施設
が多い．**AST カンファレンス**では，臨床検査技師が血液培養陽性例や耐性菌検
出患者情報などを準備し（特定抗菌薬使用例などは薬剤師が準備），その対象症
例について多職種で検討して病棟回診を行う．

　臨床検査技師は，検出された微生物情報（塗抹検査結果，迅速検査結果，同
定・薬剤感受性検査結果など）を報告し，原因菌の推定や抗菌薬選択の助言な
どを行っている．また，職員に対する適切な検体採取方法などの教育・啓発や，

```
┌─────────────────────────────────────────────────────────────────────────────┐
│  ┌──────────────────────┐    ┌──────────────────────────┐                     │
│  │ 血液培養陽性例        │    │ 特定抗菌薬使用例          │                     │
│  │ 耐性菌検出例など      │    │ 集中治療室での抗菌薬使用例など│                 │
│  └──────────────────────┘    └──────────────────────────┘                     │
│         ↓ 臨床検査技師             ↓ 薬剤師                                    │
│           （報告）                  （報告）                                   │
│  ┌───────────────────────────────┐  ┌─────────────────────────────────────┐  │
│  │  AST カンファレンス            │  │  AST カンファレンスでの臨床検査技師の活動 │  │
│  │ （医師・看護師・薬剤師・臨床検査技師）│  │ ● 塗抹検査やその他の迅速検査による原因菌の推定 │  │
│  │ 【検討事項】                   │  │ ● 提出された微生物検査結果の報告      │  │
│  │ ● 感染症の評価：画像所見・血液検査・微生物検査など │ ● 検出された微生物の種類や特徴などの情報提供 │  │
│  │ ● 初期選択抗菌薬の選択・用法用量の適切性 │ ● 感染症に関連する検査結果の確認    │  │
│  │ ● 治療薬物モニタリング（TDM）の勧奨 │ ● 菌の同定・薬剤感受性にもとづいた抗菌薬選択の助言 │  │
│  │ ● 原因菌判明後の標的療法および治療期間の評価 │ ┌─────────────────────────────────┐ │  │
│  │                               │  │  臨床検査技師による教育・啓発活動    │  │
│  │ フィードバック ↓ 病棟回診      │  │ ● 検体採取方法等の指導，微生物に関する教育・研修 │ │
│  │ ┌───────────────────────────┐ │  │ ● 抗菌薬の耐性率や血液培養2セット採取率のとりまとめ │ │
│  │ │      主治医・担当医        │ │  │ ● アンチバイオグラムや抗菌薬適正使用マニュアルの整備 │ │
│  │ └───────────────────────────┘ │  └─────────────────────────────────────┘  │
│  └───────────────────────────────┘                                           │
└─────────────────────────────────────────────────────────────────────────────┘
```

図 3-3　AST カンファレンスと臨床検査技師の活動（例）

年次報告として抗菌薬の耐性率や血液培養2セット採取率，アンチバイオグラムや抗菌薬適正使用マニュアルの整備を行うなど，臨床検査技師の活動は多岐にわたっている（**図 3-3**）．

栄養サポートチーム（nutrition support team；NST）

1　概要

　NST は「栄養管理を症例個々に応じて適切に実施することを栄養サポートといい，これを各科間の垣根を越え，しかも医師のみならず，看護師，薬剤師，管理栄養士そして臨床検査技師らがそれぞれの専門的な知識・技術を活かしながら一致団結して実践する集団」と定義されている（日本栄養療法推進協議会）．

　NST は，1960 年代米国において中心静脈栄養法の発展に伴い，その合併症から患者を守るための専門職によるチームとして導入され普及していった．日本では 2006（平成 18）年度診療報酬改定を契機に導入病院が増加した．米国とは異なり，日本では専門職ではなく本来の役職との兼務での活動として発展してきた．

　前述のとおり診療報酬改定により NST 加算が認められるようになり，算定要件となる必須職種が定められている．必須職種は医師，看護師，薬剤師，管理栄養士である．臨床検査技師は配置されていることが望ましい職種とされている．

　わが国では栄養管理の重要性が認識されるようになってから歴史が浅いため，医師や各メディカル・スタッフへの臨床栄養に関する教育は必ずしも十分とはいえない．ここでは NST における臨床検査技師の役割について説明する．

日本栄養療法推進協議会（JCNT）

JCNT は，全国の病院・施設で提供される栄養療法の質を保証し，さらに適正な栄養療法の普及・推進を目的として設立された．参加する学術団体は日本病態栄養学会，日本臨床栄養代謝学会，日本外科代謝栄養学会，日本臨床栄養学会の4学会と，職能団体として，日本医師会，日本看護協会，日本病院薬剤師会，日本栄養士会，日本臨床衛生検査技師会5団体が協力して運営している．

2 臨床検査技師の役割

1）臨床検査技師の主な役割

①入院時初期評価（栄養スクリーニング）

②栄養二次評価と NST 症例の抽出

③検査データをもとにした栄養状態のモニタリング

④ NST 回診などによる病態把握

⑤医師や看護師，その他の NST メンバーへの現状報告

⑥検査の変更や追加の助言

⑦栄養管理に関する合併症の早期発見や対策の助言

2）NST で臨床検査技師に求められること

　一般に，臨床検査技師は検体検査や生理検査，画像検査など疾患治療にかかわる検査を実施するとともに，そのデータを解析して治療に役立てるという業務を担っている．NST においても同様で，栄養不良患者をみつけ，栄養療法の可否を判定し，実施した栄養療法の成否の判定を行う．その判定結果をもとに上記の役割を果たしていく．

　臨床検査技師は通常診療において，最初に検査データを確認できることから，異常や障害の発生をいち早く察知して担当医やスタッフに報告する．NST においても同様で，リアルタイムに検査データを NST メンバーに報告することが重要な役割となっている．特に，細菌感染に関するデータ管理は重要であり，時に感染対策チーム（ICT）と共通する患者にかかわり，代謝栄養学的な助言を行うことがある．

3 他の医療職の業務

1）医師

　医師は NST のリーダーとして，NST が策定・提案する栄養療法に関するプランの承認，メンバー間で起こる問題の仲介，NST が提案した栄養療法のプランについて，それを実施する診療科との調整，メンバーへの教育，患者や家族への説明など，主に調整役として重要な役割を担っている．

2）看護師

　看護師は日常業務において，輸液管理，経腸栄養管理，経口摂取状況の把握および食事摂取の介助等を行うなど，さまざまなかたちで臨床現場での栄養管理を実践している．

　そのため，栄養管理の状況を NST に報告し，他職種と情報の共有を図ることが重要な役割となっている．体温や血圧などのフィジカルアセスメントを日常的に実施しているため，患者の状態を最も把握しているのが看護師である．

　また，退院や転院の際，現状の NST の介入情報を伝達することや，栄養管理法の指導も重要な役割である．

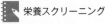

栄養スクリーニング

入院する患者全員に実施できるように，簡便で短時間に実施できるツールを用いて行う．

各施設で決められたツールを使用して低栄養や低栄養リスクの可能性がある患者を抽出する．妥当性と信頼性が検証されたツールを使用することが推奨されている．よく使用されるツールは MNA®-SF（Mini Nutritional Assessment Short-Form）や MUST（Malnutrition Universal Screening Tool）など．

感染症治療への NST の介入

感染症患者では，発熱や脈拍が上昇し，呼吸促迫など身体の代謝量は増大すると考えられている．そのため，必要となるエネルギー量や蛋白質量は通常より多くなり，充足する量を投与する必要がある．また，経口摂取量の低下や経腸栄養が実施できなくなり経静脈栄養を併用することが多くなる．そのため，厳密な栄養管理が必要となり，NST が ICT と情報共有して介入することが必要となる．

3）管理栄養士

　NST 活動の中心的な存在である．日常の給食業務に加えて経腸栄養剤の選択，栄養スクリーニングや栄養二次評価といった NST 関連業務を行っている．特に，病院食は治療食としての側面も担っている．また，高齢者や脳血管疾患では摂食嚥下機能の低下が認められることが多く，患者の状態に対応した形態での食事提供も重要な業務の一つである．

4）薬剤師

　薬剤師は，経静脈栄養剤，医薬品経腸栄養剤の選択やプランニングにおいて中心的な役割を果たしている．また，薬剤による電解質異常や肝機能，腎機能への影響による栄養障害を臨床検査技師と協力して早期にみつけることも，NST における重要な業務となっている．

5）その他の職種

　その他の職種として，歯科医師，歯科衛生士，理学療法士，作業療法士，言語聴覚士や MSW，事務職員まで幅広い職種がかかわりあっている．
　特に歯科医師，歯科衛生士は，口腔環境を整えることで栄養療法にかかわっている．
　また，理学療法士は身体機能面から，作業療法士は食事動作などで，言語聴覚士は摂食嚥下の面から，NST に種々の助言を行っている．

4　臨床検査技師に必要な資格

　臨床検査技師として NST に参加するために必須の資格はない．
　しかし，NST 加算のための算定要件では，医師以外の NST メディカル・スタッフには以下の研修が必要とされており，臨床検査技師も同等の知識・技量が必要と考えられる．これらの研修内容は，臨床検査技師にとって通常業務では経験する機会のない内容であるため，自己研鑽が必要である．
　NST メディカル・スタッフに必要とされる研修は次のとおりである．
①医療関係団体等が認定する教育施設において実施され，40 時間以上を要し，当該団体より交付される研修であること．
②**表 3-5** の内容を含む研修であること．

MSW：医療ソーシャルワーカー

歯科医師や歯科衛生士
歯科医師や歯科衛生士はNST への参加が望ましい職種とされているが，実際に参加している施設はあまり多くはない．しかし，歯や入れ歯など口腔の状態が食事の経口摂取量に大きく影響を及ぼす．診療報酬改定による報酬面からのサポートにより，歯科医師や歯科衛生士の積極的な参加が増えることが期待されている．

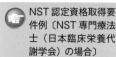

NST 認定資格取得要件例〔NST 専門療法士（日本臨床栄養代謝学会）の場合〕
①臨床検査技師国家資格を5年以上有していること．
②栄養サポートに関する業務に従事した経験があること．
③学会が指定した学術集会やセミナーに出席することで取得できる単位を30 単位以上取得していること．
④学会認定試験に合格すること．

表 3-5　NST メディカル・スタッフの研修内容

●栄養障害例の抽出・早期対応（スクリーニング法）	●経腸栄養・経口栄養のプランニングとモニタリング
●栄養薬剤・栄養剤・食品の選択・適正使用法の指導	●簡易懸濁法の実施と有用性の理解
●経静脈栄養剤の側管投与法・薬剤配合変化の指摘	●栄養療法に関する合併症の予防・発症時の対応
●経静脈輸液適正調剤法の取得	●栄養療法に関する問題点・リスクの抽出
●経静脈栄養のプランニングとモニタリング	●栄養管理についての患者・家族への説明・指導
●経腸栄養剤の衛生管理・適正調剤法の指導	●在宅栄養・院外施設での栄養管理法の指導

5 活動の実際 (図3-4)

1) 入院時初期評価：栄養スクリーニング

可能なかぎり全ての入院患者について，入院時に栄養評価および栄養障害を起こす背景因子などを含めた入院時初期評価を実施する．

栄養障害症例，栄養障害ハイリスク症例 (LOM症例)，不適切な栄養管理症例などを抽出する (栄養リスク患者の抽出).

抽出には主観的包括的栄養評価 (SGA)，客観的評価 (身体計測値，血液データ) を活用する.

2) 栄養二次評価

栄養二次評価による NST 症例の抽出を行い，栄養障害の程度や原因，さらに実施されている栄養管理の問題点を検討する.

身体的栄養評価 (BMI，体重減少率) や血液・生化学検査による評価〔蛋白代謝評価 (Alb)，脂質代謝項目 (中性脂肪)，糖代謝評価 (血糖，HbA1c)，免疫項目 (リンパ球数)，血液検査項目 (Hb)，炎症評価 (CRP，WBC)〕などを参考に，総合的に判断して NST 症例として抽出する.

3) NST 症例に対する症例検討，栄養管理のプランニング，回診

栄養二次評価で抽出された症例について NST で介入すべき症例かどうかを検討し，実際の栄養管理法をプランニングする.

また，回診を実施しプランが実行できるか，修正が必要か検討する．同時に担当医との意見調整が必要となるため，NST 医師が中心となって説明を行い，

LOM 症例
likelihood of malnutrition. 今後栄養障害をきたす可能性のある患者のこと.

SGA：subjective global assessment

BMI：body mass index

栄養アセスメント
栄養アセスメントとは，患者や施設利用者の栄養状態を種々の栄養指標を用いて客観的に評価することである．入院時初期評価や再スクリーニング，栄養二次評価などが含まれる．4章BのⅡ「2 栄養状態の評価と判定」も参照.

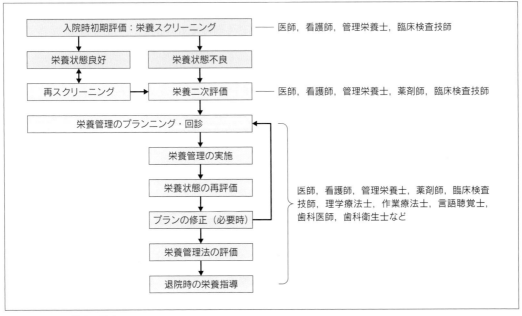

図3-4 NST 業務の流れ

協力を求めていく.

（1）栄養管理のプランニング
①栄養投与経路の選択
②必要エネルギーの設定
③投与水分量の設定
④適切な各種栄養素量の設定
⑤投与経路の管理法
⑥想定される合併症とその対策

4）栄養管理の実施
　プランに従って実際に栄養管理を実施する．安全性や効率も注視していく．プランの実施では現場看護師との意見の調整が必要となることが多いため，NST看護師を中心に柔軟に対応する．

5）栄養状態の定期評価（再評価）
　入院中または栄養管理中には栄養状態の変化を定期的に確認する必要があるため，以下のタイミングで定期評価（再評価）を実施する.
①入院中に栄養状態が悪化した場合
②プランが実施されても十分な効果が認められない場合
③合併症の出現

6）プランの修正
　栄養状態の定期評価（再評価）によって現行の栄養管理が適切でないと判断された場合には，再度チームで検討し栄養管理の再プランニングを実施する.一度修正しても定期的に栄養評価を実施し，その結果に応じて何度でも修正を繰り返す必要がある.

7）患者アウトカムおよび栄養管理法の評価
　実際に行われた栄養管理法が適切であったかどうか，効果があったかどうかなどをアウトカムとして評価する．その際には，各種栄養管理法の安全性や有効性なども評価していく.

　効果が不十分であったと判定された場合には，その点を考慮して栄養管理法を改善し，NSTとして実施していく必要がある.

8）退院時の評価および退院後の指導
　退院後の栄養管理法は，退院時の栄養状態や栄養管理法を考慮して，管理栄養士が退院時栄養指導を通して指導・提言していく．自宅療養，福祉施設，他の医療機関などへの退院や転院に際しては，栄養管理実施環境を十分配慮した指導が必要である.

栄養投与経路の選択
栄養管理のプランニングで重要なのは，栄養投与経路の選択である．腸が使用可能な場合は優先して経腸栄養を選択する．短期間であれば経鼻胃管，長期になる場合は胃瘻，腸瘻などを使用する．安易な中心静脈栄養（TPN：total parenteral nutrition）は行わないことになっている.

栄養状態の定期評価（再評価）
プランが決定し実施されたとしても，効果が認められない場合や有害事象（下痢や感染症，肝機能障害，腎機能障害など）が起きた場合，再評価を行い修正したプランを実施する．再評価と修正は何度も行い，適切な栄養管理が実施できるまで続ける.

Ⅴ 糖尿病療養指導チーム

1 概要

　糖尿病は，インスリンの濃度不足や作用不良により高血糖状態が続く病態である．高血糖が続くと血管がもろくなり，さまざまな合併症を発症する．細い血管障害では網膜症・神経障害・腎症（**三大合併症**），太い血管障害では脳梗塞・心筋梗塞・末梢動脈疾患が認められやすい．高血糖状態は無自覚に病状が進行するので，放置することで深刻な合併症を引き起こすことになる．

　糖尿病療養指導チームは，糖尿病療養についての専門知識をもつメディカル・スタッフにより構成される．**糖尿病療養指導士**の資格をもつメディカル・スタッフも多い．

2 臨床検査技師の役割

　糖尿病療養指導における臨床検査技師の役割は，患者指導と確実な検査である．

1）糖尿病患者指導

　患者指導には，個人指導と集団指導（糖尿病教室を含む）がある．個人指導は**血糖自己測定**（SMBG）指導が主体で，集団指導では三大合併症のなかで検査が有用な腎症に関する指導が主体となる．

　患者指導は，臨床検査技師の日常業務では経験することが少ないので，日頃からどのように説明したらいいか考える．たとえば，腎臓の大きさは拳サイズで，血液を濾過する糸球体からなることや，糸球体の細い血管を全部集めると約100kmになること，東京−小田原間（箱根駅伝）の長さの細かな血管が拳サイズの腎臓の中に詰まっていて，これらの血管が高血糖でダメージを受けやすいことなどを，具体的な例を織り交ぜながら説明することで理解してもらう．

2）確実な検査

　糖尿病の検査は，診断・現状把握・合併症の3つに集約される．一度の診察で糖尿病を診断できるので，確実な検査が求められる．

（1）診断・現状把握のための検査

　血糖・HbA1c測定が基本であり，血糖では空腹時126mg/dL・随時200mg/dL以上，HbA1cでは6.5%以上と，具体的な数値が示されている．血糖測定では，全血放置では解糖作用により偽低値を示すので，解糖阻止剤として**フッ化ナトリウム**が添加された採血管を使用し血漿で測定する．しかし，解糖を阻害するまでに最大10mg/dL程度低値を示す．採血後は，ただちに血漿測定を行うことで正確な検査結果の提供に努める．

　HbA1cは，食事の影響を受けず慢性の高血糖状態をよりよく反映する．赤血球を検体とし，検査前1〜2カ月間の平均的な血糖値を示し，現状把握だけで

日本糖尿病療養指導士（CDEJ：certified diabetes educator of Japan）

糖尿病治療で重要となる自己管理を患者に指導するメディカル・スタッフのための資格．資格取得には，看護師，管理栄養士，薬剤師，臨床検査技師，理学療法士いずれかの資格を有していることが必要とされる．

SMBG：self monitoring of blood glucose

なく治療の指標としても採用されている．ヘモグロビンは血液中の糖分と結合する性質があり，HbA1c はヘモグロビンと糖分が結合している割合を示している．いったん糖と結合したヘモグロビンは，赤血球が壊れるまでは元には戻らない．赤血球の寿命は約 120 日で，老化に伴い比重が重くなり，血液検体の自然放置では濃度勾配が生じる．そのため，十分に混和されるよう，転倒混和などを行い測定する．

　インスリン抵抗性の有無など治療方針につながるインスリン測定も重要である．溶血すると，赤血球から漏出したインスリン分解酵素の曝露によりインスリン濃度が低値になるため，溶血は禁忌である．

(2) 合併症の検査

　合併症の検査は多岐にわたる．血清クレアチニン(Cre)は**慢性腎臓病(CKD)**の指標となる **GFR（糸球体濾過量）** の推定に用いられる．**尿中微量アルブミン・尿蛋白**は Cre で補正し，昏睡時の**ケトン体・乳酸値**，**横紋筋融解症**時のクレアチンキナーゼなどの**異常値（パニック値）報告**の確立などにも対応する．

3　他の医療職の業務

　糖尿病療養指導チームにおける各職種の役割を**表3-6** に示す．医師の指示する治療方針を正しく適切に患者に伝え，自己管理できるように支援することが

表 3-6　糖尿病療養指導チームのメンバーの主な役割

療養指導項目	医　師	看護師/准看護師	管理栄養士/栄養士	薬剤師	臨床検査技師	理学療法士
糖尿病の診断，治療方針の決定	●					
療養における自己管理の意義	○	○	○	○	○	○
療養上の課題/問題把握	●	●	○	○	○	○
食事療法の概要	○	○	○	○	○	○
管理の意義	●	○	●			
献立・調理の理論と実践	○		●			
薬物治療の概要	○	○	○	○	○	○
薬物の作用機序	●			●		
服薬指導	○	○		●		
自己注射指導	○	○		○		
糖尿病に関する検査の概要	○	○	○	○	○	○
検査の意義	●				●	
血糖自己測定	○	○			○	
運動療法の概要	○	○	○	○	○	○
運動の種類と効果	●					●
運動の実践方法と評価	○	○				●
療養指導の計画と立案	●	○	○	○	○	○
療養指導の実践と評価	○	●	○	○	○	○

○一般的なもの，●特に専門知識を要するもの．

（日本糖尿病療養指導士認定機構編著：糖尿病療養指導ガイドブック 2022．p8，メディカルレビュー社，2022 を改変）

チームの使命である.

　糖尿病患者は一般に月1回の受診となり，通院以外の日常生活は患者自身で管理する．そのため，糖尿病療養指導チームでは，**低血糖・シックデイ**などさまざまなリスクに対応できるよう，主に自己管理の指導・支援を行う．罹患歴・年齢・理解度などにより，患者ごとに指導方法が異なる．それぞれの専門職は，共通の糖尿病に関する知識のもとで専門性を発揮することになる．指導困難症例はカンファレンスなどで情報共有し，**KJ法**，**PDCAサイクル**，**KYT（危険予知訓練）**などを活用し，問題解決を図る．

4 臨床検査技師に必要な資格

　臨床検査技師として糖尿病療養指導チームに参加するために必須の資格はないが，糖尿病療養指導のエキスパートであることを示す資格として**日本糖尿病療養指導士（CDEJ）**がある．日本糖尿病療養指導士の受験は，臨床検査技師の資格取得後，日本糖尿病学会専門医の在籍する医療機関で2年以上・通算1,000時間以上の糖尿病患者への療養指導経験が条件とされている．また，資格は5年ごとの更新制となっている．

　検査に関連した内容だけでなく，糖尿病患者への薬剤指導・栄養食事指導を含む患者指導や糖尿病全体に関する知識も要求される．

5 活動の実際

　糖尿病患者は，高血圧や脂質代謝異常などのほかの疾患を合併することが多いため，これら合併症の治療方針についても理解する必要がある．合併症の発症や進展を阻止し，健康な人と変わらぬ生活の質（QOL）を維持することや寿命の確保が目標である．

　臨床検査技師の役割の一つである血糖自己測定（SMBG）の指導では，操作法・特性・禁忌・低血糖対策などについて患者同様スタッフにも伝え，共有する．皮下に埋めたセンサーで間質液の糖を連続測定し血糖値に換算する**持続血糖測定（CGM）**機器は，血糖変動パターンを把握でき多くの施設で採用されているが，低血糖などの急激な変動には対応しづらい．

Ⅵ 救急医療チーム

1 概要

1）救急医療の現場

　臨床検査技師は，医師の指示のもとに各種検査を実施することを業務としている．一刻を争う救急医療の現場では，リーダーシップを受け持つ医師とともに，患者の容態に応じて出される指示に対する検査を迅速に行わなければならない．

　ここで注意すべきことは，**救急医療チーム**を構成する各医療技術職はそれぞ

シックデイ（sick day）
糖尿病患者が治療中に体調を崩し，発熱，下痢，嘔吐をきたしたり，食欲不振で食事ができなくなるなどの状態をシックデイとよぶ．通常は血糖コントロールが良好な患者であっても，シックデイのときには対応が必要になる．

KJ法
収集したデータを整理・分析し，新たなアイデアを得るための発想法．転じて問題解決に利用する．

CGM：continuous glucose monitoring，持続血糖測定

表 3-7　救急初期診療の基本

- 診断よりも病態把握を優先する
- 局所よりも全身の観察を優先する
- 重症度よりも緊急度を優先する

れが独立した技術体系を修得した**職能集団**であり，それらの技術が結集した成果として良好な診療結果を得るという目的のために機能するということである．すなわち，診療業務は一方的な指示によって遂行されるようにみえるが，各職種の技能を十分に発揮するためには，医師からの「意図」と「任務」が正確に伝達される必要があり，出された指示に関連する各種情報の共有も含め，指示を出す側と出される側，双方の良好な**アサーティブコミュニケーション**が必要となる．

2）救急医療チームの対象者

　救急患者とは健康状態が急変した者であり，何らかの医学的介入なしでは病態の悪化を阻止できない者を指す．また，救急患者への医学的介入や施術によって病態の悪化を阻止し，健康状態の回復を図ることが**救急医療**である．救急医療を適切に提供するためには，**緊急度・重症度**，そして病態に応じた迅速な医療が不可欠である（**表 3-7**）．したがって，通常の病院診療時間では間に合わない疾患や外傷を負った者，あるいは耐え難い苦痛があるか，もしくは生命の危機が迫っているなどの緊急度の高い者が対象患者である．

　また，日本の救急医療体制は，都道府県ごとの医療計画に基づき，重症度に応じて一次（初期）救急（比較的軽症な者），二次救急（入院が必要な者），三次救急（命の危険がある者）の 3 段階に分けて，救急指定病院が患者を受け入れる仕組みをつくっている．患者の振り分けは，救急車の場合には救急救命士が患者の状態をみて判断する．

3）救急医療チームの特徴

　救急医療に限らず，全ての医療はチームで行うものであるが，救急領域では，よりいっそうチーム医療が求められる．その理由は，救急医療は以下のような特徴を有するからである．
①複数の患者を同時に治療することが多い．
②常に迅速な対応が求められる．
③診断と治療を同時に進める必要がある．
④複数の問題をもつ患者や急変する可能性のある病態の患者が多い．
⑤夜間や時間外など，限られた医療資源で臨まなければならない場合が多い．
など．

　また，救急医療チームの**ピットフォール**として，他のチーム医療（ICT や NST など）と異なり，チームのメンバーが固定されていることが少なく，即席招集

アサーティブコミュニケーション
自分と相手（他職種）の双方を尊重した自己表現．

緊急度
病態の悪化する速度が非常に早いもの．

重症度
適切な医療介入を行っても死亡したり，重篤な後遺症を残す可能性がある病態．

救急救命士
国家資格であり，救急車に同乗して搬送中の患者が急変したとき，気道の確保，心拍の回復，輸液処置などの応急手当を行う．

ピットフォール
「落とし穴」「思わぬ危険（困難）」を意味する．臨床検査領域では，ある目的をもって検査がオーダーされた際に予想外の思わぬ結果に遭遇することをいう．

チームであることが多いことがあげられる.

2　臨床検査技師の役割

　近年，医療内容が高度化また複雑化してきており，そのなかで最善の診断・治療を行うためには，臨床検査技師による救急検査が緊急度や優先順位に応じて迅速かつ円滑に実施される必要がある．そして，従来にも増して積極的に救急医療にかかわるとともに，臨床検査における救急検査のあり方を理解しなければならない．多くの病院検査室は，救急医療のみならず診療の効率化・在院日数の短縮化のため，24 時間体制で検体を受け付け，迅速に結果を報告する救急検査システムを充実させている．**初期診療**では，医師の診断だけでなく救急検査の是非が患者の予後に影響を与える可能性があり，迅速性や簡便性のほか，24 時間検査可能で，繰り返し検査ができることも必要である.

　また，救急検査では**異常値**を検査エラーと決めつけず，急変時の患者では信じられないような値に遭遇することや異常値がその患者にとって順調な経過を示すことがあるなど，検査値だけで評価せず必ず検査値と病態を一緒に評価することが重要である.

1）患者情報の有用性

　救急検査は，今現在の患者病態を把握する検査であり，これには患者情報が重要なポイントとなる．患者情報の発信者は，多くの場合，救急救命士であり，現場で救急救命士が行う患者の観察・見極めと適切な判断こそ価値のある患者情報となり，効果的な治療を導くものになる．さらに，臨床検査技師にとっても，患者情報によって無駄が少なく効率のよい準備を行うことができる．臨床検査技師にとって，患者情報はなくても別段困ることなく検査を進めることはできるが，患者情報を上手に利用すれば救急医療に限らずこれほど重宝なものはない．要するに，患者情報を利用すれば，多種多様な検査項目のなかから適切な優先順位のもとに患者にとって最も有用な情報が短時間に得られる検査項目を選択し，検査を実施することができるのである.

　救急現場で医療行為を行う全てのスタッフは，患者情報を共有し，それぞれの職種がその患者情報をもとに作業を迅速に遂行することが重要である．しかし，本当に理解しなければならないことは，救急医療に携わる全ての職種が行う緊急度の高い行為は，その判断の甘さや技術の未熟さ，不手際が患者の生命に影響を与えかねないということで，いかなる治療や処置・検査に際しても予測し準備することを常に意識しなければならない.

2）救急検査の優先順位

　救急検査の**優先順位**において重視すべき点は，重症度ではなく"緊急度"と"時間的要素"である．重症度は確定診断や治療結果から判断されるものであるため，初期診療の過程では優先順位を決める指標とはならない．緊急度とは生

患者情報

年齢・性別・主訴・受傷機転・状態・病名・バイタルサイン・既往歴・現場および搬送中のエピソードなど，治療や処置に直結する情報.

命を脅かす危険性の強度であり，時間的な要素を重んじた尺度である．また，緊急度は生理学的徴候から病態を把握することにより得られるものである．

ヒトは，気道を介して大気中の酸素を肺に取り込み（呼吸），肺胞において血液に酸素を移行させ（ガス交換），そして心臓のポンプ作用により全身に酸素を供給する（循環）一連の仕組みにより生命を維持している．特に脳（中枢神経）への酸素供給が維持されることで，体温や血圧などを正常に保ち，呼吸を継続させる．これらにより，呼吸・循環を介する"生命維持の輪"が形成されている．したがって，この生命維持の輪が障害を受けた場合には，ただちにこの連鎖を立て直さなければならない．そして，救急検査の優先順位も，この酸素の流れに沿った項目が最優先されるべきである．

要するに，患者の救命にとって，"今現在"臨床現場が一番必要な情報は何かを，現場の臨床検査技師が自ら推測し報告することが重要である．

(1) 優先度Ⅰ（最優先項目）

まず，現在の患者状態が把握できるものでなくてはならない．したがって，**酸素化能，換気能，酸塩基平衡状態**（特に代謝性アシドーシスの進行度）などの生命危機の程度を反映することのできる動脈血血液ガス分析（ABG）や，生命維持に必要な輸血を安全に行うための**血液型検査**であり，最も迅速性の要求される最優先検査である．また，原因不明の意識障害患者では，**血糖測定**も最優先項目となる．

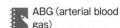
ABG（arterial blood gas）
救急医療における血液ガス分析は，通常，動脈血血液ガス分析を指す．

(2) 優先度Ⅱ（準優先項目）

治療方針の決定や治療を安全に行うための指針となる項目である．測定は通常検体より優先するが，これらの検査項目だけを優先して測定する必要はなく，むしろ該当項目の結果が出たらただちに報告する体制を構築することが重要であり，検査値・患者状態・患者情報は，常に一体化して考えるべきである．

(3) 優先度Ⅲ（パニック値発生項目）

パニック値（panic value または critical value）への対応である．パニック値は，「生命危機状態を示す異常値で，ただちに治療開始すれば救命しうる値」と定義されるが，患者情報がない場合では結果と病態が合致しているかが不明であり，検体凝固やフィブリン析出，溶血などの検体異常（分析エラー値）がないかを確認した後，再検査を行う必要性が高くなる．一方，患者情報や検体採取状況が確認されている場合では，結果の解釈に苦慮する事態はおおむね回避され，パニック値としてただちに緊急報告できる．

異常値やパニック値が出現した場合には，まず臨床現場への報告を優先し，臨床症状の確認・担当医との簡単なディスカッションと並行して確認試験（再検査）を実施するべきである．また，平素から機器メンテナンスや分析器の特性を知り柔軟な思考をもつことなど，検査値だけで患者の病態を評価せず，必ず検査値と病態を一緒に評価することが必要である．

パニック値
生命が危ぶまれるほど危険な状態にあることを示唆する異常値で，ただちに治療を開始すれば救命しうるが，その診断は臨床的な診察だけでは困難であり検査によってのみ可能である．

3　他の医療職の業務

1）医師

救急救命士から患者を引き継いで，救命・救急治療を行う．

2）看護師

バイタルサインのチェックと並行し，救命・救急治療のサポートと処置を行う．

3）診療放射線技師

病状の診断のために必要な MRI，CT，エックス線などの検査を行う．

4）薬剤師

救命蘇生治療に不可欠な医薬品を的確・安全に使用できるよう管理し，医薬品の効果を高め，副作用を極力回避できるような選択や投与方法を工夫する．

5）臨床工学技士

救命救急室には手術関連機器，補助循環装置，人工呼吸器，各種モニタなど多数の機器が配置されており，これらの機器の操作や管理を担当する．

6）救急救命士

患者情報の観点からみると，救急救命士は，院外における救急医療チームの唯一なくてはならない職種である．

4　臨床検査技師に必要な資格

臨床検査技師であれば，ほかに資格がなくても救急医療チームに携わることができるが，救急医療において，臨床検査技師が取得できる資格で無駄になるものは一つもない．強いてあげるとすれば，認定救急検査技師（日本臨床救急医学会および日本臨床衛生検査技師会），緊急臨床検査士（日本臨床検査同学院），認定 POC コーディネーター（日本医療検査科学会）などの資格が推奨される．

5　活動の実際

1）救急医療チームにおける POCT の有効利用

救急医療において重要な要素である迅速性を考えるうえで，POCT の活用は不可欠である．ただ，次に考えなければならないことは，"定性的な結果報告"をどのように活かすかである．POCT 機器・キットなどを使用する場合，検査結果は定性値である場合が少なくないが，超緊急時や初療時検査では，"ある（＋），ない（−）"や"高い，低い"という定性的な結果報告のみで十分初期治療に活かせる場合があることを忘れてはならない（**表 3-8**）．

バイタルサイン

日本語で「生命（vital）の兆候（sign）」と訳され，人間の生命活動における重要な指標．主に呼吸・体温・血圧・脈拍の4項目を基本とするが，救急医療現場や集中治療室などでは，意識レベル・尿量の2つを含めた6項目をバイタルサインと称することもある．

POCT

point of care testing の略語であり，和名を臨床現場即時検査という．被検者の傍らで医療従事者が行う検査であり，検査室への検体搬送時間を省略し，検査の待ち時間を大幅に短縮することによって検査結果をより速く患者の治療や処置に活かすことができる．

表 3-8　救急医療における POCT の主な測定項目

全身状態把握	血液ガス, 血糖, 電解質, 乳酸
感染症マーカー	インフルエンザ, プロカルシトニン, 肺炎球菌
心筋マーカー	H-FABP, トロポニン-T, BNP
凝固・線溶	PT, APTT, D-ダイマー
薬毒物	乱用薬物スクリーニングキット

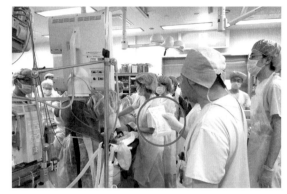

写真 3-1　初療室における血液ガス分析結果の口頭報告

2）救急医療チームの実例

　患者搬入直後の慌ただしい初療室に「ガス（血液ガス分析結果）言います…」と臨床検査技師の大きな声が響くと，スタッフ全員が作業を続けながらも，一瞬その声に注目するかのような緊張感が走る（**写真 3-1**）．「O_2 59，CO_2 83，pH 6.89，BE −15.7…」これを聞いた看護師は胸腔穿刺の準備を始め，臨床工学技士は今まで行っていた人工呼吸器のセッティングを中断しモニタの確保を始めた．また診療放射線技師は，患者の胸の動きをじっと観察している．

　文字にすればほんの数行にすぎない現場のありふれた光景であるが，実はこのなかには“患者情報の共有”と“救急医療チーム”という救急医療特有の要素が凝縮されている．

　臨床検査技師が搬入直後の血液ガス分析結果を口頭で臨床現場に報告した．もちろん臨床検査技師は，医師に対して結果を報告したのであるが，それを聞いた看護師は搬入患者が（現在）緊張性気胸の状態であると判断し胸腔穿刺の準備を始め，臨床工学技士は緊張性気胸なら人工呼吸器は使用できないと判断しモニタ類の確保を開始した．また診療放射線技師は，受傷機転や搬入前患者情報より緊張性気胸を疑っていたと思われるが，血液ガス分析結果よりそれを確信し胸郭の動きをみることで緊張性気胸を確認した．

　このように，臨床検査技師の報告した血液ガス分析結果について，それぞれの職種がそのデータのもつ意味を理解し，専門性に則した行動を迅速に行うことが救急医療チームでは重要となる．

 緊張性気胸

気胸の一種であり，患側の胸腔内圧が異常に上昇した結果，患側肺虚脱・横隔膜低位・健側への縦隔偏位・静脈還流障害などによる心拍出量の低下などをきたしている状態．放置すると血圧低下や閉塞性ショックなどの重篤な状態を招く．

胸腔穿刺

胸に比較的細い針を刺して，肺と胸壁の間（胸腔）に溜まった液体（胸水）または空気を抜く処置．

Ⅶ 在宅医療におけるチーム医療

1　概要

　在宅医療とは，病院や診療所といった医療機関の外，すなわち，主として居宅や介護施設で行われる医療をいう．基本的に，医療機関に通うのに困難を伴う患者に対して，医療従事者が出向くことで提供される医療である．

　病状が安定していて定期的に提供される「**訪問診療**」と，病状に変化が生じ

て臨時に提供される「**往診**」がある．あらゆる疾患や年代の患者が対象になりうる．医療機関から在宅療養に移行する際の支援をはじめとして日常的ケアから看取り，そして急変対応までの諸相を含む（**図 3-5**）．また，在宅という場の特異性から，検査や治療の実施については自ずと医療機関内と異なる点もあるが，その内容に特別な制限があるわけではない．

　療養中に病状が変化したような場合に，病院や診療所と連携（「病診連携」「診診連携」）して対応する．この仕組みは在宅医療の特徴の一つといえる．また，病院，診療所（歯科診療所を含む），訪問看護ステーション，薬局などに所属する医療従事者のほか，介護従事者や各種サービス担当者が集って，**多職種連携**によるケアを行うのも特徴の一つである（**図 3-6**）．

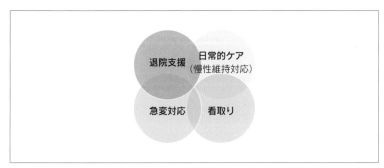

図 3-5　在宅医療の諸相

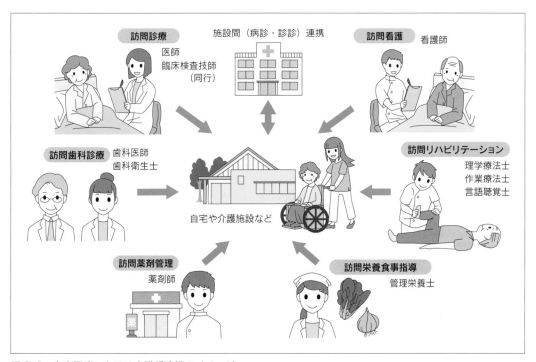

図 3-6　在宅医療における多職種連携のイメージ

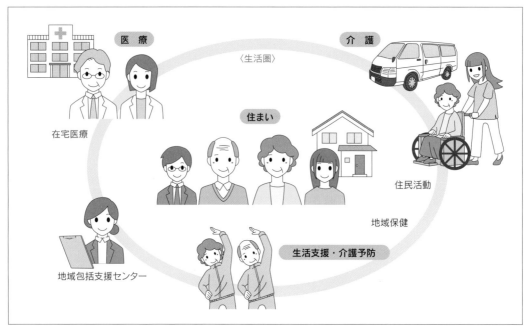

図 3-7　地域包括ケアの概念と構成要素

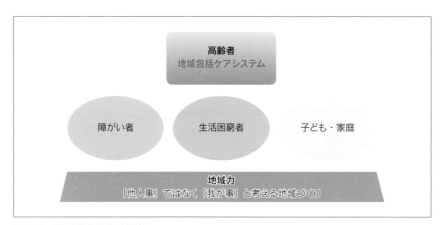

図 3-8　地域共生社会の概念

　人口減少や少子・超高齢化といった社会構造の変化や疾病構造の変化とともに「**地域包括ケアシステム**」の構築が謳われるようになった．地域包括ケアシステムとは，可能なかぎり住み慣れたところで暮らせるように，住まい・予防・医療・介護・生活支援を一体的に行う体制である（**図 3-7**）．高齢者を主対象に，その病状を「治し，支える」ためのケアが行われる地域づくりを目指しており，在宅医療はこのなかで一役を果たす存在である．在宅介護，また介護予防や健康保持・増進に係る**地域保健**の活動も一角を占めている．地域包括ケアを推進する総合窓口として，地域（市区町村）ごとに地域包括支援センターやそれに相当する部署が設けられている．

最近,「地域共生社会」という考えが謳われるようになっている. これは, 世代や分野を超えてつながって, 一人ひとりの暮らしと生きがいのある地域を創り上げる社会のありようをいう (**図3-8**). 地域包括ケアの上位概念ともいえ, 高齢者のみならず, 子どもや障がい者などへの在宅医療も含有した地域包括支援体制の整備が推進されている.

　こうした地域社会や医療体制の変化のもとで, 多職種が医療機関外でのケアに携わる機会が増えている. 在宅医療においても臨床検査が実施され, 臨床検査技師の関与も求められている.

2　臨床検査技師の役割

　在宅医療においては, 検体系と生理機能 (生体情報) 系の臨床検査がともに実施されている. 検体系では, たとえば血糖, 血算, 血中炎症反応, 血中心筋マーカー, 尿一般, 微生物検出に対する測定が行われ, 生理機能 (生体情報) 系では, たとえば心電図検査〔標準12誘導, Holter (ホルター)〕, 超音波検査 (ハンドヘルド型), 酸素飽和度測定が行われている. 病状の急性期に対応する場合と慢性維持期に対応する場合とで, 適宜使い分けられる. また, 現場で即時に対応する必要性から, 臨床検査を point of care testing (**POCT**) として行う場合も珍しくないが, 在宅医療従事者の所属する医療機関に検体や結果を持ち帰って検査に供する場合もある.

　こうしたなかで, 臨床検査技師には, 多職種連携の性質をふまえた専門の枠にとらわれない多様な役割を果たしながら, 専門性を活かした役割が期待される. 多様な役割として, 患者やその家族と, 病状や生活面を含めてコミュニケーションを図ったり, 患者のバイタルサインを確認したり, 他職種と情報共有したりすることがあげられる. 専門的な役割として, 臨床検査を実施することに加えて, その結果を判読して解釈すること, 説明すること, パニック値がみられれば対応すること, 次の検査計画を提案することなどがあげられる. 検査の精度管理にあたること, 他職種に臨床検査 (たとえば検査項目に関する知識や検査機器の操作) に関して教育・指導したり, 他職種からの検査相談を受けたりすることも役割になる. 多職種連携や施設間連携を促進するために, 検査情報を共有するシステムの構築に寄与することも役割になりうる.

3　他の医療職の業務

　主たる医療職の一般的業務を以下に示す (**図3-6**). 医師は往診や訪問診療における診療業務に, また歯科医師や歯科衛生士は歯科口腔領域の業務にあたる. 薬剤師は薬物療法に係る薬剤管理 (調剤, 服薬指導, 薬歴管理など) にあたる. 看護師は医療的処置 (検体採取, 点滴など) や療養上の世話を行う. 理学療法士, 作業療法士, 言語聴覚士は運動機能や動作の保持・向上に資するリハビリテーション (訓練や指導) を行う. 管理栄養士は栄養管理や栄養指導を行う.

　職種にかかわらず, 多職種連携の業務にあたっては共通した姿勢で臨むこと

ハンドヘルド型超音波検査装置
コンパクトで持ち運びしやすい. 無線型の超音波検査装置.

が望まれる．全職種が**患者中心**のケアという目標を掲げ，協働できるようにコミュニケーションをとることが基本となる．他職種の業務の理解に努めると同時に，自職種の業務に尽力し，省察するとよい．さらに，職種と職種の相互作用を高めるように，関係者に働きかけることも必要と考えられている．

4 臨床検査技師に必要な資格

臨床検査技師であれば在宅医療に携わることができる．検体採取業務とタスク・シフト／シェアに関する厚生労働大臣指定講習会（1章IIIの「3 医師の働き方改革を進めるためのタスク・シフト／シェア」を参照）を修了することが望まれる．在宅医療ではPOCTが活用されることから，POCT測定認定士（日本臨床検査同学院）や認定POCコーディネーター（日本医療検査科学会）の取得も一助になりうる．認知症の患者もみられることから，認定認知症領域検査技師（日本認知症予防学会および日本臨床衛生検査技師会）の認定も一考に値する．

5 活動の実際

臨床検査技師は，医師や看護師の訪問に同行，またはその訪問に先んじて居宅に赴く．患者やその家族と対話して，自覚症状や他覚所見を観察する．たとえば食事，服薬，排泄，睡眠，心身状態のような点で変化がないかどうかについて対話する．その後，実施する臨床検査の項目とその意味について患者に説明し，同意を得る．検体採取とともに心電図検査や心臓超音波検査を実施する．結果を医師に伝えるとともに，患者やその家族に説明する．他職種と情報共有するために，療養用の手帳や電子記録媒体を用いて，対話した内容や検査結果について記載する．また，多職種連携カンファレンスで検査所見を報告し，フィードバックを受ける．さらに，今後，療養を継続できるように，次の検査の時期や項目について提案する．

一般に，実践活動に際しては，急性期・慢性期といったフェーズによって，多職種連携を構成する職種やそのふるまいが異なることを認識する（**図3-9**）．急性期には病気の対処に焦点が当たり，病に対する専門職（たとえば医師，看護師，薬剤師，臨床検査技師）によるチームが構成される．慢性期になると病気の維持・改善に焦点が当たり，療養に対する専門職（たとえば医師，歯科医師，看護師，薬剤師，理学療法士，管理栄養士，臨床検査技師）によるチームが構成され，対処する．療養のフェーズでは職種の専門性にかかわりのない対処もみられ，あらゆる職種がオーバーラップして職務にあたる場面もある．

また，それぞれのフェーズのなかで発生する課題ごとに，**リーダー**となる職種が変わることを認識しておく．たとえば，診断と治療方針が課題になった場合には医師が主導的立場になり，その指示を共有して他職種はメンバーやフォロワーとして活動する．リハビリテーションを積極的に行うことが課題になった場合にはリハビリテーションの専門職が主導的立場になり，また課題が栄養

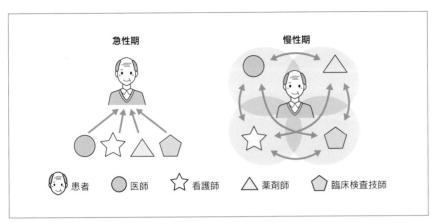

急性期　　　　　　　　慢性期

患者　　◯ 医師　　☆ 看護師　　△ 薬剤師　　⬠ 臨床検査技師

図 3-9　病期に合わせた多職種連携のイメージ
矢印は各職種の意識や働きかけの方向性を表す.

管理になれば管理栄養士がその立場になる. 臨床検査技師が主導的立場になる
場面もある. このように, 患者の希望や価値観をふまえつつ提供されるケアの
質を最大化させるように, 合理的で柔軟に多職種での活動を展開する.

第4章 チーム医療に求められる知識

A 栄養学

栄養学は，人体栄養学，食物栄養学，社会栄養学に分けられる．人体栄養学では，ヒトが生まれてから死ぬまでのさまざまな段階において，摂取する栄養素の役割，および栄養素の過不足と疾病との関係を明らかにする．食物栄養学では，栄養素を供給する食品材料について，その性質，加工・貯蔵に伴う変化を調べ，加工・調理によって利用性を高める方法を研究する．社会栄養学では，社会の変化と食生活の推移から栄養上の問題や課題を把握・分析し，解決策を考える．

栄養学の目的は，得られた結果を応用して人々の健康を維持・増進させ，疾病を予防，治療することにある．栄養に関する医療職としては，栄養士と管理栄養士がある．

ヒトは食物を摂取しなければ生きることができない．その食物がどのような栄養素をもち，体内でどのように消化・吸収，代謝，排泄されるかを知り，「健康」を保つための適切な食事方法を知るために，臨床検査技師は栄養学を学ぶ必要がある．

栄養士と管理栄養士
栄養士は主に健康な人を対象として，栄養指導や給食の運営を行う．管理栄養士は健康な人に加え，疾患を患っている人や高齢で食事がとりづらい人なども対象に，個人の状況に応じて栄養指導や給食管理，栄養管理を行う．

I 食事と栄養

ヒトの体では常に体構成成分の分解と，それを補うための合成が行われている．また体を動かすためには，エネルギーが必要である．これらの合成反応やエネルギー産生のために，生物は一生涯，食物を摂取し続ける．

ヒトは物質を外から取り入れ，消化・吸収し，体内で利用できるかたちに変換し，不要な物質は排泄している．このような，外界から物質を摂取して生命を維持する営みを**栄養**（nutrition）という．**栄養素**（nutrient）とは，外界から取り入れる物質そのものをいう．

栄養素を摂取するために食物を食べる行為を**食事**という．食事は生命維持だけでなく，生活を豊かに保つ意味ももつ．「健康」のために，誰もがバランスのとれた食事を整え，おいしく食べることができることが重要である．

Ⅱ 栄養素の働き

ヒトは食物に含まれる栄養素を摂取し，エネルギー産生，生体成分の合成，代謝の調節を行っている．それにかかわる栄養素は**炭水化物**（糖質・食物繊維），**脂質，蛋白質，ビタミン，ミネラル**（無機質）であり，これを五大栄養素という．

1　炭水化物

1）糖質

糖質は $C_n(H_2O)_m$ の分子式で示される化合物で，**単糖**あるいは**単糖誘導体**を構成単位とする重合体である．炭水化物ともいわれる．ヒトの消化酵素で消化できるものを**糖質**，できないものを**食物繊維**という．ヒトは1日に必要なエネルギーの半分以上を炭水化物（穀類，いも類，果実類など）から摂取している．

糖質は食事の満足感，エネルギーの供給と貯蔵，血糖調節，核酸合成に必要な前駆体合成，還元的生合成過程に必要な NADPH の産生にかかわる．

2）食物繊維

炭水化物のうち，ヒトの消化酵素で消化できないものを食物繊維といい，**水溶性食物繊維**と**不溶性食物繊維**に大別される．食物繊維は水分を吸収する作用が強く，膨潤する．

ヒトの消化酵素では分解されず小腸では吸収されないが，大腸の腸内細菌によって分解（発酵）される．水溶性食物繊維はガスや短鎖脂肪酸に分解され，短鎖脂肪酸は大腸で吸収されエネルギー源となる．また腸内細菌のうち有用菌（ビフィズス菌，乳酸菌など）を増殖させ，整腸作用を示す．さらに水溶性食物繊維は粘度の高いゾルを形成することにより，血清コレステロール低下作用や糖吸収抑制作用を示す．不溶性食物繊維は排便促進効果を示し，血圧上昇抑制に働く．

2　脂質

脂質は，水に不溶で有機溶媒に溶解する化合物の総称である．脂肪酸，トリグリセライド，リン脂質，糖脂質およびステロール類に分類される．エネルギー源になる栄養素は炭水化物，脂質，蛋白質であるが，糖質と蛋白質の有効エネルギー量が 4 kcal/g であるのに対し，トリグリセライドは 9 kcal/g と 2 倍以上であるため，効率的にエネルギーを得ることができる．また，トリグリセライドに変換することにより，余剰エネルギーを体内に蓄積可能である．他の脂質は生体膜の構成成分や，ホルモン・胆汁酸・生理活性物質の起源としての役割をもつ．

n-3 系（ω3系）と n-6 系（ω6系）の**不飽和脂肪酸**は，体内で合成できないことから**必須脂肪酸**（不可欠脂肪酸）とよばれている．

単糖
・五炭糖：キシロース，リボース．
・六炭糖：グルコース，ガラクトース，フルクトース．

単糖誘導体
・ウロン酸：グルクロン酸，ガラクツロン酸．
・糖アルコール：キシリトール，ソルビトール，マンニトール．

食物繊維
・植物性：セルロース，ヘミセルロース，ペクチン，グルコマンナン，リグニン，寒天，アルギン酸．
・動物性：キチン，キトサン．

PFC バランス
1 日のエネルギー摂取量に対して三大栄養素（蛋白質，脂質，炭水化物）が占める割合（％エネルギー）のこと．protein（蛋白質），fat（脂質），carbohydrate（炭水化物）の頭文字をとっている．

水溶性食物繊維と不溶性食物繊維
・水溶性：ペクチン（熟した果実），グルコマンナン，寒天，アルギン酸．
・不溶性：セルロース，ヘミセルロース，ペクチン（未熟な果実），リグニン，キチン，キトサン．

生体膜
リン脂質の脂質二重層構造と蛋白質などからなる．リン脂質は両親媒性という性質をもち，親水基を外側に，疎水基を内側にして二重の層をなす．生体膜には遊離コレステロールや糖脂質も含まれる．

3　蛋白質，アミノ酸

　蛋白質は，20種類のアミノ酸が重合した高分子である．摂取した蛋白質はアミノ酸に分解され，そのアミノ酸の多くは，ヒトの体蛋白質の合成原料となる．体蛋白質は合成と分解を常に繰り返しており，動的平衡状態を保っている．また，アミノ酸はエネルギー源ともなる．アミノ酸は窒素を含む化合物の合成原料となるほか，アミノ酸自体が他のアミノ酸の合成原料となることもある．

　ヒトが合成可能なアミノ酸を**非必須アミノ酸**（可欠アミノ酸），合成ができず食物から摂取する必要があるものを**必須アミノ酸**（不可欠アミノ酸）という．

4　ビタミン

　ビタミンは低分子の有機化合物であり，微量で生体の機能を調節する役割をもつ．一般的には体内で合成できないものと定義されるが，一部合成できるものや腸内細菌によって合成されるものもある．

　ビタミンは，脂溶性と水溶性に大別される．脂溶性ビタミンは大量に摂取すると体内に蓄積されるため，過剰症に注意する必要がある．水溶性ビタミンは尿中に排泄されるため過剰症の心配は少ないが，継続して摂取する必要があり，不足に注意する．

1）脂溶性ビタミン

　脂溶性ビタミンには，ビタミンA，D，E，Kがある．ビタミンA，D，Kは**核内受容体**と結合し，DNAの特定配列に結合してmRNA合成を調節するというホルモン様の作用をもつ．またビタミンKは，ビタミンK依存性γ-グルタミルカルボキシラーゼの活性化に必須で，血液凝固因子合成にかかわる．ビタミンEは強力な抗酸化作用をもつ．

2）水溶性ビタミン

　水溶性ビタミンには，ビタミンB（ビタミンB_1，B_2，B_6，B_{12}，ナイアシン，葉酸，ビオチン，パントテン酸）とビタミンCがある．ビタミンB群は酵素の補酵素として働く．ビタミンCはプロリンヒドロキシラーゼの補因子として働くほか，抗酸化物質として機能する．

5　ミネラル

　ヒトを構成する元素のうち，酸素，炭素，水素，窒素以外のものをミネラル（無機質）という．このうち，ナトリウム（Na），カリウム（K），カルシウム（Ca），マグネシウム（Mg），リン（P）は体内の存在量が多いため**多量ミネラル**，鉄（Fe），亜鉛（Zn），銅（Cu），マンガン（Mn），ヨウ素（I），セレン（Se），クロム（Cr），モリブデン（Mo）を**微量ミネラル**という．

　多量ミネラルは，体液中の電解質として膜電位と浸透圧の形成やpHの調節にかかわる．Ca，P，Mgは骨や歯を構成する．Pは核酸，ヌクレオチド，リン

---

n-3系不飽和脂肪酸

脂肪酸は炭化水素鎖の片側にカルボキシ基，もう一方にメチル基をもつ．炭素骨格の周囲すべてに水素が結合しているものを飽和脂肪酸，炭素の二重結合があるものを不飽和脂肪酸という．また，メチル基側から数えて最初の二重結合が3番目の場合をn-3系という．

アミノ酸由来の窒素含有化合物

プリン塩基，ピリミジン塩基，ヘム，クレアチン，タウリン，グルタチオン，一酸化窒素（NO），カテコールアミン（ドパミン，アドレナリン，ノルアドレナリン），セロトニン，γ-アミノ酪酸（GABA），ヒスタミン，甲状腺ホルモン．

必須アミノ酸

ヒトではトリプトファン，リジン，メチオニン，フェニルアラニン，トレオニン，バリン，ロイシン，イソロイシン，ヒスチジンの9種類ある．

核内受容体

細胞外からのシグナルを伝える．細胞内または核内に存在する受容体．ステロイドホルモン，甲状腺ホルモン，脂溶性ビタミンなどが結合して標的遺伝子の発現を調節する．

酸化蛋白質，リン脂質，ビタミンB群由来の補酵素を構成し，Se, I, Mo を含む生体化合物が存在する．Zn は転写因子などのジンクフィンガー構造，Fe はヘムを構成する．Mg, Fe, Zn, Cu, Mn などは酵素の補因子である．Ca イオンは**セカンドメッセンジャー**としての作用をもつ．

6　水

水は成人男性の約60％，成人女性の約55％，乳児の約70％を占め，ヒトの主要構成成分である．溶媒として体内での栄養素の輸送や不要代謝物の排泄，化学反応の容易化，膜電位の形成，ガス交換の補助，浸透圧の形成，pHの調節，発汗による体温調節などにかかわっている．

Ⅲ 食物の消化と栄養素の吸収・代謝

1　食物の消化

食物を吸収しやすいかたちに変化させる過程を**消化**という．口から取り入れた食物は低分子に分解され，体内に取り込まれて栄養素として利用される．食物は口から肛門に至るまでの消化管で，物理的，化学的，生物学的消化を受けて低分子になり，消化管の粘膜上皮細胞に取り込まれる．取り込まれた物質は血管やリンパ管に送られ，全身に輸送される．

1）消化方式による分類
（1）物理的消化
口腔内での咀嚼や消化管での蠕動運動・分節運動により，食物を細かくして消化液と混合し，移行すること．
（2）化学的消化
唾液，胃液，膵液，腸液などに含まれる消化酵素による加水分解によって，高分子を低分子にすること．胃酸による分解も含む．
（3）生物学的消化
大腸内の腸内細菌による分解（発酵）のこと．

2）口腔・食道における消化
口腔では，咀嚼による物理的消化と，唾液に含まれる α-アミラーゼによる化学的消化が行われる．咀嚼は，摂取した食物を歯で噛み破砕し，舌を使って唾液と混和することをいう．**唾液腺型 α-アミラーゼ**（salivary type：S型）はデンプンを分解し，オリゴ糖や二糖類にする．食塊は嚥下され，食道の蠕動運動により胃に運ばれる．

3）胃における消化
胃に送られた食塊は貯留し蠕動運動で粉砕されながら，少量ずつ十二指腸に

ジンクフィンガー構造
蛋白質の高次構造の一種で，DNA に結合する性質をもつ．2つの逆平行βシートと1つのαヘリックスからなり，構造を構成する2つのシステイン残基と2つのヒスチジン残基の中心に Zn が配置している．

セカンドメッセンジャー
ホルモンなどの細胞外から伝えられる一次の情報伝達物質が受容されたときに細胞内で合成される二次の情報伝達物質のこと．サイクリック AMP（cAMP），ジアシルグリセロール，Ca イオンなどがある．

α-アミラーゼ
α-1,4-グリコシド結合を3個以上含む多糖類のα-1,4-グリコシド結合を，ほぼランダムに加水分解するエンド型酵素（高分子の内部結合を分解する酵素）である．S型とP型の2つのアイソザイムが存在する．

送られる．胃液には粘液，胃酸，ペプシノゲンが含まれる．ペプシノゲンは胃酸により活性型ペプシンとなり，蛋白質を分解する．ペプシンの至適 pH は胃腔内と同じ pH 1〜2 である．食物中の細菌の多くは，胃酸によって死滅する．

4）小腸における消化

十二指腸には，膵臓につながる膵管と，肝臓・胆嚢につながる胆管があり，膵液と胆汁が分泌される．

膵液には重炭酸イオン（HCO_3^-）が含まれており，胃で酸性になった食塊を中和する．したがって，十二指腸内容物は弱アルカリ性（約 pH 8）になっている．膵液には**膵型 α-アミラーゼ**（pancreas type：P 型），トリプシノゲン，キモトリプシノゲン，プロカルボキシペプチダーゼ，**膵リパーゼ**，コレステロールエステラーゼ，ホスホリパーゼ A_2 という加水分解酵素が含まれ，外分泌酵素により管腔内消化が行われる．トリプシノゲン，キモトリプシノゲン，プロカルボキシペプチダーゼは不活性型の前駆体（チモーゲン）として分泌され，一部分のペプチドが切断されて活性型のトリプシン，キモトリプシン，カルボキシペプチダーゼとなり，蛋白質をペプチドに分解する．カルボキシペプチダーゼは蛋白質のC末端を分解するエキソ型蛋白質分解酵素（エキソプロテアーゼ）である．膵型アミラーゼはデンプンをオリゴ糖，二糖類に分解する．膵リパーゼはトリグリセリドを 2-モノグリセリドと遊離脂肪酸に分解，コレステロールエステラーゼはエステル型コレステロールを遊離型コレステロールと遊離脂肪酸に分解，ホスホリパーゼ A_2 はレシチンをリゾレシチンと遊離脂肪酸に分解する．脂質の酵素による加水分解には，胆汁の作用が必要である．

胆汁には胆汁酸，ビリルビンなどが含まれ，消化酵素は含まれない．胆汁酸は界面活性物質であり，脂質を乳化し消化酵素を働きやすくさせる．さらに，分解で生じた脂肪酸，遊離型コレステロールと胆汁酸がミセルを形成し，吸収を助ける．脂溶性ビタミンも脂質とともに胆汁によって乳化され，ミセルを形成し吸収される．

空腸および回腸では，粘膜上皮細胞の頂端膜（刷子縁膜）に結合した消化酵素により，**膜消化**が行われる．二糖類は**二糖類分解酵素**のマルターゼ，イソマルターゼ，ラクターゼ，スクラーゼによって単糖となる．ペプチドはアミノペプチダーゼ，カルボキシペプチダーゼ，ジペプチダーゼによって遊離アミノ酸となるが，一部はジペプチド，トリペプチドのまま吸収される．脂質は膜消化を受けることなく吸収される．

5）大腸における消化

大腸では，小腸で吸収しきれなかった水分や電解質が吸収される．ヒトの消化酵素では分解できなかった糖質（難消化性糖質）は，腸内細菌によって短鎖脂肪酸に分解され吸収される．また腸内細菌は，ビタミンB群の一部とビタミンKを合成する．

外分泌される蛋白質分解酵素

活性をもたない前駆体（チモーゲン）として分泌され，管腔内で活性化される．以下に「前駆体（チモーゲン）→活性型消化酵素」のかたちで例を示す．
・ペプシノゲン→ペプシン
・トリプシノゲン→トリプシン
・キモトリプシノゲン→キモトリプシン
・プロカルボキシペプチダーゼ→カルボキシペプチダーゼ

ミセル

胆汁酸は両親媒性であり，同じく両親媒性であるリン脂質とともに，親水基を外側に，疎水基を内側にして粒子をつくり，内側にモノグリセリド，脂肪酸，遊離型コレステロールを包み込んだミセルという構造をつくる．

二糖類分解酵素

・マルターゼ：マルトースをグルコースに分解．
・イソマルターゼ：イソマルトースをグルコースに分解．
・ラクターゼ：ラクトースをガラクトース，グルコースに分解．
・スクラーゼ：スクロースをフルクトース，グルコースに分解．

腸内細菌によって合成されるビタミン

ビタミン B_2，B_6，B_{12}，葉酸，ビオチン，パントテン酸，ビタミン K．

表 4-A-1 　消化管ホルモンの合成細胞と主な作用

ホルモン	合成細胞	主な作用
ガストリン	胃幽門部 G 細胞	胃酸, ペプシノゲンの分泌促進
セクレチン	十二指腸 S 細胞	膵液（HCO$_3^-$）分泌促進
コレシストキニン	十二指腸 I 細胞, 空腸 I 細胞	胆囊収縮→胆汁分泌促進 膵酵素分泌促進
ソマトスタチン	胃幽門部 D 細胞, 十二指腸 D 細胞	ガストリン, セクレチン分泌抑制

6）管腔内消化の調節

　消化管ホルモンは，消化液の分泌や消化管の運動などの消化管機能を調節している（**表 4-A-1**）．

2　栄養素の吸収

　吸収とは，消化されて低分子になった栄養素が消化管粘膜の上皮細胞内を通過し体内に取り込まれることをいう．栄養素が上皮細胞の細胞膜を通過する輸送には，**受動輸送**と**能動輸送**がある．

1）糖質の吸収

　上皮細胞の管腔側の頂端膜には二糖類分解酵素が結合しており，膜消化によって生じた**単糖**は，近傍の糖輸送担体によってすみやかに細胞内に輸送される．グルコースとガラクトースは **Na$^+$/グルコース共輸送体**（SGLT1）によって能動輸送で Na イオンと共輸送され細胞内に入る．フルクトースは促進拡散型グルコース輸送体（GLUT）の一つである GLUT5 によって受動輸送される．これらの単糖の吸収上皮細胞内から血管へは基底膜の GLUT2 によって輸送され，門脈を経由し肝臓に運ばれる．

2）脂質の吸収

　水に不溶である脂質消化産物の 2-モノグリセリドと遊離長鎖脂肪酸，遊離型コレステロール，リゾレシチンは，胆汁酸とミセルを形成し，上皮細胞の細胞膜に溶け，細胞内に拡散する．遊離型コレステロールは頂端膜に存在するコレステロール輸送体（NPC1L1）を介して細胞内に入る．吸収された 2-モノグリセリドと遊離長鎖脂肪酸は，細胞内でトリグリセリドに再合成され，遊離型コレステロールはエステル型コレステロールとなり，リポ蛋白とリン脂質で覆われたカイロミクロンとなって，上皮細胞の基底膜側より開口分泌（エキソサイトーシス）でリンパ管に入る．その後，カイロミクロンはリンパ管を経て鎖骨下静脈から血管に移行する．

　グリセロールと遊離中鎖・短鎖脂肪酸は上皮細胞に吸収されてもカイロミクロンとならず，門脈を経由し肝臓に運ばれる．

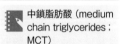 **受動輸送と能動輸送**
濃度差に従いエネルギーを必要としない物質輸送を受動輸送，濃度差に逆らい ATP のエネルギーを使って行う物質輸送を能動輸送という．

SGLT1 : sodium-dependent glucose cotransporter 1

GLUT : glucose transporter

NPC1L1 : Niemann-Pick C1-like 1

中鎖脂肪酸（medium chain triglycerides ; MCT）
炭素数 8～12 個の脂肪酸をいう．膵リパーゼ，胆汁酸の影響を受けずに吸収され，門脈を経由し直接肝臓に運ばれエネルギーに変換されるため, 腎臓病患者や, 非代償期の慢性膵炎患者のエネルギー源として摂取が推奨される．

3) ペプチド，アミノ酸の吸収

上皮細胞の管腔側の頂端膜には，アミノペプチダーゼ，ジペプチダーゼが結合しており，膜消化によって遊離アミノ酸，ジペプチド，トリペプチドが生じる．遊離アミノ酸は，それぞれに対応するアミノ酸輸送体を介して Na イオンと共輸送され，能動輸送により細胞内に入る．ジペプチド，トリペプチドはペプチド輸送体 1（PEPT1）を介して水素イオンと共輸送され，能動輸送により細胞内に入る．その後，細胞内ペプチダーゼで分解され，遊離アミノ酸となる．遊離アミノ酸の吸収上皮細胞内から血管への輸送では，管腔側とは異なる輸送体を介して血液に輸送され，門脈を経由し肝臓に運ばれる．

PEPT1 : peptide transporter 1

4) ビタミンの吸収

脂溶性ビタミンは，脂質とともに胆汁酸とミセルを形成し，上皮細胞に吸収される．水溶性ビタミンは輸送体を介して吸収されるが，ビタミン B_{12} は胃で産生される内因子と結合し，能動輸送により回腸から吸収される．

5) ミネラルと水の吸収

ミネラルは水に溶けイオンとなり，大部分は小腸で吸収されるが，一部は大腸から吸収されるものもある．水もほとんど小腸で吸収され，そのまま毛細血管に移行する．

3 栄養素の代謝

1) エネルギー代謝

(1) 物理的燃焼値と生理学的燃焼値

栄養素が体内で燃焼して発生するエネルギー量を燃焼値という．単位は cal（カロリー）で表され，1 cal は水 1 g の温度を 14.5℃から 15.5℃に 1℃上げるのに必要なエネルギー量である．SI 単位である J（ジュール）も使われ，1 kcal＝4.184 kJ である．

物理的燃焼値とは，ボンブ熱量計を用いて栄養素を燃焼させ，発生した熱で水の温度がどのくらい上がるかを計測し，算出した値である．糖質は 4.1 kcal/g，脂質は 9.4 kcal/g，蛋白質は 5.7 kcal/g である．

生理学的燃焼値は，体内における栄養素の消化吸収率（糖質 97％，脂質 95％，蛋白質 92％）や尿素の排泄量を考慮し，算出された値である．蛋白質を構成しているアミノ酸のアミノ基部分は，体内では燃焼せず尿素として排出されるので，燃焼値には含まれない．この値はアトウォーターの係数とよばれ，糖質は 4 kcal/g，脂質は 9 kcal/g，蛋白質は 4 kcal/g である．

しかし，各栄養素の生理学的燃焼値は個々の食品によって異なることが明らかなため，現在使用されている「日本食品標準成分表 2020 年版（八訂）」では，食品のエネルギー値は，アミノ酸組成，脂肪酸組成，利用可能炭水化物組成などから計算したエネルギー産生成分値に，FAO/INFOODS が推奨するエネルギ

利用可能炭水化物（単糖当量）
炭水化物は糖質と食物繊維からなり，そのうち，体がエネルギーとして利用できる炭水化物を利用可能炭水化物という．食品を分析し，得られた各糖類（多糖類，単糖，二糖類，80％エタノールに可溶性のオリゴ糖）の質量を単糖に換算し合計した値．

FAO : Food and Agriculture Organization of the United Nations，国際連合食糧農業機関

INFOODS : The International Network of Food Data Systems，食品データ・システムの国際ネットワーク

表 4-A-2　日本食品標準成分表 2020 年版（八訂）で適用した主なエネルギー換算係数

成分名	換算係数 (kJ/g)	換算係数 (kcal/g)	備　考
アミノ酸組成による蛋白質／蛋白質[*1]	17	4	
脂肪酸のトリアシルグリセロール当量／脂質[*1]	37	9	
利用可能炭水化物（単糖当量）	16	3.75	
差引き法による利用可能炭水化物[*1]	17	4	
食物繊維総量	8	2	成分値は AOAC.2011.25 法，プロスキー変法またはプロスキー法による食物繊維総量を用いる．
アルコール	29	7	

資料：文部科学省「日本食品標準成分表 2020 年版（八訂）」

注：[*1] アミノ酸組成による蛋白質，脂肪酸のトリアシルグリセロール当量，利用可能炭水化物（単糖当量）の成分値がない食品では，それぞれ蛋白質，脂質，差引き法による利用可能炭水化物の成分値を用いてエネルギー計算を行う．利用可能炭水化物（単糖当量）の成分値がある食品でも，水分を除く一般成分等の合計値と 100 g から水分を差引いた乾物値との比が一定の範囲に入らない食品の場合には，利用可能炭水化物（単糖当量）に代えて，差引き法による利用可能炭水化物を用いてエネルギー計算をする．

—換算係数（**表 4-A-2**）を乗じて合計した値となっている．

(2) 基礎代謝量（basal metabolic rate；BMR）

基礎代謝量（BMR）は，覚醒状態で必要な最小限のエネルギーである．早朝空腹時に快適な室内（室温など）において，安静仰臥位・覚醒状態で測定する．基礎代謝量は，年齢別，性別に定められた基礎代謝基準値（kcal/kg 体重）と参照体重を用いて次の式で計算する．

基礎代謝量（kcal/日）
＝基礎代謝基準値（kcal/kg 体重/日）×参照体重（kg 体重）

基礎代謝量は，男性では 15～17 歳，女性では 12～14 歳で最大となり，以後，加齢とともに低下していく．

(3) 安静時エネルギー消費量（resting energy expenditure；REE）

安静時エネルギー消費量（REE）は安静時のエネルギー消費量のことで，食後 2 時間以上経過後に，座位または仰臥位で測定する．食物摂取後に測定されるため，食事による**食事誘発性熱産生**の影響を受ける．そのため，安静時エネルギー消費量は，基礎代謝量より約 10%高くなる．

睡眠状態で測定したエネルギー消費量は睡眠時エネルギー消費量といい，覚醒時に比べ副交感神経が働き筋肉が弛緩しているため，ほぼ基礎代謝量と等しい値となる．

(4) 総エネルギー消費量（total energy expenditure；TEE）

総エネルギー消費量（TEE）は，安静時エネルギー消費量に身体活動時のエネルギー消費量を足した値となる．

基礎代謝量に影響を及ぼす因子
体表面積，体組成（除脂肪体重），性別，年齢，ホルモン，外気温，月経，妊娠，発熱．

食事誘発性熱産生
食事摂取による熱産生のこと．食事をすると身体が熱くなる現象．食事摂取により体内に吸収された栄養素は分解されエネルギー（ATP）となるが，一部は熱産生に用いられる．熱産生によって生じた熱エネルギーは運動エネルギーには使用できず，体温維持に用いられる．この熱産生には褐色脂肪細胞，筋肉，肝臓が関与する．食事誘発性熱産生は栄養素の種類により異なり，単独で摂取した場合，蛋白質は摂取エネルギーの約 30%，糖質は約 6%，脂質は約 4%が熱エネルギーになる．

(5) エネルギー消費量の測定法

エネルギー消費量を測定する方法には，直接法と間接法がある．直接法では測定者を外気と熱伝導から遮断された部屋に入れ，身体から放出される熱を室内に循環する水に移し，水温の変化からエネルギー消費量を計測する．間接法では，一定時間内に消費された酸素量と産生された二酸化炭素量，尿中に排泄された窒素量からエネルギー消費量を測定する方法と，二重標識水法がある．

二重標識水法は，自由な生活を営みながら一定期間のエネルギー消費量を正確に測定する方法である．一定量の二重標識水 ($^2H_2^{18}O$) を対象者に飲ませ，尿中に排泄される重酸素 (^{18}O) と重水素 (^2H) の濃度の比の変化量からエネルギー消費量を算出する．

(6) 呼吸商 (respiratory quotient；RQ)

呼吸商 (RQ) とは，栄養素が燃焼したときに消費した酸素量に対する発生した二酸化炭素量の割合のことである．糖質は 1.0，脂質は 0.7，蛋白質は 0.8 である．

2) 糖質代謝

(1) 食後，空腹時の糖質代謝

食事由来の糖質は，単糖に分解され小腸で吸収される．単糖は門脈より肝臓に輸送され代謝される．グルコースは血糖となるが，余剰分は肝臓と骨格筋で**グリコーゲン**として貯蔵される．血糖より細胞に取り込まれたグルコースは異化反応を受けエネルギーとなる．糖質が過剰な場合，グルコースは肝臓で脂肪酸合成に使用され，トリグリセライドとして脂肪細胞に蓄積される．食間の血糖の維持には肝臓のグリコーゲンが分解され血中に放出される．その後は**糖原性アミノ酸**やグリセロールなどから糖新生によってグルコースが合成される．

(2) コリ回路

コリ回路は，嫌気的解糖で生じた乳酸の代謝経路である．筋肉において嫌気的解糖で生じた乳酸を肝臓に運び，肝臓の糖新生によってグルコースに変換し，筋肉でエネルギー源として利用する（**図 4-A-1**）．激しい運動をした際は筋肉による乳酸産生が亢進し，コリ回路が主に働く．

(3) グルコース-アラニン回路

グルコース–アラニン回路は，肝臓から筋肉にグルコースを供給する回路である．筋肉の分解やピルビン酸のアミノ基転移反応によって生じたアラニンを肝臓に運び，肝臓の糖新生によってグルコースに変換し，筋肉でエネルギー源として利用する（**図 4-A-1**）．飢餓状態では血糖値を維持するため筋蛋白質の異化が進み，グルコース–アラニン回路が亢進する．

(4) 血糖指数 (グリセミック・インデックス，glycemic index；GI)

血糖指数 (GI) は，食後の血糖上昇の度合いを示す炭水化物の質的評価を行うための指標である．GI は，炭水化物 50 g を含むブドウ糖，白パンあるいは米飯を基準（基準食）として，同じく炭水化物 50 g を含む各食物（被験食）を

二重標識水法

酸素の安定同位体 (^{18}O) と水素の安定同位体 (^2H) で二重に標識した水（二重標識水）を対象者に飲ませる．^2H は水 (^2H_2O) として尿中に排泄される一方，^{18}O は水 ($H_2^{18}O$) として尿中に排泄されるほか，二酸化炭素 ($C^{18}O_2$) として呼気からも排出される．これを利用して尿中の2つの安定同位体の濃度差を求めることで，エネルギー消費量を推定できる．

呼吸商

呼吸商(RQ)＝CO_2排出(産生)量/O_2消費量

肝臓と筋肉のグリコーゲン

グリコーゲンは肝臓と筋肉で合成される．肝臓のグリコーゲンはグルコース 6-ホスファターゼによりグルコースに分解され血糖になるが，筋肉にはグルコース 6-ホスファターゼが存在しないため，解糖系を経て分解され，エネルギー産生に用いられる．

糖原性アミノ酸とケト原性アミノ酸

グルコースに変換可能なアミノ酸が糖原性アミノ酸で，解糖系とTCAサイクルの中間代謝物を介して糖新生系に入る．ケト原性アミノ酸はアセチル CoA とアセトアセチル CoA を介してケトン体になるアミノ酸である．ケト原性アミノ酸にだけ属するのはロイシンとリジンのみである．

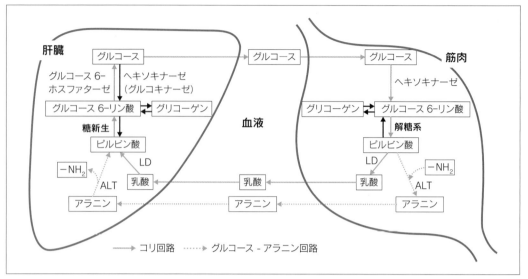

図 4-A-1 コリ回路とグルコース-アラニン回路
LD：乳酸デヒドロゲナーゼ，ALT：アラニンアミノトランスフェラーゼ.

摂取した後の血糖上昇量を評価する．具体的には，基準食の血糖上昇曲線下の面積と，被験食の血糖上昇曲線下の面積の比がGIとなる．同量の糖質を含む食品でも，摂取後の血糖上昇量が異なることより提唱された．GIの高い食事は血糖を急激に上昇させるため，インスリンが急激に分泌され，糖尿病や心筋梗塞の発症率のリスクを増加させる可能性がある．

(5) プレバイオティクスとプロバイオティクス

腸内細菌には，腸内環境を整えて免疫能を高める有用菌と，食中毒を引き起こす有害菌がある．有用菌を増やし，腸内環境を改善するものとして，プレバイオティクスとプロバイオティクスがある．

プレバイオティクスは腸内の有用菌を増やす作用をもつ食品成分で，例として難消化性オリゴ糖や水溶性食物繊維がある．これらは大腸の腸内細菌によって分解・発酵を受け，短鎖脂肪酸として吸収され，ヒトのエネルギー源にもなる．過剰摂取は腸内浸透圧の上昇および腸内細菌の増殖をきたし，下痢を引き起こすので注意が必要である．

プロバイオティクスは腸内細菌叢のバランスを改善する作用をもつ微生物のことで，例としてビフィズス菌や乳酸菌がある．

3）脂質代謝

(1) 食後，空腹時の脂質代謝

食事由来の脂質は，小腸の粘膜上皮細胞でカイロミクロンとなり，リンパ管に入り，左鎖骨下静脈より大循環に入る．食後，血中遊離脂肪酸は脂肪細胞への取り込みが亢進するため，血中濃度が低下する．エネルギー摂取が過剰な場合，脂肪酸からトリグリセライドが合成され，脂肪細胞に蓄積される．

空腹時には，脂肪細胞に蓄積されているトリグリセライドが脂肪酸とグリセロールに分解され，脂肪酸は異化されエネルギー源となり，グリセロールは糖新生でグルコースとなり血糖維持に利用される．このようにして空腹時は血中遊離脂肪酸が上昇する．空腹時にグルコースが枯渇すると，肝臓で脂肪酸からケトン体が合成され，肝外組織でエネルギー源として利用される．ケトン体は脳のエネルギー源ともなる．

(2) 脂肪細胞

脂肪細胞には，エネルギーの貯蔵と放出にかかわる白色脂肪細胞と，エネルギーの消費と散逸にかかわる褐色脂肪細胞がある．

白色脂肪細胞は皮下や内臓周囲に分布し，単胞性の脂肪滴をもつ．過剰なエネルギーはトリグリセライドとして蓄え，エネルギー不足時にはトリグリセライドを分解し，遊離脂肪酸を放出する．また，**アディポサイトカイン**とよばれる生理活性物質を分泌している．

褐色脂肪細胞は多胞性の脂肪滴をもち，ミトコンドリアを多く含むためシトクロムの色の影響で褐色をしている．肩甲骨，首，腋窩，後頸部，心臓，腎臓周囲に存在する．ミトコンドリアの内膜には**脱共役蛋白質**が存在し，熱エネルギーを産生する．寒冷時の体温上昇・維持にも関与する．褐色脂肪細胞は新生児に多く，加齢とともに減少する．

(3) 必須脂肪酸

n–6 系のリノール酸（炭素数 18，二重結合数 2），n–3 系の α–リノレン酸（炭素数 18，二重結合数 3）は体内で合成できず，食事から摂取しなければならないため**必須脂肪酸**とよばれる．リノール酸からはアラキドン酸，α–リノレン酸からはエイコサペンタエン酸（eicosapentaenoic acid；EPA）やドコサヘキサエン酸（docosahexaenoic acid；DHA）が合成され，これらの脂肪酸から**エイコサノイド**といわれる生理活性物質が合成される．

4) アミノ酸代謝

(1) 食後，空腹時の蛋白質・アミノ酸代謝

食事由来の蛋白質は，小腸でアミノ酸に分解され吸収される．アミノ酸は門脈より肝臓に輸送され，代謝される．食後は血中アミノ酸の濃度が上昇し，インスリンの作用により細胞への取り込みが促され，体蛋白質の合成が促進される．

絶食や飢餓により血糖値が低下した場合は，体蛋白質が分解されて生じた糖原性アミノ酸が肝臓にて糖新生に使われる．また，アミノ酸の炭素骨格部分はエネルギー源としても用いられる．アミノ酸のアミノ基は有毒なアンモニアを生じるため，肝臓の尿素回路にて尿素に変換され，尿中に排泄される．

(2) アミノ酸プール（図 4-A-2）

血液および各組織内には遊離アミノ酸が存在しており，体内には一定量のアミノ酸が蓄えられていると考えられる．これを**アミノ酸プール**という．アミノ

アディポサイトカイン

脂肪組織から分泌される生理活性物質．良い働きをもつものとして，食欲抑制（レプチン），脂肪酸酸化促進など（アディポネクチン）がある．悪い働きをもつものとしては，血圧上昇（アンジオテンシノゲン），線溶系阻害（PAI-1），インスリン抵抗性増悪（TNF-α，IL-6）がある．

レプチン

脂肪細胞から分泌され食欲を抑制し，エネルギー消費を促進させるアディポサイトカイン．脂肪細胞の肥大化によりレプチンの分泌量は増加するが，レプチン抵抗性が生じることによりその作用が発揮されないと考えられている．

アディポネクチン

脂肪細胞が肥大化することにより分泌量が低下するアディポサイトカイン．糖新生抑制，脂肪酸酸化促進，インスリン抵抗性改善などの作用をもつ．

脱共役蛋白質（uncoupling protein；UCP）

ミトコンドリアの内膜に存在する．酸化的リン酸化反応を脱共役し，熱エネルギーを産生する蛋白質．

ベージュ細胞

白色脂肪細胞，褐色脂肪細胞とも異なるベージュ色の脂肪細胞．通常の脱共役蛋白質発現量は低いが，誘導により脱共役蛋白質量が増え，エネルギー消費に働く．

エイコサノイド

炭素数 20 の脂肪酸から合成される生理活性物質の総称．細胞膜が刺激を受けると，細胞膜を構成しているリン脂質より脂肪酸が遊離し，細胞内で変化を受け，プロスタグランジン，トロンボキサン，ロイコトリエンなどになる．

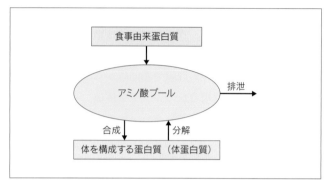

図4-A-2 アミノ酸プール

酸プールのアミノ酸量はほぼ一定で大きく変動することはない．体内では食事由来の蛋白質だけではなく，体蛋白質も分解されアミノ酸となり，分解されるのとほぼ同量の蛋白質が合成されるため，定常状態を保っている．

（3）分岐鎖アミノ酸の代謝

　食事由来のアミノ酸は，門脈より肝臓に入り代謝されるが，分岐鎖アミノ酸（バリン，ロイシン，イソロイシン）は例外的に肝臓からそのまま血中に放出され，主に筋肉で代謝される．エネルギーが充足している場合，分岐鎖アミノ酸は筋蛋白質合成に用いられる．特にロイシンは筋蛋白質合成を促進し，分解を抑制する作用がある．エネルギーが不足している場合には，筋肉においてロイシン以外の分岐鎖アミノ酸がアラニンに変換され，他の臓器のエネルギー源となる．また，グルコース–アラニン回路で肝臓に運ばれ，糖新生の材料となる．

（4）栄養価の評価

　蛋白質の栄養価の評価には，生物学的評価法と化学的評価法がある．

①生物学的評価法

　蛋白質を摂取し，体重の増加や消化・吸収された窒素量に対する体内に保留された窒素量の割合から評価する．

a. 窒素出納：食事によって摂取された窒素量と，糞便や尿などにより体内から失われた窒素量の差．正常な成人の窒素出納は0（窒素平衡）であり，摂取量と排泄量が等しい．

b. 生物価：吸収された窒素のうち，排泄されず体内に保留された窒素の百分率である．動物実験を行い，試料の窒素量（摂取窒素量），試料摂取時と無蛋白食摂取時の尿中，便中の窒素量を測定し，以下の式より求める．

$$生物価（\%）＝（体内保留窒素量／吸収窒素量）×100$$
$$＝\frac{吸収窒素量－（試料摂取時の尿中窒素量－無蛋白食摂取時の尿中窒素量）}{摂取窒素量－（試料摂取時の便中窒素量－無蛋白食摂取時の便中窒素量）}×100$$

②化学的評価法

　栄養価を求めたい食品のアミノ酸量を測定し，基準となる蛋白質中のアミノ酸量と比較することで評価する．

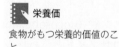

栄養価
食物がもつ栄養的価値のこと．

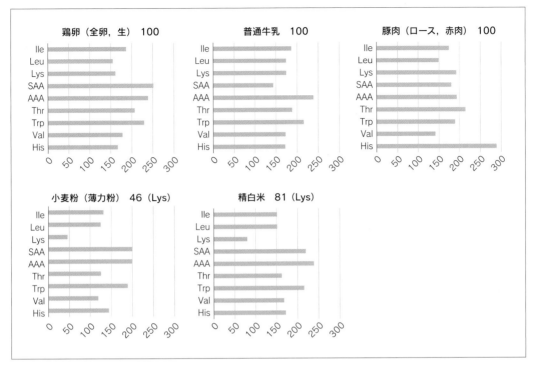

図 4-A-3　アミノ酸価
Ile：イソロイシン，Leu：ロイシン，Lys：リジン，SAA：含硫アミノ酸，AAA：芳香族アミノ酸，Thr：トレオニン，Trp：トリプトファン，Val：バリン，His：ヒスチジン.

a. アミノ酸価（アミノ酸スコア）：アミノ酸のなかには体内で合成されず，食品から摂取する必要のある必須アミノ酸がある．必須アミノ酸のうち一つでも必要量を満たしていないと，不足しているアミノ酸により栄養価が制限されてしまう．この不足しているアミノ酸を制限アミノ酸といい，最も不足しているアミノ酸を**第一制限アミノ酸**という．アミノ酸価は，アミノ酸評点パターンを基準として，食品中の必須アミノ酸がどれくらい不足しているかを示す．数値は，第一制限アミノ酸のアミノ酸評点パターンに対する割合で示す．ほとんどの動物性蛋白質のアミノ酸価は 100 であるが，植物性蛋白質は制限アミノ酸があるため 100 に達しない（**図 4-A-3**）．精白米や小麦粉の第一制限アミノ酸はリジン（Lys）である．リジンは動物性食品に多く含まれるため，組み合わせて摂取することで栄養価を高めることができる.

アミノ酸評点パターン
食事蛋白質に含まれるべき必須アミノ酸量の組成の標準パターンのこと．蛋白質あたりの必須アミノ酸量（mg/g 蛋白質）で示す．1985 年に FAO/WHO/UNU（国際連合食糧農業機関／世界保健機関／国際連合大学）より示されている（2007 年改定）.

③アミノ酸の補足効果
いくつかの食品を組み合わせて摂取することで不足しているアミノ酸を補い，栄養価を高める効果をいう.

4　栄養素の排泄

栄養素の大部分は小腸で吸収されるが，ヒトの消化酵素では消化できないものや腸内細菌で消化できないものは，糞便となって排泄される．糞便の 70〜80

%は水分で，残りが不消化物と腸内細菌の残骸である．

　また，アミノ酸を異化すると有害なアンモニアが生じるため，肝臓で無毒な尿素に変換し，尿より排泄する必要がある．過剰な水溶性ビタミンやミネラルも尿より排泄される．

Ⅳ 食品と食事

1　食品と栄養素

　「日本食品標準成分表 2020 年版（八訂）」（文部科学省）に掲載されている食品は 2,478 食品であり，18 の食品群に分類されている．また，主要栄養素による分類方法もある．

1）主要栄養素による分類

(1) 三色食品群

　栄養素の特徴から，赤，黄，緑の 3 色に食品を分類したものが三色食品群である．赤群は蛋白質，黄群はエネルギー，緑群はおもにビタミン，ミネラルの供給源となる食品が分類されている（**表 4-A-3**）．

(2) 四群点数法

　四群点数法は，栄養素の特徴から食品を 4 つのグループに分け，それぞれのグループから必要量を摂取することで，栄養バランスのとれた食事を目指す方

表 4-A-3　三色食品群

赤：体をつくるもとになる	肉，魚，卵，牛乳，乳製品，豆など
黄：エネルギーのもとになる	米，パン，めん類，いも類，油，砂糖など
緑：体の調子を整える	野菜，果物，きのこ類など

表 4-A-4　四群点数法

第 1 群	蛋白質源（カルシウム，ビタミン B_2 を含む）	乳・乳製品，卵
第 2 群	蛋白質源	魚介，肉，豆・豆製品
第 3 群	ビタミン，ミネラル源	野菜，いも，果物
第 4 群	エネルギー源	穀類，油脂，砂糖

表 4-A-5　6 つの基礎食品群

第 1 群	蛋白質が多く，主に筋肉や血液になる	魚，肉，卵，大豆・大豆製品
第 2 群	カルシウムが多く，骨や歯をつくる	牛乳・乳製品，海藻，小魚
第 3 群	色の濃い野菜で，ビタミン，ミネラルが多い	緑黄色野菜
第 4 群	色の薄い野菜で，ビタミン，ミネラルが多い	淡色野菜，果物
第 5 群	穀類やいも類で糖質が多い	穀類，いも類，砂糖類
第 6 群	油脂製品で，脂質が多い	油脂類，脂肪の多い食品

法である．80 kcal を 1 点とし，第 1 群から第 3 群までは 1 日あたり 3 点ずつとり，第 4 群の点数は摂取すべきエネルギー量に応じて調整する（**表 4-A-4**）．

(3) 6 つの基礎食品群

　食品中の栄養素（蛋白質，脂質，炭水化物，ビタミン，ミネラル）をもとに 6 つの基礎食品に分けられている（**表 4-A-5**）．第 5 群を主食，第 1 群を主菜とし，これに第 2，3，4，6 群を副菜として組み合わせて 1 日の食事を構成することで，栄養バランスがとれるような分類になっている．

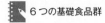
6 つの基礎食品群
1981 年に厚生省（現・厚生労働省）より示された食品分類．

2）食品の分類と特徴

　18 の食品群に属する主な食品と特徴成分を示す（**表 4-A-6**）．

表 4-A-6　食品の分類と特徴

分　類	主な食品	特徴成分
穀　類	米，小麦，そば，とうもろこし	デンプン，蛋白質
いも及びでん粉類	いも類：じゃがいも，さつまいも，さといも，やまのいも でん粉類：コーンスターチ，片栗粉	デンプン，食物繊維，カリウム，ビタミン C
砂糖及び甘味類	さとうきび，てんさい	スクロース
豆　類	大豆，小豆	蛋白質，脂質（n-6 系不飽和脂肪酸），ビタミン B 群，亜鉛，カリウム，カルシウム
種実類	堅果類，種子類	脂質，蛋白質，カリウム，カルシウム，鉄，食物繊維
野菜類	葉菜類，果菜類，茎菜類，根菜類，花菜類	食物繊維，カリウム，カロテノイド，ポリフェノール
果実類	仁果類，準仁果類，核果類，漿果類	フルクトース，食物繊維，ビタミン C，カリウム，カロテノイド，ポリフェノール
きのこ類	しいたけ，えのきたけ，まいたけ，しめじ	食物繊維，ビタミン B 群，プロビタミン D，β-グルカン
藻　類	こんぶ，わかめ	食物繊維（アルギン酸，フコイダン），カリウム，ヨウ素
魚介類	魚類，いか・たこ類，えび・かに類，貝類	蛋白質，脂質（n-3 系不飽和脂肪酸），ビタミン A，E
肉　類	牛肉，豚肉，鶏肉	蛋白質，脂質，ビタミン A，D，カリウム，鉄
卵　類	鶏卵	蛋白質，脂質，リン，鉄
乳　類	牛乳，乳製品	蛋白質，脂質，カルシウム，リン，ラクトース
油脂類	植物油，動物油，動物脂	脂質，ビタミン E
菓子類	和菓子，洋菓子，中華菓子	デンプン，脂質
し好飲料類	茶類，コーヒー，清涼飲料，果汁飲料	ポリフェノール，カフェイン
調味料及び香辛料類	調味料類：食塩，酢，うま味調味料 香辛料類：スパイス，ハーブ	
調理済み流通食品類	缶詰，冷凍食品，半調理済み食品，インスタント食品，レトルト食品	

n-6 系不飽和脂肪酸
大豆油にはリノール酸が含まれる．

種実類
堅果類（アーモンド，カシューナッツ，くりなど），種子類（ごま，落花生など）．

野菜類
葉菜類（キャベツなど），果菜類（トマトなど），茎菜類（たまねぎなど），根菜類（だいこんなど），花菜類（ブロッコリーなど）に分類される．可食部 100 g あたりのカロテン含有量と，カロテン供給源になるか否かにより，淡色野菜（たまねぎ，キャベツなど）と緑黄色野菜（トマト，ブロッコリーなど）に分類する．

果実類
仁果類（りんごなど），準仁果類（かきなど），核果類（ももなど），漿果類（ぶどうなど）．

n-3 系不飽和脂肪酸
魚には，ドコサヘキサエン酸（DHA），エイコサペンタエン酸（EPA）が多い．

表 4-A-7　食品成分表の成分項目と成分値の例

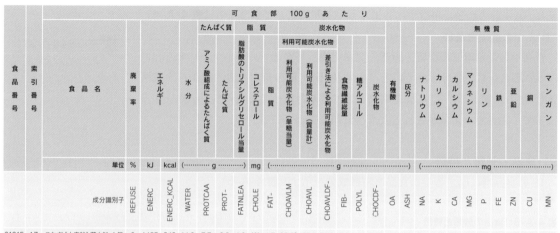

食品番号	索引番号	食品名	廃棄率	エネルギー		水分	たんぱく質		脂質			炭水化物						有機酸	灰分	無機質								
							アミノ酸組成によるたんぱく質	たんぱく質	脂肪酸のトリアシルグリセロール当量	コレステロール	脂質	利用可能炭水化物（単糖当量）	利用可能炭水化物（質量計）	差引き法による利用可能炭水化物	食物繊維総量	糖アルコール	炭水化物			ナトリウム	カリウム	カルシウム	マグネシウム	リン	鉄	亜鉛	銅	マンガン
		単位	%	kJ	kcal	(……… g ………)				mg	(…………… g …………)									(……………… mg ………………)								
		成分識別子	REFUSE	ENERC	ENERC_KCAL	WATER	PROTCAA	PROT-	FATNLEA	CHOLE	FAT-	CHOAVLM	CHOAVL	CHOAVLDF-	FIB-	POLYL	CHOCDF-	OA	ASH	NA	K	CA	MG	P	FE	ZN	CU	MN
01015	17	こむぎ [小麦粉] 薄力粉 1 等	0	1485	349	14.0	7.7	8.3	1.3	(0)	1.5	80.3*	73.1	74.1	2.5	—	75.8	—	0.4	Tr	110	20	12	60	0.5	0.3	0.08	0.43

成分識別子：FAO/INFOODS が定めている国際的な食品成分の識別子.

3）日本食品標準成分表

　「日本食品標準成分表2020年版（八訂）」（食品成分表）は，文部科学省が策定している．食品成分表は，国民が日常摂取する食品の成分に関する基礎データとして，学校食や病院給食などの給食管理，食事制限や治療食などの栄養指導面はもとより，国民の栄養，健康への関心の高まりとともに，一般家庭における日常生活面など幅広い利用に供することを目的としている.

　18の食品群について，可食部100gあたりの成分値を示している．成分項目は**表4-A-7**のとおりである.

4）食品の機能と種類

　食品の機能は，一次機能（栄養機能），二次機能（感覚機能），三次機能（生体調節機能）の3つに分類される．また，食品の種類は健康増進法や食品衛生法などで規定されたものがある.

（1）食品の機能

　一次機能は，人の生命維持に必要な栄養素を食品が供給する機能である．二次機能は感覚に訴える機能で，食物の味やおいしさに関する基本五味（甘味，酸味，塩味，苦味，うま味）は，満足感を与えるだけでなく食品の腐敗などを分別するうえで重要な役割を果たす．三次機能の生体調節機能には，循環系調節，神経系調節，細胞分化調節，免疫・生体防御，内分泌調節，外分泌調節などがある.

（2）特別用途食品

　特別用途食品（特定保健用食品を除く）は，健康増進法により規定され，乳児の発育や，妊産婦・授乳婦・えん下困難者・病者などの健康の保持・回復などに適するという特別の用途について表示を行う食品である．特別用途食品として食品を販売するには，その表示について消費者庁長官の許可を受け，表示

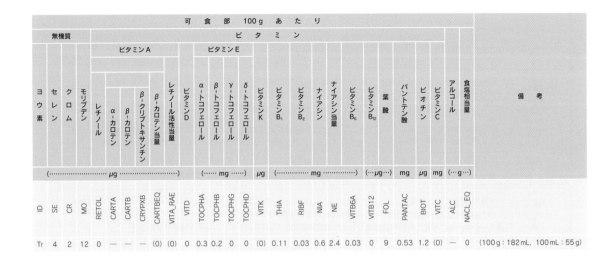

											可 食 部　100 g　あ た り																				
無機質				ビ タ ミ ン																											備　考
				ビタミンA							ビタミンE																				
ヨウ素	セレン	クロム	モリブデン	レチノール	α-カロテン	β-カロテン	β-クリプトキサンチン	β-カロテン当量	レチノール活性当量	ビタミンD	α-トコフェロール	β-トコフェロール	γ-トコフェロール	δ-トコフェロール	ビタミンK	ビタミンB₁	ビタミンB₂	ナイアシン	ナイアシン当量	ビタミンB₆	ビタミンB₁₂	葉酸	パントテン酸	ビオチン	ビタミンC	アルコール	食塩相当量	
(……………………… μg …………………)										(…… mg ……)					μg	(………………… mg …………………)					(…μg…)		mg	μg	mg	(…g…)		
ID	SE	CR	MO	RETOL	CARTA	CARTB	CRYPXB	CARTBEQ	VITA_RAE	VITD	TOCPHA	TOCPHB	TOCPHG	TOCPHD	VITK	THIA	RIBF	NIA	NE	VITB6A	VITB12	FOL	PANTAC	BIOT	VITC	ALC	NACL_EQ	
Tr	4	2	12	0	—	—	—	(0)	(0)	0	0.3	0.2	0	0	(0)	0.11	0.03	0.6	2.4	0.03	0	9	0.53	1.2	(0)	—	0	(100 g：182 mL，100 mL：55 g)

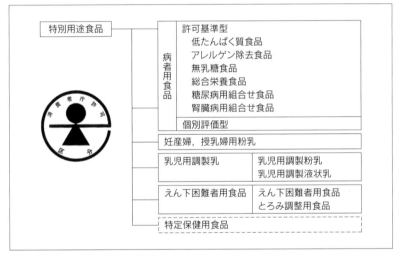

図 4-A-4　特別用途食品の分類とマーク
資料：消費者庁ホームページ（「特別用途食品とは」）

の許可にあたっては，規格または要件への適合性について，国の審査を受ける必要がある．特別用途食品は，**病者用食品**（低たんぱく質食品，アレルゲン除去食品，無乳糖食品，総合栄養食品，腎臓病用組合せ食品など），妊産婦，授乳婦用粉乳，乳児用調製乳，えん下困難者用食品に分類され，マークが表示される（**図 4-A-4**）．

(3) 特定保健用食品

特定保健用食品（トクホ）は，からだの生理学的機能などに影響を与える保健効能成分（関与成分）を含み，その摂取により，特定の保健の目的が期待できる旨の表示（保健の用途の表示）を行う食品である．トクホとして販売するには，食品ごとに食品の有効性や安全性について国の審査を受け，許可を得な

病者用食品

・低たんぱく質食品：腎臓疾患などで摂取する，蛋白質量が制限されている人に適した食品．
・アレルゲン除去食品：多くが牛乳アレルギーの人用の調製粉乳や育児用ミルク．
・無乳糖食品：乳糖不耐症またはガラクトース血症の患者用で，多くが乳幼児用の調製粉乳．

特定保健用食品

「血糖・血圧・血中のコレステロールなどを正常に保つことを助ける」「おなかの調子を整える」「骨の健康に役立つ」などの保健機能の表示が許可されている．また，疾病リスク低減表示も認められており，「若い女性がカルシウムを摂取すると将来骨粗鬆症になるリスクを低減するかもしれません」「女性が葉酸を摂取すると神経管閉鎖障害をもつ子どもが生まれるリスクを低減するかもしれません」の2つがある．

特定保健用食品
食生活において特定の保健の目的で摂取をする者に対し，その摂取により当該保健の目的が期待できる旨の表示をする食品

特定保健用食品（疾病リスク低減表示）
関与成分の疾病リスク低減効果が医学的・栄養学的に確立されている場合，疾病リスク低減表示を認める特定保健用食品（現在は関与成分としてカルシウム及び葉酸がある）

特定保健用食品（規格基準型）
特定保健用食品としての許可実績が十分であるなど科学的根拠が蓄積されている関与成分について規格基準を定め，消費者委員会の個別審査なく，消費者庁において規格基準への適合性を審査し許可する特定保健用食品

特定保健用食品（再許可等）
既に許可を受けている食品について，商品名や風味等の軽微な変更等をした特定保健用食品

条件付き特定保健用食品
特定保健用食品の審査で要求している有効性の科学的根拠のレベルには届かないものの，一定の有効性が確認される食品を，限定的な科学的根拠である旨の表示をすることを条件として許可する特定保健用食品

図 4-A-5　特定保健用食品と条件付き特定保健用食品
資料：消費者庁ホームページ（「特定保健用食品とは」）

ければならない．

　科学的根拠が蓄積されている関与成分を含むトクホのほかに，「条件付き特定保健用食品」がある（**図 4-A-5**）．これは，トクホの審査で要求している有効性の科学的根拠のレベルには届かないものの，一定の有効性が確認される食品を，限定的な科学的根拠である旨の表示をすることを条件として許可対象と認めるものである．

（4）保健機能食品

　保健機能食品制度とは，食品衛生法の定めによって，医薬品と一般食品の間に位置する「いわゆる健康食品」のうち，一定の条件を満たしたものを「保健機能食品」と称することを認める制度である．国の許可などの必要性や食品の目的，機能などの違いによって，特定保健用食品，**栄養機能食品，機能性表示食品**に分類される．

　特定保健用食品は，前述のとおり許可制である．栄養機能食品は，通常の食生活で 1 日に必要な栄養成分を摂取できない場合などに，栄養成分の補給・補完の目的で摂取する食品である．栄養機能食品と称して販売するには，国が定めた規格基準に適合する必要があり，その規格基準に適合すれば国などへの許可申請や届け出の必要はない．機能性表示食品は，事業者が食品の安全性と機能性に関する科学的根拠などの必要事項を消費者庁長官に届け出，受理されれば機能性を表示できる．

（5）サプリメント

　dietary supplement（栄養補助食品）の日本語訳で，法令によって定められたものではない．日本健康・栄養食品協会では，独自に健康食品の規格基準の設定とその基準にかかわる認定制度を実施しており，適合したものには「認定健康食品（JHFA）マーク」の表示を許可している．

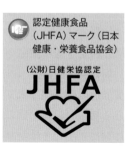

認定健康食品（JHFA）マーク（日本健康・栄養食品協会）

2 食事摂取基準

「日本人の食事摂取基準」は，健康増進法の規定に基づき，国民の健康の保持・増進を図るうえで摂取することが望ましいエネルギーおよび栄養素の量の基準を厚生労働大臣が定めるもので，5年ごとに改定される．現在の2020年版は2020〜2024年度に使用される．

策定の方針として，主要な生活習慣病の発症予防と重症化予防の徹底を図るとともに，高齢者の低栄養予防やフレイル予防も視野に入れ，社会生活を営むために必要な機能の維持および向上を図ること等が掲げられている．

食事摂取基準は，健康な個人および健康な者を中心に構成されている集団を対象とする．また，生活習慣病やフレイルの危険因子を有していても，歩行や家事などのおおむね自立した日常生活を営んでおり，体格が標準より著しく外れていない者も対象に含められている．

年齢区分は，**表4-A-8**のとおりであり，年齢区分に応じた参照体位（参照身長・参照体重）が示されている．参照体位は，日本人の平均的な体位をもった者として定義され，目指すべき理想の体型ではないことに留意が必要である．

1）エネルギーの指標
（1）エネルギー必要量

エネルギー必要量は，「ある身長・体重と体組成の個人が，長期間に良好な健康状態を維持する身体活動レベルの時，エネルギー消費量との均衡が取れるエネルギー摂取量」，比較的短期間の場合には，「その時の体重を保つ（増加も減少もしない）ための適当なエネルギー」と定義される．また，エネルギー収支バランスは，以下の式で定義される．

エネルギー摂取量－エネルギー消費量

エネルギー必要量は，望ましいBMIを維持するエネルギー摂取量とされ，エネルギー収支のバランスの指標としてBMIが採用されている．

（2）望ましいBMI

成人における死因を問わない死亡率が最低となるBMI（**表4-A-9**）が最も健康的であるとする考えに基づき，日本人のBMIの実態，生活習慣病の発症予防などを総合的に判断し，目標とするBMIの範囲が定めてある（**表4-A-10**）．

（3）成人の身体活動レベル

身体活動レベルは，24時間のエネルギー消費量を基礎代謝量で割った値である．これをもとに，低い（I），ふつう（II），高い（III）の3種類の身体活動レベルが設けてある（**表4-A-11**）．

（4）成人のエネルギー摂取量の過不足

エネルギーの摂取量と消費量のバランス（エネルギー収支バランス）の維持を示す指標として，BMIおよび体重変化量を用いる．

表4-A-8 「日本人の食事摂取基準」における年齢区分

年齢等
0〜5 （月）*
6〜11 （月）*
1〜2 （歳）
3〜5 （歳）
6〜7 （歳）
8〜9 （歳）
10〜11 （歳）
12〜14 （歳）
15〜17 （歳）
18〜29 （歳）
30〜49 （歳）
50〜64 （歳）
65〜74 （歳）
75 以上 （歳）

資料：厚生労働省「日本人の食事摂取基準（2020年版）」
*エネルギーおよび蛋白質については，「0〜5カ月」「6〜8カ月」「9〜11カ月」の3つの区分で表した．

BMI：body mass index

身体活動レベル（physical activity level；PAL）
二重標識水で測定した総エネルギー消費量／基礎代謝量で求められる．

メッツ（metabolic equivalents；METs）
身体活動の強度を示す単位．身体活動時の総エネルギー消費量／安静時エネルギー消費量で求められる．立位は1.8メッツ，歩行は3メッツとされている．

表 4-A-9　観察疫学研究において報告された総死亡率が最も低かった BMI の範囲（18 歳以上）[1]

年齢（歳）	総死亡率が最も低かった BMI（kg/m²）
18～49	18.5～24.9
50～64	20.0～24.9
65～74	22.5～27.4
75 以上	22.5～27.4

資料：厚生労働省「日本人の食事摂取基準（2020 年版）」
[1] 男女共通.

表 4-A-10　目標とする BMI の範囲（18 歳以上）[1,2]

年齢（歳）	目標とする BMI（kg/m²）
18～49	18.5～24.9
50～64	20.0～24.9
65～74 [3]	21.5～24.9
75 以上 [3]	21.5～24.9

資料：厚生労働省「日本人の食事摂取基準（2020 年版）」
[1] 男女共通. あくまでも参考として使用すべきである.
[2] 観察疫学研究において報告された総死亡率が最も低かった BMI を基に，疾患別の発症率と BMI の関連，死因と BMI との関連，喫煙や疾患の合併による BMI や死亡リスクへの影響，日本人の BMI の実態に配慮し，総合的に判断し目標とする範囲を設定.
[3] 高齢者では，フレイルの予防及び生活習慣病の発症予防の両者に配慮する必要があることも踏まえ，当面目標とする BMI の範囲を 21.5～24.9 kg/m² とした.

表 4-A-11　身体活動レベル別に見た活動内容と活動時間の代表例

	低い（Ⅰ）	ふつう（Ⅱ）	高い（Ⅲ）
身体活動レベル[1]	1.50（1.40～1.60）	1.75（1.60～1.90）	2.00（1.90～2.20）
日常生活の内容[2]	生活の大部分が座位で，静的な活動が中心の場合	座位中心の仕事だが，職場内での移動や立位での作業・接客等，通勤・買い物での歩行，家事，軽いスポーツ，のいずれかを含む場合	移動や立位の多い仕事への従事者，あるいは，スポーツ等余暇における活発な運動習慣を持っている場合
中程度の強度（3.0～5.9 メッツ）の身体活動の 1 日当たりの合計時間（時間/日）[3]	1.65	2.06	2.53
仕事での 1 日当たりの合計歩行時間（時間/日）[3]	0.25	0.54	1.00

資料：厚生労働省「日本人の食事摂取基準（2020 年版）」
[1] 代表値.（　）内はおよその範囲.
[2] Black, et al.（*Eur J Clin Nutr*, 1996），Ishikawa-Takata, et al.（*Eur J Clin Nutr*, 2008）を参考に，身体活動レベル（PAL）に及ぼす仕事時間中の労作の影響が大きいことを考慮して作成.
[3] Ishikawa-Takata, et al.（*J Epidemiol*, 2011）による.

2）栄養素の指標

(1) 栄養素の指標

　栄養素の指標は，摂取不足の回避を目的とする 3 種類の指標（推定平均必要量，推奨量，目安量）や，過剰摂取による健康障害の回避を目的とする指標（耐容上限量），生活習慣病の発症予防を目的とする指標（目標量）からなる（図 4-A-6，-7，表 4-A-12）．なお，食事摂取基準で扱う生活習慣病は，高血圧症，脂質異常症，糖尿病および慢性腎臓病を基本とするが，栄養素との関連が

66　第 4 章　チーム医療に求められる知識

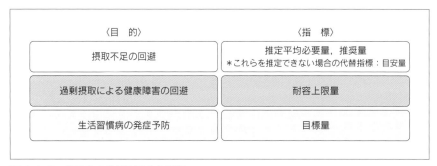

図 4-A-6　栄養素の指標の目的と種類
資料：厚生労働省「日本人の食事摂取基準（2020 年版）」

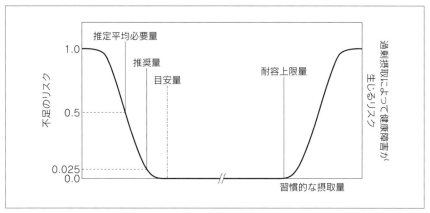

図 4-A-7　食事摂取基準の各指標（推定平均必要量，推奨量，目安量，耐容上限量）を理解するための概念図
資料：厚生労働省「日本人の食事摂取基準（2020 年版）」

明らかである場合は，その他の疾患も含めている．

①推定平均必要量（estimated average requirement；EAR）：必要量の平均値を推定し，50％の人が必要量を満たすと推定される摂取量．

②推奨量（recommended dietary allowance；RDA）：ほとんどの人（97〜98％）が充足している量．

③目安量（adequate intake；AI）：一定の栄養状態を維持するのに十分な量．十分な科学的根拠が得られず EAR が算定できない場合に用いる．

④耐容上限量（tolerable upper intake level；UL）：健康障害をもたらすリスクがないとみなされる習慣的な摂取量の上限．

⑤目標量（tentative dietary goal for preventing life-style related diseases；DG）：疾患のリスクや，その代理指標となる生体指標の値が低くなると考えられる栄養状態が達成できる量．

（2）栄養素摂取量の評価

　原則，食事調査の結果を用いる．ただし，食事調査法に起因する過小，過大申告と日間変動などの測定誤差が結果に及ぼす影響の意味，またその程度を十

食事調査

食事摂取状況の調査方法には，陰膳法，食事記録法，24 時間食事思い出し法，食物摂取頻度法，食事歴法，生体指標などがある．食事摂取基準は習慣的な摂取量の基準を示したものであるため，調査も習慣的な摂取量の推定が可能な食物摂取頻度法，食事歴法が適する．食物摂取頻度法は質問票を用いて数十〜百数十項目の食品の摂取頻度を聞くものである．

表 4-A-12　基準を策定した栄養素と指標[1]（1 歳以上）

栄養素		推定平均必要量（EAR）	推奨量（RDA）	目安量（AI）	耐容上限量（UL）	目標量（DG）
	蛋白質[2]	$○_b$	$○_b$	—	—	○[3]
脂質	脂質	—	—	—	—	○[3]
	飽和脂肪酸[4]	—	—	—	—	○[3]
	n-6 系脂肪酸	—	—	○	—	—
	n-3 系脂肪酸	—	—	○	—	—
	コレステロール[5]	—	—	—	—	—
炭水化物	炭水化物	—	—	—	—	○[3]
	食物繊維	—	—	—	—	○
	糖　類	—	—	—	—	—
主要栄養素バランス[2]		—	—	—	—	○[3]
ビタミン	脂溶性 ビタミンA	$○_a$	$○_a$	—	○	—
	ビタミンD[2]	—	—	○	○	—
	ビタミンE	—	—	○	○	—
	ビタミンK	—	—	○	—	—
	水溶性 ビタミンB₁	$○_c$	$○_c$	—	—	—
	ビタミンB₂	$○_c$	$○_c$	—	—	—
	ナイアシン	$○_a$	$○_a$	—	○	—
	ビタミンB₆	$○_b$	$○_b$	—	○	—
	ビタミンB₁₂	$○_a$	$○_a$	—	—	—
	葉　酸	$○_a$	$○_a$	—	○[7]	—
	パントテン酸	—	—	○	—	—
	ビオチン	—	—	○	—	—
	ビタミンC	$○_x$	$○_x$	—	—	—
ミネラル	多量 ナトリウム[6]	$○_a$	—	—	—	○
	カリウム	—	—	○	—	○
	カルシウム	$○_b$	$○_b$	—	○	—
	マグネシウム	$○_b$	$○_b$	—	○[7]	—
	リン	—	—	○	○	—
	微量 鉄	$○_x$	$○_x$	—	○	—
	亜　鉛	$○_b$	$○_b$	—	○	—
	銅	$○_b$	$○_b$	—	○	—
	マンガン	—	—	○	○	—
	ヨウ素	$○_a$	$○_a$	—	○	—
	セレン	$○_a$	$○_a$	—	○	—
	クロム	—	—	○	○	—
	モリブデン	$○_b$	$○_b$	—	○	—

資料：厚生労働省「日本人の食事摂取基準（2020 年版）」

[1] 一部の年齢区分についてだけ設定した場合も含む.

[2] フレイル予防を図る上での留意事項を表の脚注として記載.

[3] 総エネルギー摂取量に占めるべき割合（% エネルギー）.

[4] 脂質異常症の重症化予防を目的としたコレステロールの量と，トランス脂肪酸の摂取に関する参考情報を表の脚注として記載.

[5] 脂質異常症の重症化予防を目的とした量を飽和脂肪酸の表の脚注に記載.

[6] 高血圧及び慢性腎臓病（CKD）の重症化予防を目的とした量を表の脚注として記載.

[7] 通常の食品以外の食品からの摂取について定めた.

[a] 集団内の半数の者に不足又は欠乏の症状が現れ得る摂取量をもって推定平均必要量とした栄養素.

[b] 集団内の半数の者で体内量が維持される摂取量をもって推定平均必要量とした栄養素.

[c] 集団内の半数の者で体内量が飽和している摂取量をもって推定平均必要量とした栄養素.

[x] 上記以外の方法で推定平均必要量が定められた栄養素.

分に理解して評価を行う.

3 食文化

　日本食には「主食, 主菜, 副菜」「だしの文化」などの特徴があり, 和食に馴染みがない外国人には受け入れられない場合がある. また, 宗教により禁忌の食品が存在する.

1）和食

　「和食;日本人の伝統的な食文化」は, 2013 年にユネスコ無形文化遺産に登録され, 世界から注目されている. 和食の特徴としては, ①多様で新鮮な食材とその持ち味の尊重, ②健康的な食生活を支える栄養バランス, ③自然の美しさや季節の移ろいの表現, ④正月などの年中行事との密接な関わり, があげられている.

　特に「②健康的な食生活を支える栄養バランス」については, 一汁三菜（**図4-A-8**）を基本とする日本の食事スタイルは理想的な栄養バランスといわれ,「うま味」を上手に使うことによって動物性油脂の少ない食生活を実現している. 一汁三菜とは, **主食**（ご飯）を中心に, 汁物または汁気の多い料理とおかず 3 種（**主菜** 1 種, **副菜** 2 種）をいい, 病院食も一汁三菜または一汁二菜を基本に献立作成されている.

2）イスラム教と食事

　豚肉やアルコールなどの食品は禁忌である. 日本食では, だしの中に豚肉エキスが含まれたり, 汁に日本酒を加えたりする場合もあるので注意する. ハラール（halal）は, イスラム教の教えにおいて「許されている」という意味のアラビア語であり, 非イスラム圏では「ハラール認証マーク」がついている食材が販売されている. 豚以外であっても, イスラム法に則って処理がされていな

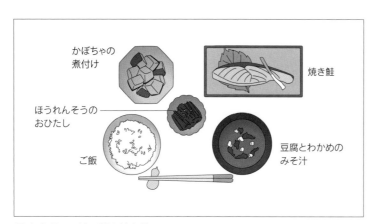

図 4-A-8　一汁三菜の献立例

かぼちゃの
煮付け

焼き鮭

ほうれんそうの
おひたし

ご飯

豆腐とわかめの
みそ汁

三大料理

日本では, 日本料理, 西洋料理, 中国料理が三大料理様式とされ, 調理学ではこの 3 区分が用いられる. それぞれの料理様式を和食, 洋食, 中国食という. 料理に用いる「だし」「調味料」「香辛料, 香味野菜」「盛り付け方」によって, 同じ食材を用いても 3 つの料理様式が展開できる.

和食のだし, 調味料, 香辛料

だしには主に, かつお節, こんぶが用いられる. かつお節のうま味成分はイノシン酸, こんぶのうま味成分はグルタミン酸である. 調味料はしょうゆ, みりん, みそ, 香辛料はわさび, 梅, ゆずが代表的である.

主食, 主菜, 副菜

・主食：ご飯, パン, めん類など, 炭水化物を多く含みエネルギー源になるもの.
・主菜：肉, 魚, 卵, 大豆製品などが主材料の副食物で, 蛋白質や脂質を多く含む.
・副菜：野菜, 海藻, きのこなどが主材料の副食物で, ビタミン, ミネラル, 食物繊維を多く含む.

ハラール認証マーク（ハラル・ジャパン協会）

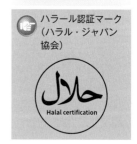

い食肉は, ハラール食品にあたらない. 断食（ラマダン）月には日中は水分の摂取も制限される.

3）ヒンドゥー教と食事

　牛は神聖な動物として崇拝されているため禁忌で, 逆に不浄とされる豚も禁忌である. 肉食は鶏肉と羊肉, ヤギ肉に限られる. 食肉だけでなく, 肉や骨を使ったエキスやブイヨン, ゼラチン, バター, ラード（豚脂）, ヘット（牛脂）も禁忌であり, 調理時に注意が必要である.

B 臨床栄養学

人を対象とした疾病の予防や治療に関する栄養学を臨床栄養学という．臨床検査技師が臨床栄養学を学ぶ目的は，病院で提供されている食事の違いの意味を知ることにある．病院では幅広い年齢層の患者がその年齢にあった食事を提供されている．また，疾患によっては治療のために食事内容に制限が加えられたり，口からの摂取がむずかしい場合は栄養補給法を変えたりしている．

① ライフステージと栄養

人が生まれてから死ぬまでの各段階をライフステージという．ライフステージは，年齢や生活環境の変化に応じて，大きく「乳幼児期」「学童期・思春期・青年期」「成人期」「高齢期」などに分けられる．また，女性には「妊娠期・授乳期」「更年期」もある．ライフステージの変化に応じて，必要となる栄養素やエネルギー量，食事のとり方が異なってくる．

1 乳幼児期の栄養

生後1歳未満の期間を乳児期といい，このうち生後4週未満の期間を新生児期という．また，1〜5歳頃の小学校入学までの期間を幼児期という．

1）栄養の特徴

乳幼児期は成長と栄養の蓄積のために栄養補給が必要な時期である．運動が活発で代謝も盛んなため，適切にエネルギー補給を行う．また，成人に比べ体内に占める水分の割合が多いが，消化酵素が未発達のため下痢や嘔吐を起こしやすいこと，1日の**不感蒸泄量**が多いことから，脱水症状を起こしやすい．

「日本人の食事摂取基準（2020年版）」では，乳児期のエネルギーと蛋白質は0〜5カ月，6〜8カ月，9〜11カ月に分けて，その他の栄養素については0〜5カ月，6〜11カ月に分けて目安量が示されている．また幼児期の栄養は，1〜2歳，3〜5歳に分けて目安量，または目標量が示されている．

不感蒸泄
発汗以外の皮膚および呼気からの水分喪失．

2）乳汁栄養

新生児期および乳児期前半の栄養素摂取は，すべて母乳あるいは育児用ミルクに依存している．母乳栄養は，初乳には種々の免疫成分が含まれ感染症の予防に有効であること，成分組成が乳児に最適で栄養効率が高いこと，蛋白質が同種で食物アレルギー誘発を抑えられることなどの利点がある．一方，母乳は育児用ミルクに比べ，ビタミンDやビタミンK含量が少なく，安定した哺乳量の確保と栄養管理が母親の負担になることが多い．育児用ミルクは，母乳に不足する栄養素を補足でき，子どもの哺乳量に合わせて調乳できるため，栄養不足は起こりにくい．

ビタミンK欠乏性出血症の予防のために，出生早期よりビタミンK_2シロップの経口投与が行われている．

ビタミンK欠乏性出血症
ビタミンKの欠乏により腸管から出血をきたす疾患．新生児メレナともいう．

3）離乳

乳幼児期後半は離乳期にあたり，各段階で適切な離乳を進める．厚生労働省より「授乳・離乳の支援ガイド（2019年改定版）」が示されている（**図4-B-1**）.

	離乳の開始 ━━━━━━━━━━━━━━━━━━━━━━━━━▶ 離乳の完了			
	以下に示す事項は，あくまでも目安であり，子どもの食欲や成長・発達の状況に応じて調整する．			
	離乳初期 生後5〜6か月頃	離乳中期 生後7〜8か月頃	離乳後期 生後9〜11か月頃	離乳完了期 生後12〜18か月頃
食べ方の目安	○子どもの様子をみながら1日1回1さじずつ始める． ○母乳や育児用ミルクは飲みたいだけ与える．	○1日2回食で食事のリズムをつけていく． ○いろいろな味や舌ざわりを楽しめるように食品の種類を増やしていく．	○食事リズムを大切に，1日3回食に進めていく． ○共食を通じて食の楽しい体験を積み重ねる．	○1日3回の食事リズムを大切に，生活リズムを整える． ○手づかみ食べにより，自分で食べる楽しみを増やす．
調理形態	なめらかにすりつぶした状態	舌でつぶせる固さ	歯ぐきでつぶせる固さ	歯ぐきで噛める固さ
1回当たりの目安量				
I 穀類（g）	つぶしがゆから始める． すりつぶした野菜等も試してみる． 慣れてきたら，つぶした豆腐・白身魚・卵黄等を試してみる．	全がゆ 50〜80	全がゆ 90〜軟飯80	軟飯90〜ご飯80
II 野菜・果物（g）		20〜30	30〜40	40〜50
III 魚（g）		10〜15	15	15〜20
又は肉（g）		10〜15	15	15〜20
又は豆腐（g）		30〜40	45	50〜55
又は卵（個）		卵黄1〜全卵1/3	全卵1/2	全卵1/2〜2/3
又は乳製品（g）		50〜70	80	100
歯の萌出の目安		乳歯が生え始める．	1歳前後で前歯が8本生えそろう．	
				離乳完了期の後半頃に奥歯（第一乳臼歯）が生え始める．
摂食機能の目安	口を閉じて取り込みや飲み込みが出来るようになる． 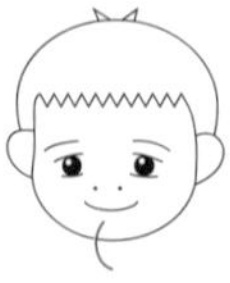	舌と上あごで潰していくことが出来るようになる． 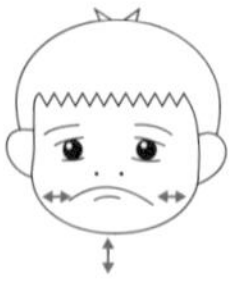	歯ぐきで潰すことが出来るようになる． 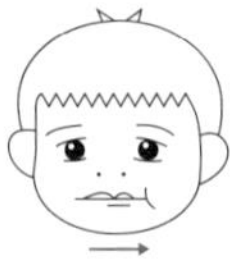	歯を使うようになる．

図4-B-1 離乳の進め方の目安
資料：厚生労働省「授乳・離乳の支援ガイド」
衛生面に十分に配慮して食べやすく調理したものを与える．

一般に，離乳は生後5～6カ月ごろに開始する．離乳食は，成長に伴い母乳だけでは不足してくるエネルギーや栄養素の補給，また咀嚼や嚥下機能，味覚の発達促進などの役割がある．

4）栄養上の注意点

（1）乳児期

　十分なエネルギーと水分の摂取を行うことに加え，ビタミンKや鉄などの補給が必要である．その他，先天性代謝異常症，食物アレルギー，脱水症，便秘が問題となる．

　先天性代謝異常症については，全出生児に対し**新生児マススクリーニング検査**が行われている．

（2）幼児期

①肥満，やせ：体重，身長，頭囲，胸囲の4項目を測定し，肥満度，**カウプ指数**，乳幼児身体発育曲線（厚生労働省）で評価する．肥満の原因は食べすぎや運動不足などで，やせの場合は虐待や偏食によって食事で十分なエネルギーを得ていない場合もあるので注意が必要である．

②食物アレルギー：乳幼児期は，腸管における分泌型IgAが少ない，消化酵素が未発達，食物抗原物質の腸管における透過率が亢進しているなどの理由で蛋白質が高分子のまま吸収されてしまうため，食物アレルギーの発症が多い．主な原因物質を**表4-B-1**に示す．

③その他：その他の栄養上の注意点として，脱水，貧血，偏食，乳児下痢症，う歯がある．

表4-B-1　即時型食物アレルギーの主な原因物質（新規発症，2017年）

	0歳 (1,356)	1, 2歳 (676)	3～6歳 (369)	7～17歳 (246)	≧18歳 (117)
1	鶏卵 55.6%	鶏卵 34.5%	木の実類 32.5%	果物類 21.5%	甲殻類 17.1%
2	牛乳 27.3%	魚卵類 14.5%	魚卵類 14.9%	甲殻類 15.9%	小麦 16.2%
3	小麦 12.2%	木の実類 13.8%	落花生 12.7%	木の実類 14.6%	魚類 14.5%
4		牛乳 8.7%	果物類 9.8%	小麦 8.9%	果物類 12.8%
5		果物類 6.7%	鶏卵 6.0%	鶏卵 5.3%	大豆 9.4%

（「食物アレルギーの診療の手引き2020」）

n＝2,764．各年齢群ごとに5%以上を占めるものを上位5位表記．

2　学童期・思春期・青年期の栄養

　幼児期，学童期，思春期は発育期といい，思春期の終わりには成人とほぼ同じ身長にまで成長する．6〜11歳までの小学校の6年間を学童期という．幼児期に比べると身長や体重の増加の度合いは減少し，比較的ゆっくりと成長する．思春期は，第二次性徴の発現から完了までの期間であり，平均的に女子は8〜18歳前後，男子は10〜19歳前後である．乳歯は6歳ごろに抜けはじめ，12〜13歳ごろまでに28本の永久歯に生え替わる．学童期には精神機能も発達し，記憶力や思考力も深まって，知的能力の発達がめざましい．食嗜好が完成する時期でもあり，規則正しい食生活と運動習慣，**食育**が重要となる．

1）栄養上の注意点

　身長の伸びと体脂肪の変動が著しいため，年齢・性別・活動量に応じた必要栄養量の確保が求められる．また，第二次性徴の発現と発育の加速度には体格や栄養状態が影響する．発育期に栄養不足による発育不全を生じると，後から不足した栄養素を補っても，機能を完全に回復することは困難になる場合がある．

（1）肥満，やせ

　学童期の身体計測では身長と体重を測定し，文部科学省による学校保健統計調査を基準として，「肥満」や「やせ」という栄養状態の評価を行う．**ローレル指数**も用いられる．学童期・思春期の肥満の原因は運動不足や夜食習慣と考えられ，多くは成人肥満に移行するため，将来の生活習慣病発症の下地にもなる．また，女子のやせは，無理なダイエットにより貧血や骨量低下を引き起こすため，注意が必要である．

（2）貧血

　思春期の鉄欠乏性貧血の主な原因は，身体の急激な発育および月経の開始により鉄需要の増大に摂取量が追いつかない場合や，ダイエットによる摂取量の減少がある．また，運動量が多いことによる体液からの鉄の喪失，循環血漿量の増加，血管内溶血によって貧血が起こるスポーツ貧血もある．

（3）摂食障害

　食行動の重篤な障害を特徴とする精神疾患で，思春期・青年期の女性に多い．極端な食事制限と著しいやせを示す神経性食欲不振症と，過食と体重増加防止の代償行動を繰り返す神経性過食症がある．多くはこの年代に特有の心理的ストレスに対処できないことを契機に発症する．

3　成人期の栄養

　ヒトは出生から20歳前後まで発育しつづけ，20〜25歳をピークに身体的衰退が始まる．成人期は，骨量などがまだ増加の途上にある18〜29歳と，それ以降の30〜49歳に分けられる．生活習慣病を発症し始める時期であるため，発症を予防し健康を維持・増進できるようにする．また，老化をできるだけ遅

う歯（むし歯）

口腔内の細菌が糖質からつくった酸によって歯質が脱灰されて生じる．おもに*Streptococcus mutans*が原因菌である．酸産生能は砂糖の主成分であるスクロースが最も高く，キシリトールは低い．

キシリトール

糖アルコールの一種で，キシロースを還元してつくられる．

食育

食育は生きるうえでの基本で，知育，徳育および体育の基礎になるべきものとして位置づけられる．また，さまざまな経験を通じて「食」に関する知識と「食」を選択する力を習得し，健全な食生活を実践することができる人間を育てるものである（食育基本法）．

ローレル指数

学童期に用いる体格指数で，[体重(kg)/身長(cm)^3]×10^7で求め，ふつう体型の範囲は115〜144である．判定基準に男女差はない．

らせその後の高齢期の健康と健康寿命の延伸を図る．生活習慣病を発症した場合は重症化予防に努める．

1）栄養上の注意点

（1）減塩

　日本人のナトリウム摂取量は食塩摂取量に依存しており，その摂取レベルは高く，通常の食生活では減塩が必要になる．食塩の過剰摂取によって血中ナトリウム濃度が上昇すると，血液浸透圧が上昇し，血管内に水分が流入することで血漿量が増え，血圧を上昇させる．同時に，血中ナトリウム濃度の上昇が交感神経系を活性化させ，その結果として血圧を上昇させる．また，食塩の過剰摂取は胃がん発症リスクとの関係が報告されている．

（2）肥満とメタボリックシンドローム

　メタボリックシンドロームとは，内臓脂肪型肥満に高血圧・高血糖・脂質代謝異常が組み合わさることにより，心臓病や脳卒中などになりやすい病態を指す（図4-B-2）．

　血液中のLDL-コレステロールは，末梢組織にコレステロールを運搬する役割をもつが，量が多くなり高血糖状態になると活性酸素により酸化され，酸化LDLとなる．酸化LDLはマクロファージによって貪食され，それが血管内皮に蓄積すると動脈硬化巣（プラーク）が形成され，動脈硬化の原因となる．また，動脈硬化を起こした血管が何らかの刺激で破れると，それを修復するために血小板が集まり，血栓が形成される．血栓により血管が詰まると，心筋梗塞や脳梗塞を発症する．

　肥満により脂肪細胞が肥大化すると，脂肪細胞が分泌するアディポサイトカインという生理活性物質の分泌量が変化する．炎症惹起，血栓形成促進，血圧

酸化LDL
LDLを構成する脂質や蛋白質が酸化したLDLのこと．酸化LDLはマクロファージに存在するスカベンジャー受容体を介し取り込まれ，泡沫細胞となる．動脈硬化巣には泡沫細胞が蓄積している．

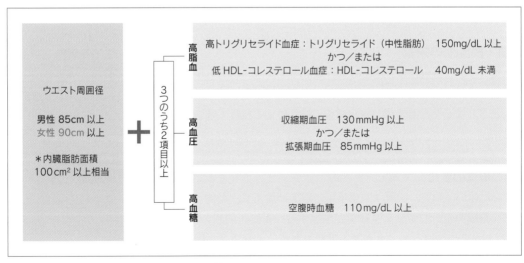

図4-B-2　メタボリックシンドロームの診断基準
（メタボリックシンドローム診断基準検討委員会：日本内科学会雑誌（94）：188-203, 2005）

上昇にかかわるアディポサイトカインの分泌が増加し，インスリン抵抗性も引き起こす．一方，糖新生を抑制する働きをもつアディポサイトカインは減少する．

肥満の場合は，総エネルギー摂取量を管理し，適正な摂取量にするとともに生活習慣への介入が効果的である．

（3）糖尿病の一次予防

糖尿病は血糖値が高くなる疾病である．生体維持のために血液中のグルコースは一定濃度以上を維持する必要がある．そのため，血糖値を上昇させるホルモンは複数存在するが，一方で低下させるホルモンはインスリンのみである．糖尿病はひとたび発症すると治癒することはなく，放置すると網膜症・腎症・神経障害などの合併症を引き起こし，末期には失明したり，透析治療が必要となったり，四肢を切断することがある．さらに，糖尿病は心血管疾患の発症・進展を促進する．

肥満を伴った2型糖尿病は，内臓脂肪型肥満によるインスリン抵抗性によって発症するので，その予防には肥満の是正が必要である．肥満の是正には，総エネルギー摂取量を管理し適正な摂取量にするとともに，生活習慣への介入が有効である．また，食物繊維摂取量を増やすと空腹時血糖値が低下するので，「糖尿病診療ガイドライン2019」では食物繊維を20 g/日以上摂ることを推奨している．炭水化物は50〜60%エネルギー，蛋白質は20%エネルギー以下，脂質は20〜30%エネルギーを目安とし，脂質が25%エネルギーを超える場合には，不飽和脂肪酸を増やすなど脂肪酸組成に配慮する．

（4）脳血管疾患の一次予防

脳血管疾患のうち脳出血の予防には，血圧管理が重要である．また，脳梗塞を予防するには，動脈硬化，高血圧，脂質異常症を防ぐことが必要である．血清LDL-コレステロールを上昇させず，酸化LDLを発生させないために，抗酸化作用のある野菜や果物を十分に摂取する必要がある．

4　妊娠期・授乳期の栄養

妊娠期は受精卵が子宮内膜に着床し妊娠が成立してから，胎児と胎盤付着物が排出（分娩）されるまでをいう．妊娠期間は，最終月経初日から数え，280日（40週）とされている．授乳期は，出産後，母乳による授乳・哺育を行う時期である．

1）妊娠期の母体の変化

妊娠の進行に伴い，胎児，胎盤，羊水重量の増加に加えて，母体への脂肪および蛋白質の蓄積，水分貯留により体重が増加する．正常正期産の場合，9〜12 kgの増加となる．胎児へのエネルギー供給のため，インスリン抵抗性が亢進する．卵巣や胎盤からプロゲステロンやエストロゲンが分泌されると，乳腺の肥大・増殖が起こり脂肪組織も増加する．

インスリン抵抗性

インスリンの作用に細胞が反応しない状態．インスリンは骨格筋，脂肪細胞におけるグルコース細胞内取り込み促進作用をもつが，インスリンが細胞に作用しないと血糖値が下がりにくくなる．脂肪組織から分泌されるアディポサイトカインのなかにはインスリン抵抗性促進に働くTNF-α（腫瘍壊死因子-α）がある．

%エネルギー

摂取する総エネルギーに対しての百分率のこと．たとえば，炭水化物50%エネルギーとは，総エネルギーの50%を炭水化物で摂取することを意味する．

妊娠8週を過ぎると循環血流量が急速に増加し，28～35週には最大値となる．血漿量は妊娠初期より増加するが赤血球は増加が少ないため，見かけ上血液は希釈された状態となる．この変化を妊娠性貧血といい，妊娠中期に著しいが，妊娠後期になるとほぼ回復する．

妊娠初期には約半数につわりがみられ，食欲不振，悪心，嘔吐，嗜好の変化，便秘などの症状が現れるが，12～16週には自然消失する．

2）乳汁分泌

妊娠期にはプロゲステロンとエストロゲンの作用により，乳腺細胞におけるプロラクチン受容体発現が抑制されているため，乳汁分泌機能は抑制されている．分娩後，プロラクチンにより乳蛋白質と乳糖の合成が促進され，乳汁が産生される．さらに，乳児の吸啜刺激（きゅうてつ）がプロラクチンとオキシトシンの分泌を促進し，乳汁分泌量を増加させる．新生児（乳児）への哺乳を続けることで乳汁分泌は維持されるが，哺乳がない場合，乳汁産生・分泌は停止する．

3）栄養上の注意点
（1）体重管理・栄養素摂取

妊娠期の体重管理は，適正な胎児の発育だけでなく，妊娠性貧血の発症防止に重要である（表4-B-2）．母体の肥満は，妊娠高血圧症候群や妊娠糖尿病などの妊娠合併症を発症しやすい．また，母体のやせは，低出生体重児のリスクを高める．

妊娠初期は，つわりなどで食事摂取量が低下するため，食べられるものを食べたいときに摂取するようにする．各妊娠期における妊婦の付加量は妊娠による変化量，すなわち胎児発育に伴う蓄積量と妊婦の体蓄積量を考慮して設定されている．特に，良質な蛋白質，鉄，カルシウム，ビタミンが十分にとれているか摂取量の評価が必要である．

授乳期の栄養は妊娠中に蓄えられた栄養でまかなうことができるため，授乳

表4-B-2　妊娠中の体重増加指導の目安[*1]

妊娠前の体格[*2]	BMI	体重増加量指導の目安
低体重（やせ）	18.5 未満	12～15 kg
普通体重	18.5 以上 25.0 未満	10～13 kg
肥満（1度）	25.0 以上 30.0 未満	7～10 kg
肥満（2度以上）	30.0 以上	個別対応（上限5kgまでが目安）

資料：厚生労働省「妊娠前からはじめる妊産婦のための食生活指針」
[*1] 「増加量を厳格に指導する根拠は必ずしも十分ではないと認識し，個人差を考慮したゆるやかな指導を心がける」産婦人科診療ガイドライン産科編2020 CQ 010より．
[*2] 日本肥満学会の肥満度分類に準じた．

妊娠期の付加量

推定エネルギー必要量の付加量は，妊娠初期（～13週）：50kcal/日，妊娠中期（14～27週）：250kcal/日，妊娠後期（28週～）：450kcal/日．蛋白質の推定平均必要量に対する付加量は，妊娠初期：なし，妊娠中期：5g/日，妊娠後期：20g/日．推奨量に対する付加量は，妊娠初期：なし，妊娠中期：5g/日，妊娠後期：25g/日．

授乳期の付加量

推定エネルギー必要量の付加量は350kcal/日．蛋白質の推定平均必要量に対する付加量は15g/日，推奨量に対する付加量は20g/日．

を行わない場合は付加量の設定はない．授乳を行う場合は母乳の1日の平均泌乳量を780 mLとし，乳汁成分と労作にともなう栄養素を付加量としている．

(2) 魚介類摂取

一部の魚介類には水銀が蓄積しており，摂取量によっては胎児に影響を及ぼすおそれがあるので，魚介の種類と摂取量に留意する．

(3) 催奇形性

妊娠前28週～妊娠24週までにビタミンAを1日10,000 IU以上摂取した女性から出生した児に奇形が増加しているという報告がある．ビタミンA含有量の多い食品の大量摂取や連続摂取，栄養補助食品の使用には注意が必要である．

(4) 神経管閉鎖障害

神経管閉鎖障害とは，胎児の神経管が形成されるとき（受胎後およそ28日）に正常に管状にならない先天性異常で，無脳症，二分脊椎，脊髄髄膜瘤などがある．「日本人の食事摂取基準（2020年版）」では，妊娠を計画している女性，または妊娠の可能性のある女性および妊娠初期の女性は，胎児の神経管閉鎖障害発症のリスク低減のために，通常の食事以外にサプリメントや食事中に強化される葉酸として，プテロイルモノグルタミン酸を400 μg/日摂取することが望まれる．

プテロイルモノグルタミン酸
サプリメントや食品中に強化される葉酸の化学名．プテリジン，p-アミノ安息香酸，グルタミン酸が結合した化合物である．通常の食品中に含まれる葉酸は，複数のグルタミン酸が結合したポリグルタミン酸型として存在する．プテロイルモノグルタミン酸はポリグルタミン酸型より生体利用率が高い．

5　更年期の栄養

更年期は生殖期から非生殖期への移行期にあたり，最終月経である閉経はこの期間に起こる．日本産科婦人科学会は，閉経の前後5年間を更年期と定義しており，「日本人の食事摂取基準（2020年版）」の年齢区分では50～64歳が該当する．更年期は更年期症状といわれる心身の不調を訴える人が増加し，加齢に伴う心身の変化を特に意識する時期ともいわれている．女性は卵巣機能の低下によるホルモンの欠乏が不調の原因である．50歳代の男性にも心身の不調が現れることがあり，男性の更年期とよばれる．

1）栄養上の注意点

(1) 体重管理

閉経により女性ホルモンであるエストロゲンの分泌量が低下すると，血清総コレステロールやLDL-コレステロールが上昇し，動脈硬化の原因となる．また，栄養素の代謝活性が低下し，体重やBMIの増加がみられる．したがって，更年期以降の肥満を予防するためには，食生活と生活習慣に注意が必要である．

(2) 骨粗鬆症の予防

骨粗鬆症は骨の強度が低下し，骨折のリスクが増大した状態である．エストロゲンは骨吸収を抑制し骨密度の低下を抑える働きがある．閉経によりエストロゲンの分泌が低下し女性の骨量は急速に減少するため，骨粗鬆症の予防に努め，早期のスクリーニングが求められる．栄養素としてはカルシウムや蛋白質，

ビタミンD，ビタミンKを十分摂取し，運動することにより骨密度の低下が抑えられる．

6　高齢期の栄養

　高齢期（65歳以上）では，加齢に伴い身体の機能低下が進行する．健康寿命の延伸や介護予防の視点から，低栄養の問題の重要性が高まっている．高齢者が要介護状態になる原因として，認知症や転倒と並んでフレイルがあり，低栄養との関連が強い．「日本人の食事摂取基準（2020年版）」では，生活習慣病，フレイル，サルコペニア発症予防の観点から，高齢者の蛋白質の目標量下限は他の年齢層より高めに設定されており，15％エネルギーとされている．また，65歳以上の目標とするBMIの範囲は，21.5〜24.9 kg/m^{2}とされている．

1）栄養上の注意点

（1）低栄養とフレイル

①低栄養：加齢に伴う生理的，社会的および経済的問題は，高齢者の栄養状態に影響を与える．**表4-B-3**に代表的な低栄養の要因を示す．

②フレイル：フレイルは，老化に伴う種々の機能低下を基盤とし，さまざまな健康障害に対する脆弱性が増加している状態，すなわち健康障害に陥りやすい状態を指す．フレイルは，健康な状態と要介護状態の中間の段階を指し，「可逆性」であるため，適切な介入により健康な状態に戻すことができる．加齢により移動機能が低下したり筋肉が衰えたりすると身体活動量が低下し，エネルギー消費量が低下する．エネルギー消費量の低下により食欲も減少して低栄養状態となる．低栄養に伴いさらに体重が減少し，筋力低下，筋肉量減少という負のサイクル（フレイル・サイクル）を招く（**図4-B-3**）．

③サルコペニア：サルコペニアは加齢に伴う骨格筋量減少と筋力低下の両者を兼ね備える状態をいう．サルコペニアは，高齢者の転倒や骨折，寝たきりな

フレイルの定義

Friedらは①体重減少，②主観的疲労感，③日常生活活動量の減少，④身体能力（歩行速度）の低下，⑤筋力（握力）の低下のうち3項目以上あてはまればフレイル，1〜2項目があてはまる場合はフレイル前段階と定義した．

サルコペニアの定義

①筋肉量の減少，②筋力（握力）低下，③身体能力（歩行速度）の低下のうち，①に加え②または③を併せ持つ場合にサルコペニアと診断される．

表4-B-3　高齢者のさまざまな低栄養の要因

1. 社会的要因	4. 疾病要因
独居	臓器不全
介護力不足・ネグレクト	炎症・悪性腫瘍
孤独感	疼痛
貧困	義歯など口腔内の問題
	薬物副作用
2. 精神的心理的要因	咀嚼・嚥下障害
認知機能障害	日常生活動作障害
うつ	消化管の問題（下痢・便秘）
誤嚥・窒息の恐怖	
	5. その他
3. 加齢の関与	不適切な食形態の問題
嗅覚，味覚障害	栄養に関する誤認識
食欲低下	医療者の誤った指導

（大内尉義，秋山弘子編：新老年学．第3版，p579-590，東京大学出版会，2010）

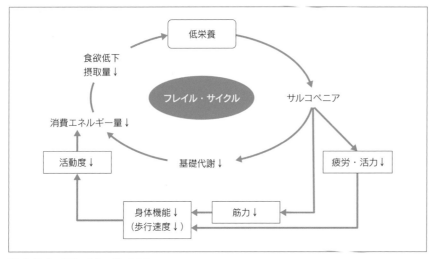

図4-B-3　フレイル・サイクル
（Xue QL, Bandeen-Roche K, Varadhan R, et al. : Initial manifestations of frailty criteria and the development of frailty phenotype in the Women's Health and Aging Study II. *J Gerontol A Biol Sci Med Sci*, 63 : 984-990, 2008 を改変）

ど要介護状態に至る要因となる．特に，低栄養に伴う蛋白質摂取不足は筋肉量の減少を加速させ，サルコペニアを発症する．フレイルの原因の一つにサルコペニアが存在し，フレイル・サイクルが構築される．

④ロコモティブシンドローム：骨，関節，筋肉などの運動器の障害により，要介護リスクが高い状態をロコモティブシンドロームという．三大要因として，骨粗鬆症，変形性関節症などの下肢の関節機能障害，変形性脊椎症がある．

(2) 摂食・嚥下機能障害

　咀嚼・嚥下機能の低下は，窒息や誤嚥性肺炎の原因となる．加齢による歯牙の喪失，唾液分泌量の低下，顎と舌の運動機能低下が摂食・嚥下機能低下に影響する．嚥下機能に合わせて食形態を調整した食事を嚥下調整食という．

(3) 消化・吸収機能障害

　消化管臓器において加齢変化が起きる．食道括約筋，食道の蠕動運動の低下に伴う逆流性食道炎や，胃粘膜防御因子の低下による慢性胃炎の発症がみられる．小腸の粘膜萎縮によりビタミンD，カルシウム，鉄の吸収低下がみられる．大腸の運動性の低下により弛緩性便秘を認めることが多い．

(4) 食欲不振・食事摂取量の低下

　食欲不振の原因は，内臓機能の低下，味覚や嗅覚の低下，活動性の低下や心因性などさまざまである．また，服薬をしている高齢者も多いため，食欲不振を引き起こす薬などの投薬状況の確認も必要である．

(5) 蛋白質・エネルギー代謝の変化

　蛋白質代謝回転速度の低下により，摂取蛋白質から体蛋白質への変換効率が低下する．したがって，除脂肪体重が減り，筋肉（骨格筋，心筋），アルブミン，免疫蛋白質（抗体，補体など）の減少により，創傷治癒遅延，臓器障害（腸

変形性脊椎症

老化により椎骨間にある椎間板の退行変性や椎骨（椎体）に骨棘が形成されることで，椎骨内部にある脊髄の通った脊柱管が狭くなったり（脊柱管狭窄症），骨棘で神経を刺激することによって四肢にしびれや痛みなどの症状を呈する病態．

摂食・嚥下機能の5期

①先行期（認知期）（食物の認知），②準備期（咀嚼と食塊形成），③口腔期（咽頭への送り込み），④咽頭期（食道への送り込み），⑤食道期（胃への移送）．

嚥下調整食

均質で付着性，凝集性，かたさ，離水に配慮したゼリー，プリン，ムース状のもの．口腔内で簡単に食塊状となり，咽頭で残留しにくく，誤嚥をしにくい．お茶やみそ汁などの液体は，とろみ調整食品を用いて適度な粘度をつける．

味覚の低下

味覚の基本五味（甘味，酸味，塩味，苦味，うま味）のうち，特に塩味の閾値の上昇がみられる．

管，肝臓，心臓），免疫不全を引き起こす．除脂肪体重の減少により基礎代謝は低下する．

(6) 脱水

　高齢者は体液量の減少，食事摂取量の低下，摂食・嚥下機能の低下，口渇感^(こうかつかん)の低下などの要因から脱水になりやすい．また，発熱，下痢，嘔吐，利尿薬投与などでも脱水が起こるため，原因をアセスメントし，適切に対応する．

(7) 転倒，骨折

　高齢者は転倒リスクが高く，転倒に伴う大腿骨頸部骨折が原因となって寝たきりになるケースも多い．転倒予防のため，筋力保持やバランス能力向上に向けて継続的な運動を実施したり，骨粗鬆症予防のためカルシウムやビタミン D，ビタミン K を十分に摂取することが重要である．

Ⅱ 疾患と栄養

1 栄養サポートチーム（NST）

NST : nutrition support team

　栄養サポートとは，疾患の治癒促進や合併症予防，生活の質（QOL）の向上を目的として，個々の患者の病態や栄養状態にあわせ，適切な栄養管理を実施することである．栄養サポートチーム（NST）は，栄養管理に関する専門的知識を有した医師，看護師，薬剤師，管理栄養士，臨床検査技師などの多職種で適切な栄養管理を実践する医療チームである．現在，多くの施設で NST が稼動し，急性期から慢性期，在宅，地域医療の現場へと活躍の場が広がっている．また，がんや小児医療，精神科単科の専門病院などにおいても NST の活動がみられる．

　NST の対象は，高度な栄養障害を有する患者，または栄養管理をしなければ栄養障害の状態になることが見込まれる患者である．栄養障害は，疾患そのものが要因となる一方で，栄養障害が疾患や病態を増悪させるというように相互に作用する（表 4-B-4）．がんの化学療法による副作用で食欲不振が予想される者や，脳血管疾患の合併症で摂食嚥下障害が予想される者，栄養治療を実施しなければ集中的な運動器のリハビリテーションの実施が困難な者なども NST の対象に含まれる．

　多職種が連携して適切な栄養管理を実施するためには，各専門職が必要な情報を共有することが重要で，患者の嚥下機能や疼痛，感染，発熱，消化器症状，呼吸機能，口腔衛生，生活機能や認知機能などを把握することが必要となる．

　NST のメンバーは，他の医療チームとの連携のほかに，栄養リスクが軽度の患者や NST の介入が終了した患者が再度 NST の対象にならないように，病院内スタッフの栄養管理上の疑問に答えたり，栄養管理の新しい知識・技術の紹介，啓発などの業務を担う．

表 4-B-4　低栄養をきたしやすい状態と原因となる病態・疾患

栄養素の摂取不足， 代謝，吸収阻害状態	嗅覚・味覚障害 AIDS，がん，糖尿病，腎不全（血液透析） 下痢・嘔吐 消化管，肝・胆・膵疾患，消化管術後後遺症 炎症性腸疾患（Crohn 病，潰瘍性大腸炎など） 慢性閉塞性肺疾患 アルコール依存症，神経性やせ症，うつ病 薬物乱用，精神機能低下（認知症など）
栄養素の摂取，代謝， または吸収を妨げる薬	食欲抑制薬，非ステロイド性抗炎症薬，副腎皮質ホルモン，免疫抑制薬， 抗悪性腫瘍薬など
必要エネルギー量の 大幅な増大	リハビリテーションやトレーニングなどの激しい運動 外傷，広範囲な熱傷，高熱，重度の感染症 炎症性疾患 慢性閉塞性肺疾患 がん 甲状腺機能亢進症 外科手術 乳児期，小児期，青年期の成長と発育，妊娠と授乳
その他	食物を入手できない（運搬手段がない，身体に障害があるなど） 貧困 栄養に関する知識不足

2　栄養状態の評価と判定

　個人または集団の栄養状態を客観的に評価することを栄養アセスメントという．栄養スクリーニングで抽出された対象者に対して，栄養アセスメントにより，栄養障害の程度とタイプを判定・評価する．そして積極的栄養補給が必要な患者に対して，効率のよい栄養補給法を決定し，疾病の治癒促進や再発の予防を図る．

1）栄養スクリーニング

　適切な栄養アセスメントの実施には，傷病者や要介護者への負担が少ない簡便で迅速な方法で，栄養障害およびそのリスクをもつ患者を特定し，抽出することが重要である．これを栄養スクリーニングという．

　栄養スクリーニングにおいて使用される測定ツールは数種類あるが，特別な器具を必要とせず，対象者への侵襲がなく，広い年齢層に有用である主観的包括的栄養評価（SGA）がよく用いられている．SGA は，体重減少率や食事摂取量の変化，問診による消化器症状の有無や身体機能，代謝亢進状態や身体所見などにより評価する方法である．その評価結果は，急性期入院患者の平均在院日数や死亡率と相関することが報告されている．また，65 歳以上の高齢者には，MNA® やその短縮版の MNA®-SF もよく用いられている．MNA®-SF は，在宅高齢者などにも使用されている．

SGA：subjective global assessment

MNA®-SF：Mini Nutritional Assessment-Short Form，簡易栄養状態評価表

表 4-B-5　栄養アセスメントの指標

臨床診査	医療面接（問診）：主訴，自・他覚症状，現病歴，既往歴，家族歴など 身体診察：体格，頭髪，顔貌，眼，鼻，口唇，口腔内，爪，上肢，下肢，皮膚症状，摂食嚥下機能など
身体計測	身長，体重，BMI，標準体重比，通常体重比，体重減少率，皮下脂肪厚，上腕周囲長，上腕筋囲，下腿周囲長，体脂肪率，筋肉量，体水分量など
臨床検査	総蛋白（TP），アルブミン（Alb），コリンエステラーゼ（ChE），クレアチニン（Cr），血中ビタミン，微量元素，総リンパ球数，RTP（rapid turnover protein），蛋白代謝動態（窒素バランス，アミノ酸代謝動態），尿中 3-メチルヒスチジン，CRP など
食事摂取調査	食習慣，食行動，食事バランス，嗜好，食品数，エネルギーおよび栄養素摂取量，エネルギー産生栄養素バランス，脂肪酸摂取比率など

2）栄養アセスメントの目的

　栄養スクリーニングで抽出した患者に，詳細な栄養アセスメントを行う．これにより患者の栄養上の問題が明確になり，栄養ケアプラン立案の基礎情報が得られる．栄養ケアプランの実施，そのアウトカムを検証する際にも，栄養アセスメントの指標を用いる．

3）栄養アセスメントの種類と指標

　栄養アセスメントの指標には，臨床診査，身体計測，臨床検査，食事摂取調査がある（**表 4-B-5**）．さらに，患者の生活状況や心理状態などの指標を用い，さまざまな栄養状態にかかわる情報を収集し，総合的に評価する．

　栄養状態は「良好」「不良（過剰栄養・低栄養）」に大別される．過剰栄養は，肥満やメタボリックシンドローム，糖尿病などの疾患の要因となる．低栄養は，生体が生理的な機能を維持するのに必要なエネルギーや栄養素が不足している状態で，免疫機能の低下，合併症発症率の増加，傷病回復の遅延，入院日数の増大，患者の ADL や QOL の低下を招く．

　栄養アセスメントは，目的別に 3 つに分類される．

（1）静的栄養アセスメント

　個人あるいは集団の栄養状態を評価して摂取栄養素の過不足，疾患特有の栄養状態の異常を判定する．代謝回転の遅い（半減期の長い）指標を用いる．BMI，体脂肪率，上腕筋囲，血清アルブミンやコレステロール，末梢血リンパ球数などがある．

（2）動的栄養アセスメント

　より迅速に病態の推移や栄養治療の効果を評価する際に用いる．半減期の短いレチノール結合蛋白，トランスフェリン，血清プレアルブミン，窒素バランス，エネルギー代謝動態などを経時的に測定する．これらの指標を用いて，栄養ケアの経過を定期的にモニタリング・再評価し，栄養ケアプランの見直しを行う．

（3）予後栄養アセスメント

　外科領域では，術前の栄養状態の改善により術後の合併症リスクを軽減でき

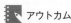
アウトカム

手術や投薬，リハビリテーションなどの医療行為が患者にもたらす最終結果であり，医療の質を評価する場合に用いられる視点の一つ．

ADL：activities of daily living

ることから，術前の複数の栄養指標を組み合わせて栄養障害の危険度を判定する PNI などが用いられている．

3　病院食

　医療機関で提供される食事は，入院時食事療養制度に基づき運営される．入院時食事療養では，「食事は医療の一環として提供されるべきものであり，それぞれの患者の病状に応じて必要とする栄養量が与えられ，食事の質の向上と患者サービスの改善を目指して行われるべきものである」と定義している．

　患者の食事は，一人ひとりの病態と年齢，性別，体格，身体活動量，ストレス（侵襲状況）などから必要栄養量が算定される．しかし，多数の患者と複雑かつ多岐にわたる疾患からなる入院時食事療養の実施においては，各医療機関であらかじめ，予測される疾患と患者に対応した栄養基準（約束食事箋）を設定している．この栄養基準（約束食事箋）を参考として，患者一人ひとりを対象に医師の発行する食事箋に基づき調整された食事が提供される．治療や臨床検査などに支障がないかぎり，1 日 3 回以上の食事が毎日提供される．

　医療機関の栄養基準（約束食事箋）は，一般治療食と特別治療食に分類される（**表 4-B-6**）．

1）一般治療食

　特別な栄養素のコントロールを必要としない，早期回復のために全身状態の改善を図る治療食である．形態別に常食，軟食（全粥食，分粥食），流動食，刻み食，ミキサー（ブレンダー）食，とろみ（嚥下調整）食など，患者の咀嚼嚥下能力，消化管機能の状態に応じて選択される．

2）特別治療食

　疾患ごとに特別に栄養素のコントロールを必要とする食事である．病気の診断を行う目的の検査食（試験食）も含まれる．

　特別治療食の栄養基準（約束食事箋）の表現方法には，疾患別（病名別）管理と栄養成分別管理がある．疾患別（病名別）管理では，疾患と病態により，その治療や改善に必要な栄養素成分，調理法，食事形態，食事量，食事回数など

予後推定栄養指数（prognostic nutritional index；PNI）（Buzby, 1980）
158 −（16.6×Alb）−（0.78×TSF）−（0.22×Tf）−（5.8×DH）で算出される〔Alb：アルブミン値, TSF（triceps skinfold thickness：上腕三頭筋皮下脂肪厚）, Tf：トランスフェリン値, DH（delayed hypersensitivity：遅延型皮膚過敏反応）〕．主に術前の栄養管理の必要性の評価に使用する．40 以上の場合，術後合併症などのリスクが上昇．

食事箋
入院患者の個々の食事開始，食止め，食事内容の変更，退院など医師から栄養部門に発行される食事処方箋．処方はオーダリング，電子カルテ，伝票などによる．

分粥食
通常の炊飯より水を多くして柔らかく炊いたものを粥という．米と水の割合で，できあがりの粥の柔らかさ，水分量が異なる．七分粥，五分粥，三分粥と段階がある．

ミキサー（ブレンダー）食
主食や副食をミキサーにかけたペースト状の形態の食事．

表 4-B-6　病院食の分類

名　　称		内　　容
一般治療食		常食，軟食（全粥食，分粥食），流動食，刻み食，ミキサー（ブレンダー）食，とろみ（嚥下調整）食など
特別治療食	疾患別（病名別）管理	腎臓食，肝臓食，糖尿食，胃潰瘍食，貧血食，膵臓食，脂質異常症食，痛風食，無菌食など
	栄養成分別管理	エネルギーコントロール食，蛋白質コントロール食，脂質コントロール食，電解質コントロール食，易消化食など ※これらに食塩制限が加わる

を対応させて栄養食事療法を行う．栄養成分別管理では，エネルギーや各栄養素成分と，その栄養素成分のコントロールが必要な疾患を対応させて栄養食事療法を行う．

4 栄養補給法

栄養補給法は，消化管を使用し栄養を補給する経腸栄養法と，静脈に直接栄養を投与する静脈栄養法に大別される．経腸栄養法は，経口栄養法と経管栄養法に分類される（図4-B-4）．

「静脈経腸栄養ガイドライン 第3版」では，「腸が機能している場合は，経腸栄養を選択することを基本とし，経腸栄養が不可能な場合や経腸栄養のみでは必要な栄養量を投与できない場合には，静脈栄養の適応となる」としている．疾病の診断や栄養アセスメントなどの総合的な評価により，できるだけ患者自身の消化・吸収機能を利用した生理的で安全な方法を選択し，患者の病態と栄養状態の改善を目指す．

1）経口栄養法

経口栄養法は，最も自然で生理的な栄養補給法である．各疾患・症状にあった適正な栄養量を満たし，患者の嗜好や食習慣を尊重して，摂食嚥下能力に適応したおいしい食事を提供することにより，喫食率を高め治療効果を上げることができる．食品，料理の量的・質的な調整が可能で，食欲や味覚を満たし精神的な満足が得やすい．また，口腔内の刺激により消化・吸収機能を維持し，

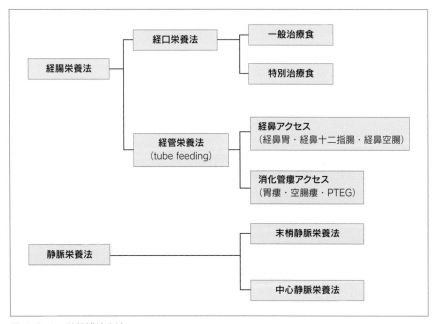

図4-B-4 栄養補給方法
PTEG：percutaneous trans-esophageal gastro-tubing，経皮経食道胃管挿入術．

表 4-B-7　経腸栄養剤の特徴

	半消化態栄養剤	消化態栄養剤	成分栄養剤
糖 質	デキストリン，二糖類，単糖類	デキストリン	デキストリン
窒素源	蛋白水解物，ペプチド	アミノ酸，ジペプチド，トリペプチド	結晶アミノ酸
脂 質	多い	製品による	少ない（1〜2%）
特 徴	化学的に同定できない成分を含む	化学的に明らかな成分	
消 化	一部必要	一部必要	不 要
繊維成分	食物繊維を添加したものあり	少 量	なし
取り扱い	医薬品／食品	医薬品／食品	医薬品

内分泌系や神経系の調節を受けることができる．さらに，食品の未知の有効成分を摂取することも可能である．必要な患者には特別用途食品や栄養機能食品を利用したり，経腸栄養剤を経口にて摂取する場合もある．

特別用途食品，栄養機能食品については第4章AのⅣ-1「4）食品の機能と種類」参照．

2）経管栄養法

胃や空腸などの消化管内に直接栄養剤を投与する方法である．チューブを経鼻的に挿入し，先端を胃，十二指腸，空腸上部に留め置きする経鼻アクセスと，胃瘻・空腸瘻よりチューブを通して栄養剤を投与する消化管瘻アクセスがある．胃瘻・空腸瘻は，経鼻的チューブの挿入ができない場合や，経管栄養法が4週間以上必要と考えられる場合に用いられる．

投与する栄養剤は，栄養素の組成から半消化態栄養剤，消化態栄養剤，成分栄養剤に分類される（表4-B-7）．液状の製品が多いが，半固形状や粉末の製品もある．エネルギー量は1kcal/mLの製品や，エネルギー補給や水分制限時に使用する1.5〜2.0kcal/mLの製品がある．

副作用として，下痢や腹痛などの消化器症状や誤嚥，逆流による誤嚥性肺炎，逆流性食道炎，また高血糖や浮腫といった代謝異常がみられる．

半固形化栄養剤

液体（状）栄養剤の形状を半流動体に変化させ，液体と固体の両方の物性をもち，粘度や硬度を保持させた栄養剤．胃瘻において短時間での栄養投与が可能で，さらに通常の経口摂取に近い胃の運動や消化機能が発揮できる．

3）静脈栄養法

経腸栄養が禁忌の場合に，静脈内に直接，栄養輸液を投与する方法である．四肢の静脈から投与する末梢静脈栄養（PPN）と，中心静脈にカテーテルを挿入して投与する中心静脈栄養（TPN）がある．静脈栄養の施行が短期間の場合には，PPNが適応となる．施行期間が長期になる場合や，高カロリー輸液の投与が必要な場合は，TPNの適応となる．

末梢静脈栄養の輸液製剤は，アミノ酸加糖総合電解質液，ビタミン製剤，脂肪乳剤を組み合わせて用いるが，1,000〜1,200kcal/日の投与が限界である．中心静脈栄養は，高濃度の糖液と電解質から構成される高カロリー輸液基本液，アミノ酸製剤，脂肪乳剤，高カロリー輸液用総合ビタミン製剤，高カロリー輸液用微量元素製剤を組み合わせて用い，2,000kcal/日以上の投与が可能である．

PPN：peripheral parenteral nutrition

TPN：total parenteral nutrition

長期にわたる静脈栄養の実施は，腸粘膜の萎縮をもたらし，バクテリアルトランスロケーションの誘因となる．その他の合併症として，カテーテル敗血症，末梢静脈炎，高血糖・低血糖，肝機能障害，乳酸アシドーシス，急激な投与や過剰投与による脂肪肝，長期投与による微量元素欠乏などがある．また，急性期にはリフィーディング症候群への対応も重要である．

5 疾患・症状別食事療法

栄養食事療法は，生命維持だけでなく，外科療法や薬物療法などの治療効果を十分に上げるためにも必須の治療法である．適正な栄養素の補給により，病態や栄養状態を改善し，疾患の治癒，再発防止，予防を目的としている．特定の疾患では，食事療法が治療の基本となるものがあり，各疾患の診療ガイドラインなどに栄養基準が示されている．食事療法が必要な疾患には肥満症や糖尿病，高血圧症，高尿酸血症，脂質異常症，動脈硬化症，消化器疾患，腎疾患，貧血などがある．

1）主な疾患の食事療法

（1）肥満症

食事療法により体重を減らし，脂肪組織量を軽減させる．適正なエネルギー量で，栄養素のバランスがとれた食事を規則正しくとる．エネルギー摂取量は，年齢，性別，身長，体重，肥満の程度などを考慮し設定する．1,000〜1,800 kcal/日の範囲の肥満症治療食と，高度肥満症患者に対して入院治療時に提供する1日600 kcal以下の超低エネルギー食（VLCD）がある．

（2）糖尿病

食事療法は治療の基本である．エネルギー摂取量を適正に保ち，バランスの取れた栄養素を摂取でき，かつ血糖コントロールを良好に保ち合併症を防ぐ食事とする．

摂取エネルギー量は，年齢，性別，身長，体重，身体活動量を考慮して決定する．治療開始時に目安とする1日の摂取エネルギー量は，目標体重（kg）×エネルギー係数（kcal/kg）で求める．

炭水化物のエネルギー量は指示エネルギー量の40〜60%，蛋白質は20%以下を目安とし，残りを脂質で摂取し，栄養素のバランスを図る．食塩，コレステロールや飽和脂肪酸をとりすぎないようにし，食物繊維を十分に摂取する．食後の高血糖の予防には，1日のエネルギー量を3回の食事に均等に配分し，1回の食事における炭水化物の量を決め，ゆっくり食べる，よく噛んで食べる，野菜から先に食べるなど食べ方を工夫する．

（3）高血圧症

肥満者では，肥満の是正のためにエネルギー摂取量の適正化を図る．食塩摂取量1日6g未満の制限，野菜・果物の積極的摂取，飽和脂肪酸・コレステロールの摂取制限，不飽和脂肪酸・低脂肪乳製品の積極的摂取を組み合わせた食

事とする．節酒，禁煙とする．

(4) 脂質異常症

　エネルギー摂取量，栄養素のバランスおよびコレステロール摂取量の適正化，脂質の質を考慮した食事とする．栄養素のバランスは，脂質のエネルギー量は指示エネルギー量の 20〜25％，炭水化物のエネルギー量は 50〜60％とする．飽和脂肪酸の適正摂取，コレステロールの摂取制限，n-3 系多価不飽和脂肪酸の摂取を増やし，トランス脂肪酸の摂取を控える．食物繊維を十分に摂取する．食塩は 1 日 6 g 未満を目標とし，アルコール摂取は 1 日 25 g 以下に抑える．

(5) 高尿酸血症・痛風

　エネルギー摂取量を適正化し，肥満や過体重を是正する．尿酸産生過剰の原因となるプリン体を多く含む食品を制限し，果糖を多く含む食品の過剰摂取に注意する．アルコール飲料は，種類を問わず過剰摂取を控える．水分は，1 日尿量が 2,000 mL 以上となるように十分に摂取し，尿酸の溶解度を高めるために，アルカリ性食品である野菜や海藻類の積極的な摂取を勧める．

(6) 慢性腎臓病

　食事療法の目的は，水，電解質のバランスの維持，終末代謝産物の体内蓄積の抑制，腎機能低下の進行抑制，栄養状態の維持である．食塩は 1 日 3 g 以上 6 g 未満に控える．個々の患者の病態にあわせて蛋白質を制限する．エネルギー摂取量は，年齢，性別，活動量により異なるが，不足しないように適正量を十分に摂取する．病態に応じて，カリウムやリンの制限が必要である．

6　健康づくりと食生活

　わが国の健康にかかわる施策は，感染症対策を中心とした衛生水準の向上から始まり，疾病の予防や健康維持・増進に重点がおかれるように移行してきている．健康寿命を延ばす施策として，健康無関心層も含めた予防・健康づくりの推進と，地域・保険者間の格差の解消に向けたプランが掲げられている．

1）健康増進法

　2002（平成 14）年に国民の健康維持と疾病予防を目的として制定された法律である．国民が生涯にわたって自らの健康状態を自覚するとともに，健康の増進に努めなければならないこととし，健康維持を国民の義務と規定している．
　医療制度改革の一環として，国民の栄養状態の改善や健康の維持・増進を目的に，厚生労働省が 2000 年 3 月に開始した「21 世紀における国民健康づくり運動（健康日本 21）」を積極的に推進するために制定された．

2）健康日本 21（第三次）

　わが国の健康づくり対策は，1978（昭和 53）年の第 1 次国民健康づくり対策に始まり，第 4 次国民健康づくり対策〔健康日本 21（第二次）〕の最終評価をふまえ，2024（令和 6）年から第 5 次国民健康づくり対策〔健康日本 21（第

健康寿命
平均寿命から病気やけがによって日常生活に介護を必要とする期間を差し引いたもの．自立して活動的な生活が継続できる期間．世界保健機関（WHO）の発表では，わが国の健康寿命は 2000 年以降，世界でトップクラスではあるが，平均寿命との差が 8〜12 歳ある．

三次）〕が進められている．

　健康日本21（第三次）は，すべての国民が健やかで心豊かに生活できる持続可能な社会の実現のため，基本的な方向を①健康寿命の延伸と健康格差の縮小，②個人の行動と健康状態の改善，③社会環境の質の向上，④ライフコースアプローチをふまえた健康づくりとしている．新たな視点として「女性の健康」「自然に健康になれる環境づくり」「他計画や施策との連携も含む目標設定」「アクションプランの提示」「個人の健康情報の見える化・利活用について記載を具体化」がある．

健康格差
一般的には人種や民族，社会経済的地位による健康と医療の質の格差をいう．わが国では，地域や社会経済状況の違いによる集団における健康状態の差を指す（厚生労働省）．

3）食育基本法

　国民一人ひとりが生きる力の基盤となる食の重要性を認識し，健全な食生活を実践できる人を育てることで豊かな人間性を育むことができるように，食育を総合的・計画的に推進することを目的として制定された．2005（平成17）年に制定され，2015（平成27）年に最終改正されて今日に至っている．

　食育基本法に基づき，食育に関する基本的な方針や目標を計画的に推進するために，2006（平成18）年度から食育推進基本計画が定められ，5年ごとに評価・見直しが行われている．2021（令和3）年度は第4次食育推進基本計画が策定され，①生涯を通じた心身の健康を支える食育の推進，②持続可能な食を支える食育の推進，③「新たな日常」やデジタル化に対応した食育の推進の3つの重点事項が示されている．

4）日本人の食事摂取基準（2020年版）

　日本人の食事摂取基準は，健康増進法に基づき，国民の健康の保持・増進を図るうえで摂取することが望ましいエネルギーおよび栄養素の量の基準を示したものである．詳細は第4章AのⅣ「2 食事摂取基準」を参照のこと．

5）国民健康・栄養調査

　国民の身体の状況，栄養素等摂取量および生活習慣の状況を明らかにし，国民の健康増進の総合的な推進を図るための基礎資料を得ることを目的として，1945（昭和20）年から毎年実施されている（2020, 2021年は新型コロナウイルス感染症の影響で調査中止）．

　2019（令和元）年の調査対象は，国民生活基礎調査において設定された単位区から層化無作為抽出した300単位区（令和元年東日本台風の影響により4単位区を除いた）のすべての世帯および世帯員のうち満1歳以上の者である．

　調査項目は，身体状況調査（身長，体重，腹囲，血圧，血液検査，問診など），栄養摂取状況調査〔世帯状況，食事状況，食物摂取状況，1日の身体活動量（歩数）〕，生活習慣調査〔食生活，身体活動，休養（睡眠），飲酒，喫煙，歯の健康などとその年ごとの重点項目〕である．

国民生活基礎調査
厚生労働省により実施され，保健，医療，福祉，年金，所得など国民生活の基礎的事項を調査し，厚生労働行政の企画および運営に必要な基礎資料を得るとともに，各種調査の調査客体を抽出するための親標本を設定することを目的としている．

6) 望ましい食生活

　現代はインスタント食品やファストフードなどの利用が増加し，中食や外食などの食の外部化が進み，調理済み食品やサプリメントなどの栄養補助食品の利用過多の状況にある．これに伴い，食塩の過剰摂取，野菜の摂取不足，魚離れ，朝食の欠食や子どもの孤食，若年女性のやせ，高齢者の低栄養などの問題が指摘されている．

　2000（平成12）年には，当時の文部省，厚生省，農林水産省が連携して，望ましい食生活について「食生活指針」を作成し，2016（平成28）年に食育基

表 4-B-8　食生活指針

食生活指針	食生活指針の実践
食事を楽しみましょう．	・毎日の食事で，健康寿命をのばしましょう． ・おいしい食事を，味わいながらゆっくりよく噛んで食べましょう． ・家族の団らんや人との交流を大切に，また，食事づくりに参加しましょう．
1日の食事のリズムから，健やかな生活リズムを．	・朝食で，いきいきした1日を始めましょう． ・夜食や間食はとりすぎないようにしましょう． ・飲酒はほどほどにしましょう．
適度な運動とバランスのよい食事で，適正体重の維持を．	・普段から体重を量り，食事量に気をつけましょう． ・普段から意識して身体を動かすようにしましょう． ・無理な減量はやめましょう． ・特に若年女性のやせ，高齢者の低栄養にも気をつけましょう．
主食，主菜，副菜を基本に，食事のバランスを．	・多様な食品を組み合わせましょう． ・調理方法が偏らないようにしましょう． ・手作りと外食や加工食品・調理食品を上手に組み合わせましょう．
ごはんなどの穀類をしっかりと．	・穀類を毎食とって，糖質からのエネルギー摂取を適正に保ちましょう． ・日本の気候・風土に適している米などの穀類を利用しましょう．
野菜・果物，牛乳・乳製品，豆類，魚なども組み合わせて．	・たっぷり野菜と毎日の果物で，ビタミン，ミネラル，食物繊維をとりましょう． ・牛乳・乳製品，緑黄色野菜，豆類，小魚などで，カルシウムを十分にとりましょう．
食塩は控えめに，脂肪は質と量を考えて．	・食塩の多い食品や料理を控えめにしましょう．食塩摂取量の目標値は，男性で1日8g未満，女性で7g未満とされています． ・動物，植物，魚由来の脂肪をバランスよくとりましょう． ・栄養成分表示を見て，食品や外食を選ぶ習慣を身につけましょう．
日本の食文化や地域の産物を活かし，郷土の味の継承を．	・「和食」をはじめとした日本の食文化を大切にして，日々の食生活に活かしましょう． ・地域の産物や旬の素材を使うとともに，行事食を取り入れながら，自然の恵みや四季の変化を楽しみましょう． ・食材に関する知識や調理技術を身につけましょう． ・地域や家庭で受け継がれてきた料理や作法を伝えていきましょう．
食料資源を大切に，無駄や廃棄の少ない食生活を．	・まだ食べられるのに廃棄されている食品ロスを減らしましょう． ・調理や保存を上手にして，食べ残しのない適量を心がけましょう． ・賞味期限や消費期限を考えて利用しましょう．
「食」に関する理解を深め，食生活を見直してみましょう．	・子供のころから，食生活を大切にしましょう． ・家庭や学校，地域で，食品の安全性を含めた「食」に関する知識や理解を深め，望ましい習慣を身につけましょう． ・家族や仲間と，食生活を考えたり，話し合ったりしてみましょう． ・自分たちの健康目標をつくり，よりよい食生活を目指しましょう．

資料：文部科学省・厚生労働省・農林水産省「食生活指針」（平成28年6月一部改正）

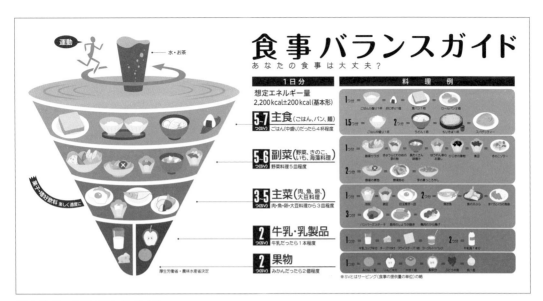

図 4-B-5　食事バランスガイド
資料：厚生労働省「食事バランスガイド」

本法の策定を受けて改定している（**表 4-B-8**）.

　さらに,「食生活指針」を具体的な行動に結びつけるものとして, 食育基本法に基づいて, 2005（平成 17）年に厚生労働省, 農林水産省により「食事バランスガイド」が策定された. 1 日に「何を」「どれだけ」食べたらよいかの目安を主食, 副菜, 主菜, 牛乳・乳製品, 果物の料理に分けて, コマ形のイラストで示している（**図 4-B-5**）.

C 薬理学

　医薬品は各種疾患の治療に用いられるが，医薬品に対する生体反応には個人差がある．この個人差は，時として望まない作用（有害作用）につながる．患者に適した医薬品を使用するため，また，有害作用を起こさないようにするために，**個人最適化医療**（精密医療，precision medicine）が行われるようになっている．最適化を行うためには，種々の検査や遺伝子診断によって患者の疾患の状態を知ることが重要である．また，必要な検査を行うためには，疾患や医薬品の作用機序を理解しておくことも必要である．

Ⅰ 薬の作用機序と生体内動態

1 薬の作用機序

　医薬品は各種疾患の治療に欠かせない．人類は経験的にある種の植物や鉱物を利用すると発熱や痛みから逃れられることを知っており，こうした生体機能に何らかの変化を与えるものを薬とよんだ．

　やがて化学が発達し，植物に含まれる物質が同定されるようになった．その物質が痛みを和らげることが証明されると，薬は薬物となる．しかしながら，痛みを和らげる物質がわかっても，その物質がなぜ痛みを和らげるのかはわからない．その機序を明確にすることを目的として生まれたのが，**薬理学**という学問領域である．

　近代の科学の急速な発展によって，生体内に存在する化学物質（生体分子）の機能が明らかになり，生体分子と疾患の関係もわかってきた．つまり，「薬を服用すれば病気が治るが，機序はわからない」から「生体分子の働きを薬で制御すれば病気を治療できる」と考えるようになってきた．生体機能を制御する物質がわかった後で創薬を行うようになり，薬物開発と機序の明確化の順番が従来とは逆になりつつある．そこで，現代の薬理学（pharmacology）では，薬物が生体に対して及ぼす影響を研究する分野を**薬力学**（pharmacodynamics；PD），生体が薬物に及ぼす影響を研究する分野を**薬物動態学**（pharmacokinetics；PK）と区別している．狭義には，薬力学を薬理学とよぶこともある．

1）薬物の使用目的

　薬物を用いた疾患の治療は，目的によって以下のように分類される．

(1) 原因療法

　疾患の原因を取り除き，根治を目指す治療法である．たとえば，感染症に対して，その原因となっている病原菌を医薬品によって除去（死滅）させる治療法が相当する．

(2) 対症療法

　疾患の原因が必ずしも解明されていない場合に，生体で生じている不都合な

 薬／薬物／薬剤

「薬」は，体に作用するものすべてを意味する．一方で「薬物」は，天然の物質の有効成分を分離，抽出，精製したり，新たに化学合成した化学物質のことを指す．この化学物質である薬の原末（有効成分）に添加剤などを加えて，患者に投与できるように錠剤などに加工したものが「薬剤」となる．なお，「薬」と「薬物」は同じものとして扱う場合もある．

状態を医薬品によって取り除き，とりあえず疾患の症状を和らげる治療法である．または，原因がわかったとしても原因療法ができない場合などにも用いられる．たとえば，原因が明確でない本態性高血圧に対して，血圧を上げる種々の要因を取り除いて病態を改善させることが相当する．

（3）補充療法

生体内で不足している物質を投与して，生体機能を正常に保とうとする治療法である．たとえば，女性ホルモンであるエストロゲンを補うことで更年期障害を改善する治療法や，1型糖尿病に対してインスリンを投与することが補充療法に相当する．

（4）予防療法

病気の発症をあらかじめ防ぐための療法である．たとえば，心房細動ではしばしば心房内に血栓が形成され，その血栓が血流に乗って心臓から出て脳の血管を塞ぐと脳梗塞が起こる．これを防ぐために，血液凝固を起こしにくくする薬物が投与される．

2）薬物が作用する仕組み

薬物が生体に及ぼす作用を薬理作用という．薬物が薬理作用を示すためには，生体内の特定の分子に結合し，特異的な反応を引き起こす必要がある．この特異的な反応を引き起こす分子を標的あるいは**作用点**とよぶ．

薬物の標的として，**受容体**，**イオンチャネル**，**酵素**，**トランスポーター（輸送体）**などが知られている．**図4-C-1〜7**に示すように，医薬品はこれらに作用して生体の機能を調節する．

（1）受容体

受容体は，細胞膜上や細胞質に存在する蛋白質からなる構造体で，薬物や生理活性物質が結合する．受容体はしばしば"鍵"と"鍵穴"の関係で説明される．すなわち，特定の生体分子には特定の受容体が存在する．細胞膜は脂質二重層で形成されており，水溶性物質はそのままでは細胞膜を通過できない．水溶性の生体分子や医薬品は，受容体に結合することによってさまざまな情報（シグナル）を細胞内に伝える．受容体は，細胞内に情報を伝える手段によって，①**イオンチャネル内蔵型受容体**，②**G蛋白質共役型受容体**，③**酵素内蔵型受容体**，④**細胞質受容体**，⑤**核内受容体**に分類できる（詳細は後述「III 生体内情報伝達機構とチャネル・トランスポーター」を参照）．

（2）イオンチャネル

細胞膜に存在する蛋白質で，刺激に応じて開閉することでイオンが通過する小孔を形成する．透過するイオンの選択性により，Na^+チャネル，Ca^{2+}チャネルやCl^-チャネルと名づけられている．膜内外の電位差を感知して開閉する**電位依存性イオンチャネル**と，内因性物質を感知して開閉する**リガンド依存性イオンチャネル**，**温度感受性イオンチャネル**などがある（詳細は，後述IIIの「4 イオンチャネル」を参照）．

📔 G蛋白質

GTP（グアノシン三リン酸）を結合し，加水分解する活性を有するためG蛋白質とよばれる．G蛋白質は細胞膜の細胞質側に存在し，細胞膜上に存在する受容体にリガンドが結合すると活性化して，リガンドが結合したという情報を細胞内へ伝える．

📔 リガンド

特定の受容体に選択的に結合する生体分子や医薬品などの物質のこと．

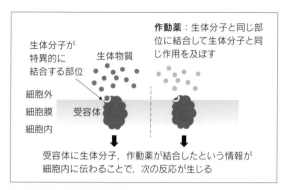

図 4-C-1　受容体の活性化
作動薬：生体分子と同じ受容体に結合する化合物．生体分子の機能を補う（代替する）ことができる．

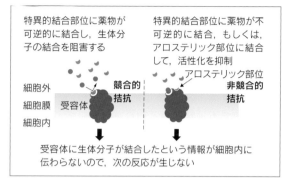

図 4-C-2　受容体の遮断
遮断薬：生体分子と同じ受容体に結合する化合物．生体物質を受容体に結合できなくさせる．

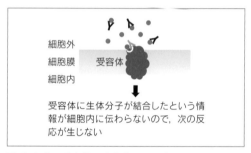

図 4-C-3　受容体・生体分子の阻害
抗体薬：生体分子や受容体に対する抗体によって，生体分子や受容体の機能を抑制する．

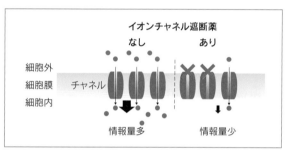

図 4-C-4　イオンチャネルの遮断
イオンチャネル遮断薬：チャネルが開くと細胞膜内外の金属イオンの濃度勾配に従って金属イオンが移動する．イオンが移動するので細胞内外の電位が変化する．

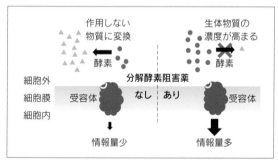

図 4-C-5　分解酵素の阻害
分解酵素阻害薬：生体分子を分解する酵素を阻害する．分解されないので生体分子の濃度が高まる⇒作用が強まる．

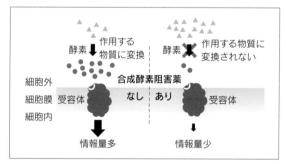

図 4-C-6　合成酵素の阻害
合成酵素阻害薬：生体分子を合成する酵素を阻害する．合成されないので生体分子の濃度が低下⇒作用が弱まる．

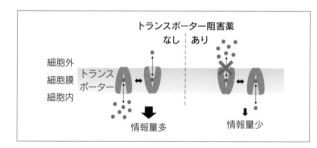

図 4-C-7　トランスポーター（輸送体）阻害
トランスポーター阻害薬：トランスポーターによって行われる細胞外から細胞内あるいは細胞内から細胞外への物質の移動を阻害する．
図の例では，受容体に作用できる生体分子の濃度が高まる⇒作用が強まる．

(3) 酵素

　生体内で生命活動に必要な物質の生合成を触媒する蛋白質である．たとえば，アセチルコリンエステラーゼという酵素は，副交感神経の終末から分泌されるアセチルコリンを分解して不活性化する．また，シクロオキシゲナーゼは発熱や痛みに関与する生体分子のプロスタグランジンを合成する酵素であるが，シクロオキシゲナーゼを阻害することでプロスタグランジンがつくられなくなり，発熱や痛みが軽減される．

(4) トランスポーター（輸送体）

　生命活動に必要なイオンや低分子化合物の細胞膜内外への輸送を担う蛋白質である．水溶性物質は，通常は脂質二重層でできている細胞膜を通過できないが，トランスポーターによって細胞内への透過が可能となる（詳細は後述Ⅲの「5 トランスポーター」を参照）．

2　薬の生体内動態

　「1 薬の作用機序」で示されたように，薬物が生体に与える影響を研究する分野が薬力学である．逆に，生体が薬物に与える影響を研究する分野を**薬物動態学**という．薬物動態学は，「薬の生体内運命」ともいわれ，薬物を安全かつ有効に人体に適用して病気の治癒に至るまでのすべての過程に関与している．

　一般に，投与されて生体内に入った薬物は**吸収**（absorption；A）された後，循環血流によって運ばれ，さらに毛細血管や血管内皮細胞などを透過して組織に入る〔**分布**（distribution；D）〕．このように，薬物は生体に分布することによって作用部位に到達し，薬理作用を発揮する．そして，薬理作用を発揮した薬物は，肝臓や腎臓に移行し**代謝**（metabolism；M）され，水溶性が高くなって**排泄**（excretion；E）され，体内から消失する．

　薬物の体内動態（生体内運命）は，頭文字をとって**ADME（アドメ）**と総称される（**図4-C-8**）．以下に，ADMEについて簡単に説明する．

1) 吸収

　経口投与された薬物が体内に吸収されるためには，消化管から脈管系（血管またはリンパ管）に到達する必要がある．消化管から脈管系への吸収過程においては，最大の障壁である消化管粘膜上皮細胞膜を透過する必要がある．

　消化管粘膜上皮細胞膜などの細胞膜の大部分は脂溶性（油に溶けやすい）の性質をもっているため，**脂溶性薬物**は直接に細胞膜を透過できる（**受動拡散**）．受動拡散で細胞膜を透過するには，薬が**分子形（非イオン形）**である必要がある．薬の分子形とイオン形の割合は，薬自身がもつ性質（pKa）と薬が溶けている溶液のpHによって決まるため，受動拡散での吸収はpHの影響を受けやすい（**pH分配仮説**）．

　一方，抗菌薬などの水溶性薬物は，脂質膜を直接透過できないため薬物トランスポーターなどを介して吸収される．

受動拡散（単純拡散）

物質は濃い部分から薄い部分に向かって広がり（拡散），やがて均一になる性質をもっている．薬物も例外ではなく，消化管の中で濃い薬は薄い方に広がって移動する．その際，消化管細胞の生体膜は主にリン脂質から構成される脂質二重層（油と同じ性質）でつくられているので，脂溶性（油に溶けやすい）の薬物はこの生体膜に溶けながら拡散し，生体膜を透過する．このことを「受動拡散」とよび，脂溶性の薬物は，主に受動拡散により吸収される．

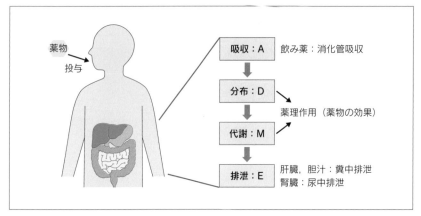

図 4-C-8　体の中での薬の運命

　このように，経口で使用され全身に作用する薬物は，消化管の細胞膜を透過しなければ吸収できない．ほとんどの薬物は，表面積が大きく（約 $200\,m^2$），かつ多くの膜輸送機構を備えている小腸から吸収される．

　小腸から吸収された薬物の多くは門脈を経て肝臓に移行し，肝臓で**初回通過効果**（肝臓での薬物の代謝）を受ける．このため，投与された薬物のすべてが全身循環血中に到達するわけではない．**生物学的利用率**（バイオアベイラビリティ）とは，経口投与された薬物が肝臓で代謝された後に循環血中に到達する割合の指標として用いられる．薬物の種類により循環血中到達率は異なり，実臨床で用いられている薬物の生物学的利用率について，十分に理解しておく必要がある．

　消化管以外で吸収される薬物の多くは，**肝初回通過効果**を受けない．このため，肝臓で代謝されやすい薬物は経口以外の方法で投与される．たとえば，狭心症の治療や予防に用いられているニトログリセリンは，経口で投与すると肝臓ですべて代謝されてしまうため，口腔粘膜吸収（舌下錠）や経皮吸収（貼付剤）が用いられる．そのほか，経鼻吸収（点鼻剤），経肺吸収のほかに，消化管から吸収されない抗菌薬などには各種注射剤などが用いられる．

2）分布

　吸収された薬物は，循環血液によって目的の臓器や組織に運ばれる．これを分布という．多くの薬物は，血液中では**アルブミン**などの血漿蛋白質に結合している．血漿蛋白質に結合した薬物は生体膜を透過しにくく，また薬物受容体とも結合しにくいので，薬理効果に影響が出る．

　また，組織によっては薬物が移行しにくい障壁がある．代表的なものは，血液から脳への薬物の移行を妨げる**血液脳関門**（BBB）である．血液脳関門は，脳毛細血管内皮細胞が本体であるが，末梢の毛細血管内皮細胞とは異なり，内皮細胞の間隙が密着結合となっており，水溶性薬物の移行を妨げている．

 初回通過効果
薬物が体内に吸収された後に最初に代謝を受けて消失することで，主に肝臓で代謝を受けることから肝初回通過効果がよく用いられている．このほかにも，小腸で代謝される場合は小腸初回通過効果とよばれる．

血液脳関門（blood-brain barrier；BBB）
脳は神経細胞が集まった臓器であるため異物の侵入を防ぐ必要がある．異物の侵入を防ぐのが血液脳関門とよばれる関門である．本体は脳毛細血管内皮細胞で，全長約 650 km，表面積は約 $12\,m^2$ という長大な障壁となって，中枢神経系への有害な異物の移行を妨げている．しかし，脳に必要な栄養素などは，トランスポーターを介した輸送により血液から脳に移行している．

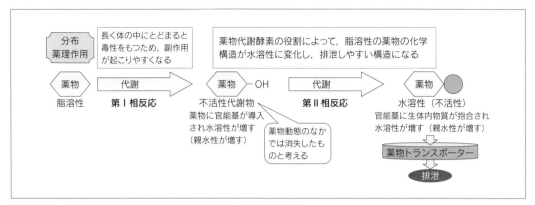

図 4-C-9　薬の生体内運命における代謝の役割および代謝様式

3）代謝

　体内で薬理効果を示した薬物（特に脂溶性）は，そのままの状態で体内にとどまると副作用を引き起こす可能性があり，速やかに体外に排泄される必要がある．そのための仕組みが代謝である．薬の代謝とは，主に肝臓に存在する**薬物代謝酵素**の働きにより，脂溶性の薬物が水溶性の化学構造に変化することである．

　代謝反応は大きく分けて2つの反応がある．**第I相反応**では酸化反応，還元反応，加水分解反応により，薬物が水酸基（–OH）やカルボキシ基（–COOH）のような官能基を形成する．**第II相反応**では，これらの官能基に内因性の水溶性物質であるグルクロン酸，活性硫酸などを抱合（転位）させて水溶性を高め，より排泄しやすい構造に変化させる（**図4-C-9**）．

　薬物代謝酵素のなかで最も存在量が多く，多種類の薬物の酸化反応に関与する酵素は**シトクロムP450（CYP）**である．CYPには多くのアイソザイムが存在しているが，そのなかでもCYP1A2，CYP2C9，CYP2C19，CYP2D6およびCYP3A4が多くの薬物代謝に関与している．本章Dの「I 薬の動態と有効性・安全性」で，酵素誘導，酵素阻害，遺伝子多型の薬の生体内運命に対する影響について説明する．

4）排泄

　代謝によって水溶性に変化した薬物の主要な排泄経路は**腎排泄**である．腎臓では，主に①**糸球体濾過**，②**尿細管分泌**，③**尿細管再吸収**という3つの過程で排泄される．

①糸球体濾過：分子篩（ぶんしふるい）であるため，血漿蛋白質であるアルブミンと結合した薬物は濾過されない．そのため，アルブミンとの結合率が糸球体での濾過の割合にとって重要な要素となる．

②尿細管分泌：主に近位尿細管に存在する薬物トランスポーターの働きにより，血液側から尿細管側に薬物が能動輸送される．一般に，糸球体濾過され

シトクロムP450（CYP）

元々1958年にKlingenbergとGarfinkelが肝臓のミクロソームで発見した正体不明の蛋白質を，1962年に佐藤と大村がヘム蛋白質であることを証明してシトクロムP450と名付け，その後の薬物代謝酵素としての発展につながった．酵素としては奇妙な名前であるが，シトクロムはヘム蛋白の一種で，Pは色素（pigment）の頭文字，450は還元型のCYPに一酸化炭素を加えると450nmの極大吸収をもつことから名付けられた．

糸球体濾過（分子篩）機構

腎臓の役割の一つに，血液中の老廃物などの排泄がある．糸球体濾過は血液中の老廃物や塩分などを尿中に排泄する機構で，体の中から集まってきた血液を濾過するが，分子量によって濾過できるものとできないものを分けるので，分子篩ともよばれている．たとえば，赤血球や薬物の分布に必要なアルブミンは濾過されずに残り，老廃物や不必要な塩分は尿中に排泄されて，きれいになった血液が腎臓から体内に戻る仕組みになっている．

る原尿は1日150〜180Lで尿量が1日1.5〜1.8Lであることから，尿細管中で薬物は最大100倍に濃縮される．そのため，血漿中よりも尿細管中の薬物の濃度が高くなり，薬物トランスポーターを介した能動輸送の働きにより分泌が可能となる．尿細管には有機アニオン，有機カチオンをはじめとした多種の薬物トランスポーターが存在しており，薬物の排泄に重要な役割を果たす．

③尿細管再吸収：セファレキシンなど一部の薬物はペプチドトランスポーターなどの働きにより能動輸送されるが，多くの場合は遠位尿細管での受動拡散によって再吸収が行われる．前述したように，尿細管では血漿中に比べて薬物が最大100倍濃縮されるが，遠位尿細管に向かうに従って濃度が高くなるので，受動拡散により再吸収されやすくなる．ただし，尿中ではpHの変化が大きいため，受動拡散による尿細管再吸収はpH分配仮説により大きく変化する．

このほかの排泄経路として重要なのは**胆汁中排泄**である．肝細胞の胆管側膜には多種類の薬物トランスポーターが存在しており，主にトランスポーターを介した能動輸送が行われる．

有機アニオンと有機カチオン

アニオンは陰イオンのことで，弱酸性薬物ではイオン型になった場合に陰イオンになる．この陰イオン性の薬物を運搬するトランスポーターを有機アニオントランスポーターとよんでいる．カチオンは陽イオンのことで，弱塩基性薬物ではイオン型は陽イオンになる．この陽イオン性の薬物を運搬するトランスポーターを有機カチオントランスポーターとよんでいる．

Ⅱ 生理活性物質

生理活性とは，ごく微量の生体内化学物質が生体の特定の生命活動や生理機能の維持・調節を示す性質をいい，生体内物質にかぎらず生理活性をもつ化学物質を生理活性物質とよぶ．生理活性物質が不足すると，生体の調節機能に支障が生じてさまざまな病態を呈するようになる．Ⅰの「1 薬の作用機序」で示した生体分子の具体例を以下に示す．

1 神経性アミノ酸

アミノ酸は，構造中にアミノ基とカルボキシ基を官能基としてもつ有機化合物である．神経細胞間のシナプスで情報伝達を介在する神経伝達物質としてのアミノ酸を神経性アミノ酸といい，アスパラギン酸，グルタミン酸，γ-アミノ酪酸（GABA），グリシンが知られている．このうち，アスパラギン酸，グルタミン酸は興奮性アミノ酸，γ-アミノ酪酸，グリシンは抑制性アミノ酸といわれる．

2 生理活性アミン

アンモニア（NH_3）の水素原子を炭化水素基または芳香族原子団で置換した化合物の総称をアミンという．生体内ではアミノ酸から合成され，生理活性を有するものを生理活性アミンという（**表4-C-1**）．このうち，ドパミン，ノルアドレナリン，アドレナリンは化学構造にカテコール基を有することからカテコールアミンとよばれる．カテコールアミンは血圧を上昇させる（昇圧反応）

表 4-C-1 主な生理活性アミン

アミノ酸	生理活性アミン
チロシン	ドパミン，ノルアドレナリン，アドレナリン，チロキシン，メラニン
メチオニン*	タウリン，タウロコール酸
ヒスチジン*	ヒスタミン
アルギニン	クレアチンリン酸
トリプトファン*	セロトニン，メラトニン，ナイアシン
グルタミン酸	γ-アミノ酪酸（GABA），グルタチオン

*必須アミノ酸.

だけでなく，情動にも関与する．また，ヒスタミンは炎症や胃酸分泌などに関与する.

3 生理活性ヌクレオシド・ヌクレオチド

アデノシン，グアノシン，チミジン，シチジン，ウリジンが代表的なヌクレオシドで，このヌクレオシドの糖部分にリン酸がエステル結合したものをヌクレオチドという．ヌクレオシドとヌクレオチド，およびそれらの誘導体は，ほぼすべての生体内の生化学的プロセスに関与している．ヌクレオシドやヌクレオチドの誘導体は，たとえば逆転写酵素阻害作用を有する抗ウイルス薬として応用されている.

4 生理活性ペプチド

アミノ酸とアミノ酸がペプチド結合（–CONH–）して，2個以上つながった構造のものをペプチドという．2個連なったジペプチドから100個近くが連なった複雑なものまで，きわめて多くの生理活性ペプチドが知られている．心房性ナトリウム利尿ペプチド（ANP）は28アミノ酸からなり，血圧制御や血液量の恒常性維持に関与し，心不全の医薬品として実用化されている.

ANP：atrial natriuretic peptide

5 エイコサノイドとその他脂質メディエーター

脂肪酸のうち，生命活動に必要であるにもかかわらず体内でつくることのできない脂肪酸を，必須脂肪酸という．必須脂肪酸は，構造中の二重結合の位置によってn–6系とn–3系の2種類に分類できる．n–6系不飽和脂肪酸は，オメガ6（ω6）とも表記し，必須脂肪酸のうちリノール酸から生合成されるアラキドン酸などが属する．n–3系不飽和脂肪酸は，オメガ3（ω3）とも表記し，必須脂肪酸のα–リノレン酸と，生体内でα–リノレン酸から代謝されてできるエイコサペンタエン酸（EPA），ドコサヘキサエン酸（DHA）などが属する.

必須脂肪酸の一つであるアラキドン酸は細胞膜リン脂質の構成成分で，細胞が刺激を受けるとホスホリパーゼA_2という酵素によって細胞膜から細胞内に

遊離される．遊離されたアラキドン酸は，シクロオキシゲナーゼという酵素により**プロスタグランジン（PG）**および**トロンボキサン（TX）**という生理活性脂質に変換される．これら２つを合わせてプロスタノイドという．

アラキドン酸から PG，TX が合成される過程をアラキドン酸カスケードとよぶ．アラキドン酸からはリポキシゲナーゼという酵素によってロイコトリエン（LT）が合成される．また，n-3 系である EPA からも PG 類が生成される．PG，TX，LT をまとめて，エイコサノイドという．

PG には，PGA～PGJ までの異なる分子種が知られている．このうち PGE_2 には，平滑筋収縮作用，末梢血管拡張作用，発熱・痛覚伝達作用など多彩な作用がある．$PGF_{2\alpha}$ には黄体退行，平滑筋（子宮・気管支・血管）収縮作用が，PGI_2 には血管拡張作用，血小板合成阻害作用がある．

TX は TXA_2，TXB_2 という分子種が知られており，TXA_2 は血小板凝集作用，血管・気管支収縮作用を有する．

LT は，ロイコトリエン B4（LTB4）とシステイニルロイコトリエン（LTC4，LTD4，LTE4）に大別できる．システイニルロイコトリエンは非常に強い気管支収縮作用を有する．

一方で，EPA，DHA より合成されるレゾルビンやプロテクチンは，抗炎症性・消炎症性メディエーターとして作用する．

レゾルビンやプロテクチン，エイコサノイドを総称して脂質メディエーターという．

 ロイコトリエン（LT）
アレルギー疾患をはじめとする種々の疾患で重要な炎症性メディエーターとして作用する．

6　サイトカインとケモカイン

サイトカインとは主に免疫系細胞から分泌される物質で，①蛋白質である，②ごく微量（10^{-13}～10^{-10} mol/L）で効果を発揮する，③細胞表面のレセプターに結合し，細胞内シグナル伝達により効果を発揮する，④標的細胞特異性を示す，⑤主として産生局所で働く，⑥互いに連関した作用，すなわちサイトカインネットワークを形成する，などの特徴がある．

特に，１つのサイトカインが産生されるとそれに呼応して次々にほかのサイトカインが誘導されてくる現象を，サイトカインカスケードとよぶ．また，白血球遊走に関与するサイトカインをケモカインとよぶ．

代表的なものとしてインターフェロン（IFN），インターロイキン（IL），ケモカイン（CCL など），コロニー刺激因子（顆粒球コロニー刺激因子：G-CSF，エリスロポエチンなど），腫瘍壊死因子（TNF），増殖因子（EGF，FGF，TGF-β など）などがある．なかでも TNF-α や IL-6 などのサイトカインは生体内のさまざまな炎症症状を引き起こし，炎症性サイトカインとよばれる．一方，IL-10 や TGF-β は炎症症状を抑制し，抗炎症性サイトカインとよばれる．

サイトカインストーム
サイトカインカスケードによく似た言葉として，サイトカインストームがある．感染症などによって炎症性サイトカイン（IL-1，IL-6，TNF-α など）が大量に産生されると過剰な炎症反応が生じ，急性循環不全（ショック），播種性血管内凝固（DIC），多臓器不全に陥る病態である．

7　ビタミン

微量で，人体の機能を正常に保つために必要な有機化合物で，生合成できな

表 4-C-2　主なビタミン

	ビタミン種	別　名	主な作用
脂溶性	ビタミン A	レチノイド	成長・生殖，視覚，感染予防など幅広い生理機能
	ビタミン D	カルシフェロール	生体のカルシウムとリンの恒常性の維持
	ビタミン E	トコフェロール	不飽和脂肪酸の過酸化を抑制することで生体膜損傷や動脈硬化を予防，生殖機能にも関与
	ビタミン K		血液凝固作用（止血作用）
水溶性	ビタミン B_1	チアミン	糖類の代謝や細胞呼吸などの生体内反応の補酵素
	ビタミン B_2	リボフラビン	糖，脂質類の代謝や細胞呼吸などの生体内反応の補酵素
	ビタミン B_7	ビオチン	腸内細菌により産生され，糖，脂質代謝に関与
	ビタミン B_9	葉酸	アミノ酸および核酸の合成に関与
	ビタミン B_{12}	コバラミン	補酵素としてアミノ酸，脂質代謝，ビタミン B_9 とともに赤血球の生合成に関与
	ビタミン C	アスコルビン酸	過酸化物の生成抑制，生体異物の解毒を通して創傷や骨折の治癒，色素沈着防止作用を示す

いため，食品から摂取する必要がある．物性から脂溶性ビタミンと水溶性ビタミンに分けることができる（**表 4-C-2**）．

　脂溶性ビタミンは主として脂肪組織や肝臓に貯蔵される．一方，水溶性ビタミンは血液などの体液に溶け込んでいて，余分なものは尿として排出される．

Ⅲ 生体内情報伝達機構とチャネル・トランスポーター

1　細胞における情報の受容

　ヒトの細胞は核と細胞質からなり，脂質二重層でできた細胞膜におおわれている．細胞膜には，蛋白質でできた受容体，酵素，トランスポーター（輸送体，担体），チャネルなどが埋め込まれている．脂溶性物質や酸素，二酸化炭素，一酸化窒素などのガスは細胞膜を自由に通過できるが，生体内アミンや金属イオン，抗体，ホルモンなどの水溶性物質は通過できない．このために，こうした物質が細胞外に存在する場合に，その情報を細胞内部に伝え，細胞の応答を引き起こす仕組みが必要である．

　リガンド（選択的に結合する物質）が受容体に結合すると，その情報が細胞内物質（二次伝達物質，セカンドメッセンジャー）の量的な変化を引き起こす（**図 4-C-1～7**）．この変化は，さらにほかのメッセンジャーにも影響を与えることで情報が増幅，変換され，さまざまな細胞応答を引き起こす．こうした情報を引き起こす機構を**細胞内情報伝達系**という．こうした細胞内情報伝達の仕組みとして，以下が明らかになっている．

2 細胞内情報伝達

1）イオンチャネル内蔵型受容体

　イオンチャネルは細胞膜に存在する蛋白質で，刺激に応じて開閉する．イオンチャネル内蔵型受容体は，薬物や生理活性物質が結合する受容体とイオンチャネルが一体化しているような受容体で，薬物や生理活性物質が受容体に結合することでイオンチャネルの働きを制御する．細胞膜の内側と外側ではイオンの濃度が異なるので，この濃度勾配に従ってイオンが移動する（後述）．

2）G 蛋白質共役型受容体

　受容体の結合部位が細胞膜の外側にあるとき，薬物が受容体に結合しただけでは薬物による刺激情報は細胞内には伝わらない．多くの受容体は細胞質側に **G 蛋白質**が結合しており，受容体に特異的に作用する薬物，生理活性物質が結合したときに G 蛋白質が活性化する．

　G 蛋白質は大きく分けて Gs，Gi，Gq の 3 種類に分類できる．Gs 蛋白質に共役した受容体にリガンドが結合すると，アデニル酸シクラーゼという酵素を活性化して細胞内の cAMP を増加させる．一方，Gi 蛋白質ではアデニル酸シクラーゼを不活性化して細胞内の cAMP を減少させる．Gq 蛋白質ではホスホリパーゼ C を活性化させるほか，イノシトール三リン酸の増加を介して細胞内の Ca^{2+} を増加させる．

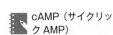

cAMP（サイクリック AMP）
環状アデノシンーリン酸ともいわれる．アデニル酸シクラーゼによって ATP から cAMP は生成される．cAMP はプロテインキナーゼ A という酵素の活性を制御する．

3）酵素内蔵型受容体

　酵素内蔵型受容体は，基本的には細胞膜外にリガンド結合部位，細胞内側に酵素活性部位をもつ．多くの酵素内蔵型受容体は，リガンドが結合すると二量体となって，それをきっかけに酵素が活性化されて細胞内情報伝達が開始される．酵素内蔵型受容体にはチロシンキナーゼ型，セリン/スレオニンキナーゼ型，グアニル酸シクラーゼ型がある．

　チロシンキナーゼ型としてインスリン受容体，上皮成長因子受容体，血管内皮増殖因子受容体が，グアニル酸シクラーゼ型として心房性ナトリウム利尿ペプチド受容体がある．

4）細胞質受容体

　細胞質に存在する受容体である．この受容体のリガンドは脂質二重層である細胞膜を透過できる低分子の脂溶性物質で，糖質コルチコイド受容体や鉱質コルチコイド受容体，アンドロゲン受容体がある．リガンドが受容体に結合すると，二量体となって遺伝子調節蛋白質とともに DNA に作用する．

5）核内受容体

　核に存在する受容体である．この受容体のリガンドは，脂質二重層である細胞膜を透過したのちに，さらに核膜孔を通過して核内の受容体に結合する．リ

ガンドが結合した受容体は，細胞質受容体と同様に二量体となって遺伝子調節蛋白質とともにDNAに作用する．主な受容体として，甲状腺ホルモン受容体，エストロゲン受容体，ビタミンAやEなどの脂溶性ビタミン受容体がある．

3 遺伝子制御

遺伝子制御（エピジェネティクス，epigenetics）機構とは，DNAの塩基配列の変化を伴うことなく染色体の変化によって細胞分裂後も継承される遺伝子の制御・維持の仕組みをいう．染色体はヒストン蛋白質にDNAが巻き付いた構造をしている．エピジェネティクス機構では，DNAのメチル化，ヒストンのアセチル化やメチル化などの化学修飾が起きているだけで，塩基配列は変わっていない．しかしながら，こうした化学修飾は細胞増殖に影響を及ぼす．がん細胞の異常な増殖は，DNAのメチル化が関与していると考えられている．

たとえば，DNAメチル基転移酵素阻害薬であるアザシチジンは，DNA鎖のメチル化を阻害して細胞の分化誘導作用や増殖抑制作用を示して急性骨髄性白血病に有効性を示す．

4 イオンチャネル

生体膜を構成する脂質二重層はイオンを通過させないため，イオンが細胞膜を介して細胞内から細胞外へ，そして細胞外から細胞内へ移動するためには，膜蛋白質が必要となる．膜蛋白質には**イオンチャネル**や**トランスポーター**があり，イオンチャネルはエネルギーを必要としない受動輸送で特定のイオンを透過させる．

イオンチャネルは，膜のゲートの開閉によりイオンを通過させたり移動を停止させたりすることで制御されている（**図4-C-10**）．ゲートの開閉は，刺激の方法により4つに分類される（**表4-C-3**）．ゲートが開くと，イオンは電荷と電気化学的勾配によりチャネルを通って膜を通過することができる．その輸送速度は10^7〜10^8イオン/輸送蛋白質/sと速く，拡散の速さに匹敵する．イオンチャネルの働きには，イオン勾配の維持，活動電位の形成，イオン流動の制御，細胞容積の調節などがあり，神経シグナル伝達や筋収縮などに関与する．

イオンチャネルの種類には次のようなものがある．

1）電位依存性イオンチャネル

代表的な電気依存性イオンチャネルについて説明する．

（1）電位依存性カリウムチャネル

電位依存性カリウムチャネルは6回膜貫通型の膜蛋白質である．S1〜S6のセグメントからなり，S4セグメントは正電荷をもつアミノ酸が多く配置されており，膜電位センサーとして働いている．脱分極するとゲートが開き，細胞外へK^+（カリウムイオン）を流出させる．主に心筋に存在する．

エピジェネティクスによる創薬

後天的な遺伝子制御は，統合失調症などの精神・神経疾患，アレルギーや自己免疫疾患，腎臓・心臓疾患などにも関与していることが報告されており，多くのエピジェネティック薬が研究開発中である．

拡散

細胞膜を介して濃度の高い方から低い方へ，エネルギーを必要とせずに自然と物質が移動すること．

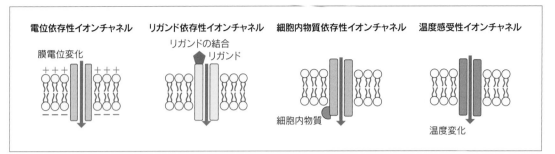

図4-C-10　イオンチャネルの開閉の種類

表4-C-3　イオンチャネル開閉の種類

種　類	概　要	具体例
電　位	細胞膜の電位の変化によってイオンチャネルが開閉してイオンが流れる	電位依存性カリウムチャネル，電位依存性ナトリウムチャネル，電位依存性カルシウムチャネル
リガンド	イオンチャネルの細胞外側に存在する部位にさまざまなリガンドが結合すると，イオンチャネルが開口してイオンが流れる	ニコチン性アセチルコリン受容体，グルタミン酸（NMDA）受容体，GABA$_A$受容体，グリシン受容体
細胞内物質	イオンチャネルの細胞内側に存在する部位に細胞内物質が結合することでイオンチャネルが開閉し，イオンが流れる	細胞内物質依存性イオンチャネル
物理的刺激	温度変化や浸透圧の変化によりイオンチャネルが開閉してイオンが流れる	温度感受性イオンチャネル

(2) 電位依存性ナトリウムチャネル

　電位依存性ナトリウムチャネルは24回膜貫通型の膜蛋白質である．膜電位が脱分極するとゲートが開き，Na$^+$（ナトリウムイオン）を細胞内に流入させて細胞を脱分極させる．

(3) 電位依存性カルシウムチャネル

　電位依存性カルシウムチャネルは24回膜貫通型の膜蛋白質である．脱分極によりゲートが開き，Ca^{2+}（カルシウムイオン）を細胞内に流入させる．Ca^{2+}は神経伝達物質やホルモンの放出，細胞内シグナル伝達経路の調節，筋収縮に関与している．

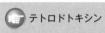 テトロドトキシン

フグ毒のテトロドトキシン（TTX）は，電位依存性ナトリウムチャネルの阻害物質である．

2) リガンド依存性イオンチャネル

　リガンド依存性イオンチャネルは細胞膜に存在しており，特定の部分に**リガンド**が結合することでチャネルの構造変化が起こり，開口してイオンを通過させる．リガンドには**ニコチン性アセチルコリン受容体**や**γ-アミノ酪酸**（GABA$_A$，GABA$_C$）**受容体**，そして中枢神経系の興奮シナプスで重要な働きをする**グルタミン酸（NMDA）受容体**などがある．

3) 細胞内物質依存性（内向き整流性）カリウムチャネル

　細胞内物質依存性カリウムチャネルは，細胞内の Mg^{2+} やポリアミンなどに

より細胞の内側から膜電位依存的にカリウムの流出を止める．カリウムは，過分極時には細胞外から細胞内へ流入するが，脱分極時にはこの機構により細胞外へのK⁺の流出を抑える．結果的に細胞の内側方向にK⁺を通過させやすく，細胞外方向には通しにくい特性をもつことになる．

4）温度感受性イオンチャネル

温度の変化や浸透圧の変化（物理的刺激）で開閉するイオンチャネルで，末梢感覚神経や上皮で環境温度を感知する分子として，Ca^{2+}透過性の高い非選択性陽イオンチャネルのTRPチャネルが知られている．

> **TRPチャネル**
> 温度感受性イオンチャネルであるカプサイシン受容体TRPV1やワサビ受容体TRPA1などがある．

5　トランスポーター

トランスポーターは，ATPのエネルギーを用いる膜輸送と用いない膜輸送に大きく分けることができる．ATPのエネルギーを利用する能動輸送には，Na^+/K^+-ATPase（ナトリウムポンプ）やH^+/K^+-ATPase（プロトンポンプ），そして薬物などの排出に関係するATP結合領域をもつ**ABCトランスポーター**がある．ATPのエネルギーを用いない輸送には，**受動輸送**（促進拡散，ユニポート），**共輸送**（シンポート），**交換輸送**（アンチポート）がある（**表4-C-4**）．

トランスポーターはチャネルとは異なり，物質輸送のたびに細胞内外の基質結合部位に結合した物質を交互に運搬するため，イオンチャネルに比べ輸送速度は遅くなる．

トランスポーターは治療標的であり，神経伝達にかかわるトランスポーターや尿の再吸収にかかわるトランスポーター，胆汁酸吸収に働くトランスポーターなどの阻害薬が開発されている．

トランスポーターには次のようなものがある．

> **異物排出トランスポーターと耐性化**
> 細胞にとって異物となる薬物や毒物を細胞内から細胞外へ排除するトランスポーターを，異物排出トランスポーターという．これらが細胞膜に多く存在することで薬剤耐性化を起こす．病原細菌による抗菌薬に対する耐性化やがん患者にみられる抗悪性腫瘍薬耐性化がある．

表4-C-4　トランスポーターの分類と種類

輸送形式	分　類	種　類
一次性能動輸送	イオンポンプ	Na^+/K^+-ATPase, H^+/K^+-ATPase, Ca^{2+}-ATPase
	ABCトランスポーター	P-gp, MRP
二次性能動輸送	SLCトランスポーター（共輸送）	Na^+/Cl^-共輸送体, $Na^+/K^+/2Cl^-$共輸送体, SGLT, NET, SERT, GAT, PEPT
	SLCトランスポーター（交換輸送）	Na^+/Ca^{2+}交換輸送体, Na^+/H^+交換輸送体, Cl^-/HCO_3^-交換輸送体, OAT（URAT1）
受動輸送（促進拡散）	SLCトランスポーター（単輸送）	GLUT, OCT

SGLT：sodium-dependent glucose cotransporter（Na^+/グルコース共輸送体），NET：norepinephrine transporter（ノルエピネフリントランスポーター），SERT：serotonin transporter（セロトニントランスポーター），GAT：GABA transporter（GABAトランスポーター），PEPT：H-peptide cotransporter（H^+/ペプチド共輸送体），OAT：organic anion transporter（有機アニオントランスポーター），URAT1：urate transporter 1（尿酸トランスポーター），GLUT：glucose transporter（グルコース輸送体），OCT：organic cation transporter（有機カチオントランスポーター）．

1）一次性能動輸送

(1) Na$^+$/K$^+$-ATPase（ナトリウムポンプ）

Na$^+$/K$^+$-ATPase は細胞内の 1 つの ATP を利用してリン酸化され，細胞内の 3 つの Na$^+$ を細胞外に，2 つの K$^+$ を細胞外から細胞内に取り込み濃度勾配を形成する（図 4-C-11）．このことにより，神経活動電位の発生や細胞浸透圧の維持，腎尿細管における Na$^+$ の再吸収など生体にとって重要な役割を担っている．Na$^+$/K$^+$-ATPase はあらゆる細胞の細胞膜に存在し，生体の全エネルギーの 30％以上はこの作用に使用されているといわれるほどである．阻害薬としては**強心配糖体**であるジギタリス製剤（ウアバイン）がある．

(2) H$^+$/K$^+$-ATPase（プロトンポンプ）

H$^+$/K$^+$-ATPase は胃粘膜壁細胞にある膜蛋白質で，ATP を利用して H$^+$ を細胞内から胃の中に，同時に K$^+$ を細胞内に輸送する．これにより胃酸を生成する．胃酸は食物を消化する際に分泌され，胃内は塩酸（HCl）により pH 1 の強い酸性になる．

(3) Ca^{2+}-ATPase

Ca^{2+}-ATPase は生体の細胞の細胞膜や小胞体に存在し，ATP を利用して Ca^{2+} を細胞外へ排出して細胞内カルシウムを低く保つ．小胞体では Ca^{2+} を取り込む作用を担っている．

(4) ABC トランスポーター

ABC トランスポーターとは，ATP 加水分解酵素活性をもつ膜貫通型蛋白質で，能動輸送を行う．肝臓，腎臓，腸，血液脳関門やがん細胞において発現しており，薬物や生体異物を排出する．ABC トランスポーターは，遺伝子構造やアミノ酸配列，系統解析などから ABCA〜ABCG の 7 種のファミリーに分類されている．**多剤耐性関連蛋白質**（MRP/ABCC）はアニオン性の薬物（メトトレキサートやリファンピシンなど）の輸送を行い，**P-糖蛋白質**（P-gp/ABCB1）は中性・カチオン性薬物などの輸送を担っている．これらは多剤排出トランスポーターといわれ，薬物の細胞外への排出にかかわっている．

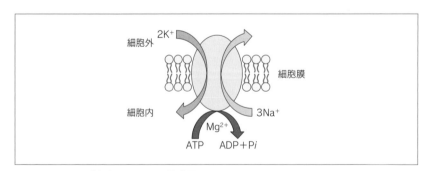

図 4-C-11　Na$^+$/K$^+$-ATPase の模式図

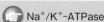 Na$^+$/K$^+$-ATPase

1957 年にデンマークの J.C. Skou は，カニ神経の細胞膜を材料として，Na$^+$/K$^+$-ATPase が Na ポンプの実体であるとし，ATPase の活性は Na$^+$，K$^+$，Mg^{2+} の比が特定の値になったときに最も高まることを発見した．その後，細胞膜に存在する酵素（Na$^+$/K$^+$-ATPase）が ATP の加水分解エネルギーを利用して Na ポンプ機能を担うことが実証された．その功績により，発見者の Skou は 1997 年のノーベル化学賞を受賞した．

ABC トランスポーター

ATP binding cassette（ABC）トランスポーターは，ATP 加水分解酵素活性を担う領域をもつ膜貫通型蛋白質である．ABCB1（P-糖蛋白質，MDR1）は，多種多様な化学構造の分子を細胞外へと輸送する多剤排出トランスポーターで，小腸，血液脳関門，肝臓，腎臓，生殖器などに多く存在し，体外から侵入する異物を排除している．一方，薬物は生体にとって異物であるため排出してしまうことから，薬物の吸収を低下させる原因ともなっている．

P-糖蛋白質

P-糖蛋白質（P-gp）は，肝臓や小腸などの消化管粘膜，腎尿細管上皮細胞，脳血管内皮細胞などで異物，薬物などの吸収を抑え，細胞外へ排出する ABC トランスポーターファミリーの一つである．また，MDR1 遺伝子（多剤耐性遺伝子）にコードされた P-糖蛋白質は，がん細胞に発現して抗悪性腫瘍薬を細胞外へ排出するため，がん細胞を薬剤耐性にする．

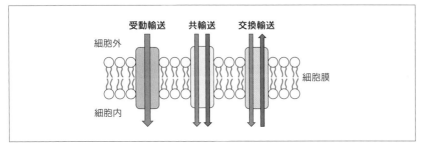

図4-C-12　SLCトランスポーターの種類

SLCトランスポーター(solute carrier transporter)
SLCトランスポーターは受動輸送（促進拡散）や二次性能動輸送があり，ATPのエネルギーを利用せずに薬物などの輸送を行う（表4-C-4）.

2）二次性能動輸送

二次性能動輸送は，一次性能動輸送とは異なりATPのエネルギーを用いないで輸送を行うSLC (solute carrier) ファミリーで，約400遺伝子，52ファミリーが同定されている．これには共輸送と交換輸送（逆輸送）がある（**図4-C-12**）.

（1）共輸送

共輸送は，一次性能動輸送によって作り出された濃度勾配（Na^+，H^+など）を利用して物質を輸送するものである．そのため，一次性能動輸送で使用したATPのエネルギーを間接的に利用するものである．**表4-C-4**に示すように多くの共輸送トランスポーターがあり，腎臓においてNa^+の濃度勾配を利用してCl^-を取り込むNa^+/Cl^-共輸送体をはじめ，同様に腎臓においてNa^+濃度勾配を利用して1つのK^+と2つのCl^-を輸送する$Na^+/K^+/2Cl^-$共輸送体や，グルコースの取り込みを行う$Na^+/$グルコース共輸送体（SGLT）などがある．

SGLT : sodium-dependent glucose cotransporter

（2）交換輸送（逆輸送）

共輸送の場合には物質が同一方向に輸送され，逆輸送の場合は逆方向に輸送される．以下のような多くの逆輸送トランスポーターがある．

① Na^+/Ca^{2+}**交換輸送体**：神経や心筋細胞にあるNa^+の濃度勾配を利用して3つのNa^+を取り込み，1つのCa^{2+}の排出を行う．

② Na^+/H^+**交換輸送体（NHE）**：生体の細胞の細胞膜にあり，Na^+の濃度勾配を利用してNa^+の取り込みとH^+の排出を行う．

③ Cl^-/HCO_3^-**交換輸送体**：赤血球や腎臓などにあるCl^-の濃度勾配を利用してCl^-の取り込みとHCO_3^-の排出を行う．どちらも細胞内のpHの維持にかかわっている．

④ **尿酸トランスポーター1（URAT1）**：腎臓にあるOAT(有機アニオントランスポーター) ファミリーである．尿酸の取り込みと有機アニオンの排出を行う．

URAT1 : urate transporter1

3）受動輸送（促進拡散，単輸送）（図4-C-12）

ATPのエネルギーを利用せずに，濃度勾配に従って濃度の高い方から低い方へ物質を輸送するものである．**GLUT**や**OCT**などがある．GLUTはグルコースやガラクトースを細胞内に取り込む．OCTは腎臓尿細管細胞において塩基性薬物や不要代謝物の尿細管分泌を担っている．

GLUT : glucose transporter

OCT : organic cation transporter

D 病態薬理学

Ⅰ 薬の動態と有効性・安全性

1 臨床薬物動態学

1）臨床薬物動態学

　臨床薬物動態学は，**薬の生体内運命**である吸収，分布，代謝，排泄などの基礎的な考え方を患者の薬物治療に応用するものである．一般に，**薬物動態学**と**薬力学**をあわせて薬物治療が成り立つ（**図 4-D-1**）．個々の患者に対する薬物治療では，薬物動態学と薬力学の有利な点をあわせて時間の関数として推測する PK-PD 解析という方法により，投与後時間と薬理効果の関係を予測して**個別化治療**に応用する．

　薬物動態学では薬物の体内動態を時間の関数として考える **1-コンパートメントモデル**を用いることで，薬物の投与量や投与速度などに基づいて薬の血中濃度と時間の推移を予測できる．

2）薬物動態パラメータ

　臨床薬物動態学を理解するために，**薬物動態パラメータ**について説明する．

（1）分布容積（Vd）

　体内の薬物が血漿中濃度と等しい濃度で全身に分布するものと仮定した場合の見かけの容積で，薬物の組織移行の目安となる．仮想の容積であるので，生体内の全体液量（0.6 L/kg 体重）を超えることもある．

（2）消失半減期（$t\frac{1}{2}$）

　生体内の薬物の濃度が半分になる時間のことで，後述する繰り返し投与の場合の投与間隔の指標となる．

（3）全身クリアランス（CLtot）

　1-コンパートメントモデルにおいては，薬物の生体内濃度（mg/L）と生体内からの消失速度（mg/hr）が比例することを示す比例定数で，数値が大きいほど消失の程度が早いことを意味する．

薬物動態学（phar-macokinetics；PK）
生体が薬物に与える影響を調べる学問で，一般的には投与後の薬物の血漿中濃度を予測する．

薬力学（pharmaco-dynamics；PD）
薬物が生体に与える影響を調べる学問で，一般的には薬物の作用部位における濃度と薬理効果の関係について予測する．

1-コンパートメントモデル
投与後の薬物がきわめて早い時間で体内に均一に移行するため，投与された薬物の消失等について1つの箱とみなして考えるモデルである．このモデルを基礎として投与量の算出が可能となる．

分布容積の大きさと体内分布との関係
たとえば，ワルファリン（抗凝固薬）のように分布容積が小さい場合（0.04 L/kg 体重）は，主に血漿中にアルブミンと結合した状態で分布しているが，アミオダロン（抗不整脈薬）のように分布容積が体液量を超える場合（0.6 L/kg 体重以上，実際は 106 L/kg 体重）は，投与された薬物の多くが組織中に分布している．

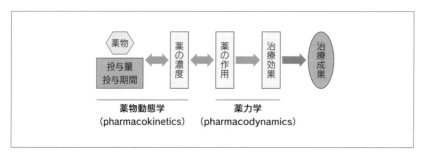

図 4-D-1　薬物動態学，薬力学と薬物治療

2 薬理遺伝学

　薬物に対する生体の反応は個人差が大きく，薬物動態においては**環境的要因**と**遺伝的要因**により個人差が生じる（**図4-D-2**）．ここでは，薬物動態の個人差に関する遺伝的な要因が関与する**薬物代謝酵素**について説明する．

　薬物代謝酵素は，生体内でDNA（遺伝子）から転写，翻訳を経て酵素蛋白質として合成されるが，DNAの塩基配列の変異によって酵素の機能が著しく変化する場合がある（本章CのI–2「3）代謝」も参照のこと）．

　薬物代謝酵素の遺伝子多型について，**表4-D-1，-2**に示す．

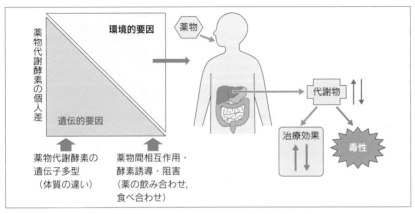

図4-D-2　薬物動態における個人差の要因
環境的要因と遺伝的要因を別々に説明できるわけではなく，たとえば環境的要因が70％で遺伝的要因が30％のように，要因の組み合わせによって個人差が生じる．

表4-D-1　薬物代謝酵素の遺伝子多型

酵素名	薬物名	PM（SA）の場合の影響
CYP2D6	ノルトリプチリン（抗うつ薬） イミプラミン（抗うつ薬）	活性低下→血中濃度増加
	タモキシフェン（抗悪性腫瘍薬） コデイン（鎮咳薬，麻薬性鎮痛薬）	プロドラッグ 活性低下→代謝活性化体の血中濃度低下→薬理効果減弱
CYP2C19	オメプラゾール（プロトンポンプ阻害薬） ランソプラゾール（プロトンポンプ阻害薬）	活性低下→血中濃度上昇 ピロリ菌除去療法（アモキシシリン，クラリスロマイシン，ランソプラゾール）では除去効果上昇
	クロピドグレル（血小板凝集抑制薬）	プロドラッグ 活性低下→代謝活性化体の血中濃度低下→薬理効果減弱
N-アセチル転移酵素2（NAT2）	イソニアジド（抗結核薬）	活性低下→代謝の変化→副作用の増加
UDPグルクロン酸転移酵素1A1（UGT1A1）	イリノテカン（抗悪性腫瘍薬）	活性低下→毒性代謝物の増加→副作用の増加

遺伝子変異の要因

DNAの塩基配列の一部に変異が生じると，アミノ酸の置換，翻訳の途中でストップコドン（停止コドン）の挿入，RNAに転写後のスプライシングによりメッセンジャーRNA（mRNA）になる部分のエラーなどにより酵素機能が著しく変化することがある．

SNP：single nucleotide polymorphism

遺伝子変異のなかで，人口のおよそ1％以上にみられる変異を遺伝子多型とよぶ．さらに，遺伝子多型のなかで1塩基の変異によるものをSNP（1塩基多型）とよんでいる．なお，薬物代謝酵素などの遺伝子多型には，人種差を伴う場合が多い．

遺伝子多型の表現型

①EM（extensive metabolizer）：酵素活性が正常なヒト．アセチル化酵素ではRA（rapid acetylator）．
②PM（poor metabolizer）：酵素活性が低いヒト．アセチル化酵素ではSA（slow acetylator）．
③IM（intermediate metabolizer）：酵素活性が中間の場合．

プロドラッグ

吸収の改善や毒性の軽減を目的として元の薬物（親化合物）に化学的な修飾（主に脂溶性エステル）を行い，それが生体内の標的臓器などに到達したときに，生体内の酵素を用いた代謝活性化によって親化合物に戻り，薬理効果を発揮するもの．

表 4-D-2 薬物代謝酵素の遺伝子多型における人種差

酵素	CYP2D6	CYP2C19	NAT2[*1]	UGT1A1	ALDH[*2]
PM 頻度	日本人 0.7% （日本人 IM15%） 白人 7～10%	日本人 20% 白人 2～5%	日本人 10% 白人 50～60%	日本人 5～7% 白人 10～15%	日本人 44% 白人 0%

[*1] NAT2 の場合は PM ではなく SA（slow acetylator）.
[*2] アルデヒドデヒドロゲナーゼ（ALDH）：アルデヒドの解毒酵素.

3 薬物相互作用

薬物（間）相互作用は，薬物動態の個人差のなかで大きな割合を占める．薬物相互作用には，薬物動態の吸収，分布，代謝，排泄が原因となる**薬物動態学的薬物相互作用**と，薬理作用部位での相互作用が原因となる**薬力学的薬物相互作用**の 2 種類がある．

1）薬物動態学的薬物相互作用

薬物動態では薬の生体内運命について，吸収，分布，代謝，排泄の要素が影響するが，薬物動態学的薬物相互作用は，いずれかの過程における相互作用が原因となる．代謝を例にあげると，大きく分けて**薬物代謝酵素の阻害と誘導**の 2 種類の異なったメカニズムで起こる相互作用がある（**表 4-D-3**）．

（1）酵素阻害

薬物代謝酵素が，併用薬物や飲食物中の化合物によって阻害されると，薬物の体内からの消失が遅延し，薬理効果が持続して副作用が発現する．

①**競合的阻害**：**シトクロム P450** には多くの分子種があり，それぞれが広い基質特異性をもつ．このため，同じシトクロム P450 の分子種で代謝される薬物が併用されると，シトクロム P450 の活性中心に対して**競合的な阻害**が起こる．たとえば，オメプラゾールによる CYP2C19 の基質であるジアゼパムの代謝阻害などがある（**表 4-D-3**）．

②**可逆的阻害**：シトクロム P450 による薬物の酸化は，ヘム鉄（Fe^{2+}）の第六配位座に分子状酸素が結合し，活性化されることで起こる．このため，分子状酸素が入る場所に別の物質が結合すると，シトクロム P450 による酸化反応が阻害される．ヘム鉄（Fe^{2+}）に配位結合する物質としては，分子内に窒素原子 2 つを含む**イミダゾール環**をもつ消化性潰瘍の治療薬（ヒスタミン H_2 ブロッカー）のシメチジンや，窒素原子 3 つの**トリアゾール環**をもつ**アゾール系抗真菌薬**のイトラコナゾールなどがある．アゾール系抗真菌薬は，真菌のシトクロム P450 を阻害する薬理作用があり，ヒトの CYP に対しても強力な酵素阻害作用を示す（**表 4-D-3**）．

③**不可逆的阻害**：結合する部位はシトクロム P450 の**ヘム鉄（Fe^{2+}）**であるが，この場合はシトクロム P450 による代謝物や**代謝中間体**が結合し，複合体を形成する．マクロライド系抗菌薬のエリスロマイシンの場合は，CYP3A4 により N-脱メチル化代謝を受けた代謝中間体がヘム鉄に共有結合し，安定な

その他の遺伝子多型

表 4-D-1 に示した遺伝子多型以外にも，ワルファリン（抗凝固薬）代謝は CYP2C9 の遺伝子多型が，タクロリムス（免疫抑制薬）代謝は CYP3A5 の遺伝子多型が個人差の原因であると考えられている．

アルコールの代謝

アルコールの代謝でも遺伝子多型と人種差が知られており，日本人と白人の間で大きな人種差が存在する（表 4-D-2）．

薬物動態学的薬物相互作用

消化管での吸収過程における相互作用や尿細管分泌過程での相互作用などが知られている．

競合的阻害

薬物代謝酵素に対する親和性の高い薬物〔ミカエリス定数（Km 値）が低い〕のほうが阻害物質になり，親和性の低い薬物〔ミカエリス定数（Km 値）が高い〕の血中濃度を上昇させる．

可逆的阻害（CYP による薬物の酸化）

ヘム鉄（Fe^{2+}）に配位結合するので，可逆的な阻害となる．

表 4-D-3　主要なシトクロム P450 分子種の基質，阻害物質，誘導物質

分子種	基質となる薬物	阻害物質	誘導物質
CYP1A2	喘息治療薬（テオフィリン） 抗不整脈薬（プロプラノロール）	チザニジン フルボキサミン	オメプラゾール，ランソプラゾール，喫煙，炭火焼き肉
CYP2C9	抗けいれん薬（フェニトイン） 抗糖尿病薬（グリベンクラミド） 抗凝固薬（ワルファリン）	アミオダロン シメチジン イトラコナゾール	フェノバルビタール フェニトイン カルバマゼピン
CYP2C19	プロトンポンプ阻害薬（オメプラゾール，ランソプラゾール） 抗不安薬（ジアゼパム） 抗うつ薬（イミプラミン） 抗血小板薬（クロピドグレル）	オメプラゾール シメチジン イトラコナゾール	フェノバルビタール フェニトイン カルバマゼピン リファンピシン
CYP2D6	麻薬性鎮痛薬（コデイン） 抗不整脈薬（メトプロロール） 抗うつ薬（ノルトリプチリン） 抗悪性腫瘍薬（タモキシフェン）	シメチジン プロパフェノン キニジン パロキセチン	なし
CYP2E1	解熱・鎮痛薬（アセトアミノフェン）		飲酒（エタノール）
CYP3A4	Ca 拮抗薬（フェロジピン，ニフェジピン，ジルチアゼム） 喘息治療薬（テオフィリン） 抗けいれん薬（カルバマゼピン，ゾニサミド） 免疫抑制薬（シクロスポリン，タクロリムス） 催眠薬（ミダゾラム，エスタゾラム，トリアゾラム）	グレープフルーツジュース エリスロマイシン，クラリスロマイシン，シメチジン，イトラコナゾール，フルコナゾール リトナビル，エチニルエストラジオール	セントジョーンズワート リファンピシン フェノバルビタール エファビレンツ

> **グレープフルーツ
ジュースによる阻害**
> グレープフルーツジュース中の苦味の成分（フラノクマリン誘導体）の代謝中間体が CYP3A4 のヘム鉄に共有結合することで不可逆的な阻害を引き起こす．

> **セントジョーンズ
ワート**
> 抑うつ効果のあるハーブとして使用されているセイヨウオトギリソウ．この薬理成分としてのハイパーフォリンが CYP3A4 の誘導を引き起こす．

ニトロソアルカン複合体（代謝中間複合体）を形成する．この阻害は生体内では不可逆的なため，新しいシトクロム P450 が合成されるまで阻害が続く．

(2) 酵素誘導

酵素誘導とは，遺伝子から酵素蛋白合成までのいずれかの過程が増大されることにより，蛋白合成が増加する現象である．薬物代謝酵素が併用薬物や飲食物中の化合物によって酵素誘導されると，**薬物代謝が亢進**して体内からの薬物の消失速度が増加し，薬理効果が減弱する．

シトクロム P450 の酵素誘導の多くは，**遺伝子（DNA）から RNA への転写が活性化**されることによって起こる．

アリルハイドロカーボン受容体（AhR）は，環境化学物質であるダイオキシンなどの多環性芳香族化合物に対する受容体であるが，プロトンポンプ阻害薬のオメプラゾールなどにも反応する．環境化学物質や薬物により活性化された AhR は，核内に移行し，そこで AhR のパートナーである ARNT という蛋白とヘテロ二量体を形成し，遺伝子上流の XRE とよばれる応答配列に結合し，転写を促進する．シトクロム P450 では，*CYP1A1/1A2* 遺伝子の上流にこの応答配列をもっており，タバコ，炭火焼き肉などに含まれるアリルハイドロカーボンやオメプラゾールに反応して転写を促進させ，結果として CYP1A1/1A2 の酵

> **プロトンポンプ阻害
薬**
> プロトンポンプは H^+/K^+ -ATPase で，ATP の加水分解によるエネルギーを用いてプロトン（H^+）を胃内に排出し，pH を下げて酸性の状態にしている．プロトンポンプ阻害薬は胃潰瘍治療薬であり，プロトンポンプを阻害し胃内の pH を上げて胃の損傷を防ぐ薬物である．

素を誘導する．この CYP1A2 の誘導により，テオフィリンやプロプラノロールの代謝を亢進し，血中濃度を低下させ，薬効を減弱させる（**表 4-D-3**）．

抗けいれん薬のフェノバルビタールによる誘導の場合，**CAR（常在型アンドロスタン受容体）**とよばれる**核内受容体**が，フェノバルビタールにより核内に移行し，RXR（レチノイド X 受容体）とヘテロ二量体を形成し，PBREM（フェノバルビタール応答配列モジュール）とよばれる**薬物代謝酵素遺伝子**の 5' 上流の配列に結合して，転写を促進させる．CYP2B や CYP2C のフェノバルビタールによる誘導は，このような機構で起こる．

一方，抗結核薬のリファンピシンによる誘導は，PXR（プレグナン X 受容体）とよばれる**核内受容体**が，核内に移行し RXR とヘテロ二量体を形成し，XREM（異物応答配列モジュール）とよばれる薬物代謝酵素遺伝子の 5' 上流の配列に結合して転写を促進させる．リファンピシンをはじめとする CYP3A4 の誘導は，主にこのような機構で行われている．

2）薬力学的薬物相互作用

薬力学的薬物相互作用の代表的な例として，**γ-アミノ酪酸（GABA_A）受容体**に対する相互作用が知られている．ニューキノロン系抗菌薬と非ステロイド性抗炎症薬が有名で，ニューキノロン系抗菌薬は GABA_A 受容体の γ-アミノ酪酸（GABA）結合阻害作用を示すが，非ステロイド性抗炎症薬がこの結合阻害作用を増強するために，痙攣が起こる．

また，γ-アミノ酪酸（GABA_A）受容体に対して**催眠薬**であるトリアゾラムとアルコールの相互作用も重要である．これは，トリアゾラムの γ-アミノ酪酸（GABA_A）受容体結合に対してアルコールが増強作用を示すため，結果として前向性健忘症状（起こった後の記憶を失うこと）が起こる．

受容体を介さない作用として，ニトログリセリンとシルデナフィルの相互作用がある．ニトログリセリンは一酸化窒素を産生してグアニル酸シクラーゼを活性化し，cGMP の濃度を上げて心臓の冠動脈を拡張させる．一方，シルデナフィルは，cGMP を分解する酵素であるホスホジエステラーゼ V を阻害して cGMP 濃度を上げるため，血管が過度に拡張して高度の血圧低下を引き起こし，死亡することもありうる．このほかにも，たとえばワルファリンと納豆（ブロッコリー，クロレラ）の組み合わせのように，ビタミン K を含む食べ物によってビタミン K 合成阻害ワルファリンの薬効が著しく低下する例などもある．

4　薬の有効性と安全性

血漿中と組織中で平衡状態が成立する薬物の場合，薬物の**血中濃度推移**と**薬物の有効性**は一致する．このため，血中濃度推移を調べることで有効性，安全性を担保することができる（**図 4-D-3**）．

しかし，次項で述べるように，**有効性の領域**と**副作用発現領域**が著しく近い薬物もある．気管支喘息治療薬であるテオフィリンの有効治療濃度は 10〜

γ-アミノ酪酸（GABA_A）受容体
中枢神経系に存在する受容体で，GABA が結合することにより Cl⁻ を神経細胞内に流入させて過分極を引き起こし，興奮を抑制する．

ニューキノロン系抗菌薬
細菌の DNA 合成酵素を阻害することにより抗菌作用を示す薬物．

非ステロイド性抗炎症薬（NSAIDs）
主に細胞内のアラキドン酸からプロスタグランジン（炎症，熱，痛みの原因物質）合成酵素であるシクロオキシゲナーゼを阻害することにより，プロスタグランジンの量を低下させて抗炎症，解熱，鎮痛作用を示す薬物．

ニトログリセリン
狭心症治療薬として使用されている薬物で，一酸化窒素を産生して cGMP の濃度を上げて心臓の冠動脈を拡張させる．

シルデナフィル
性機能改善薬として使用されており，cGMP の分解酵素を阻害して cGMP の濃度を上げて男性生殖器の勃起機能を改善する．

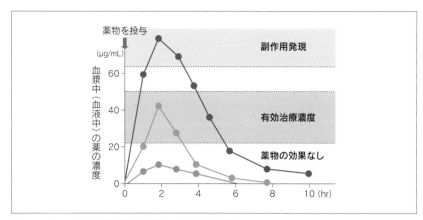

図 4-D-3　血漿中薬物濃度と薬効，副作用の関係

20 μg/mL であるが，副作用は 20 μg/mL を超えると発現する．この場合は，テオフィリンの代謝の相互作用によって**有効治療濃度**の上限を超えることや，下限を下回ることがある．たとえば，テオフィリンの代謝酵素である CYP1A2 が，喫煙や炭火焼き肉の摂食，オメプラゾールの併用などによる酵素誘導により生合成が増加した場合，テオフィリンの血中濃度が 10 μg/mL を下回り治療効果が減弱することがある．逆に，コーヒーの飲み過ぎやエナジードリンクによるカフェインの過剰摂取の結果，カフェインとテオフィリンの共通の代謝酵素である CYP1A2 の酵素阻害が起きた場合，テオフィリンの血中濃度が 20 μg/mL を超えて副作用が発現することがある．

　また，同じように有効治療濃度域が狭い抗痙攣薬のフェニトインの場合，有効治療濃度はテオフィリンと同じ 10〜20 μg/mL であるが，フェニトインの血漿中濃度は 1-コンパートメントモデルにあてはまらない非線形薬物動態領域であるため，投与量のわずかな変化で治療域を下回ったり，上限を超えて副作用が起こることがある．

> **線形薬物動態**
> 消失速度が投与量に比例することを線形薬物動態という．

5　薬物療法の個別化─TDM と薬物投与設計

1）TDM が有効な薬物と血液採取の注意点

　治療薬物モニタリング（TDM）は，個々の患者における薬物やその代謝物の血中薬物濃度を測定して薬物動態学的に解析し，患者の個別の薬物投与設計（投与薬物量，投与間隔，投与方法）を決定し，適切な薬物治療を行うことを目的とする．もっとも，すべての薬物が TDM の対象となるわけではなく，**表4-D-4** に TDM が有効な薬物の特徴と薬物名を示す．

　TDM では，個々の薬物によって注意が必要である．

①**血液試料採取時間**：繰り返し投与の場合，定常状態の最低血中濃度（トラフ値，次の投与の直前）で採取するが，抗菌薬の点滴静注の場合は点滴開始 1 時間後（ピーク値）と投与直前（トラフ値）の両方で採取する（アミノグリコシド系抗菌薬，バンコマイシン，テイコプラニン）など，薬の種類と治療方

> TDM : therapeutic drug monitoring

> **トラフ値**
> 繰り返し投与する場合，投与直後に血中薬物濃度が最大となるが（ピーク値），ここから血中濃度が低下するため次回の投与直前が血中薬物濃度の最低値となる．この最低値をトラフ値という．

表 4-D-4　TDM が有効な薬物

特　徴	薬物名
有効治療域が狭く副作用発現領域と近い薬物	免疫抑制薬（シクロスポリン，タクロリムス），ジギタリス製剤（ジゴキシン），アミノグリコシド系抗菌薬，バンコマイシンなど
副作用または中毒症状と病気本来の症状の区別がつきにくい薬物	ジギタリス製剤（ジゴキシン）
体内動態の個人差が大きい薬物	シクロスポリン，フェニトイン，キニジン，ハロペリドール
体内動態に非線形性がある薬物	フェニトイン
病態の変化により体内動態が変動しやすい薬物	バンコマイシン，アミノグリコシド系抗菌薬，テオフィリン，リドカイン，フェニトイン
薬物間相互作用の影響を受けやすい薬物	フェノバルビタール，カルバマゼピンなど
投与量が決めにくい薬物	ジギタリス製剤，抗てんかん薬，抗不整脈薬など

法によって異なる.

②血液検体：薬物の種類によって全血，血漿，血清を使い分ける．たとえば，免疫抑制薬のシクロスポリンの TDM では，抗凝固剤として EDTA を添加した採血管で採取した全血検体を用いる．アミノグリコシド系抗菌薬やキニジンはヘパリンによる影響を受けるので，抗凝固剤にはヘパリン以外を使用する．フェニトインは血清分離剤に結合するので，血清分離剤入りの採血管は使用できない．さらに，ジゴキシンを**免疫学的測定法**で測定する場合，妊婦，新生児，腎障害の患者などでは**ジゴキシン様免疫反応陽性物質**が血液中に存在し，測定値が高くなることがあるので注意が必要である.

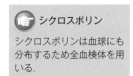
シクロスポリン
シクロスポリンは血球にも分布するため全血検体を用いる.

2）薬物の投与設計

TDM が必要な薬物の投与設計をするための基本的な考え方を説明する.

（1）定速静脈内投与（点滴）の場合の投与設計（図 4-D-4）

点滴静注の場合，濃度 0 µg/mL から注入しながら消失する過程を経て，最終

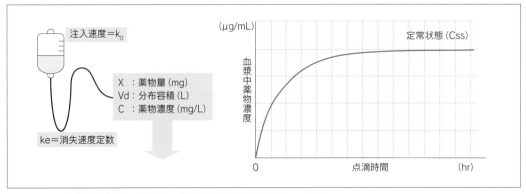

注入速度＝k₀

X ：薬物量（mg）
Vd：分布容積（L）
C ：薬物濃度（mg/L）

ke＝消失速度定数

（µg/mL）
血漿中薬物濃度

定常状態（Css）

0　　　　　点滴時間　　　　（hr）

図 4-D-4　定速静脈内投与（点滴）における血中濃度推移と定常状態

的には注入速度と消失速度が一致する**定常状態**（Css）の薬物濃度に到達する．

(2) 繰り返し投与（図4-D-5）

　繰り返し投与を行うと，定常状態では**最低血中濃度**（投与直前，トラフ値）と**最高血中濃度**（投与直後，ピーク値）が繰り返される．一般に，TDMでは**トラフ値**の血中濃度に基づいて投与設計を行う．

(3) フェニトインのように非線形薬物動態での投与設計（図4-D-6）

　フェニトインの場合は，治療域が線形からはずれているため，**非線形薬物動態**の式を用いて投与設計を行う．フェニトインにおける投与量と定常状態の血中濃度の関係は厳密で，少し投与量が変化しただけで治療域である10～20μg/mLの範囲をはずれてしまう．この投与設計に用いるのは，**Michaelis-Mentenの式**である．

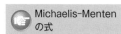

Michaelis-Menten
の式
最新臨床検査学講座「生化学」および「臨床化学検査学」を参照.

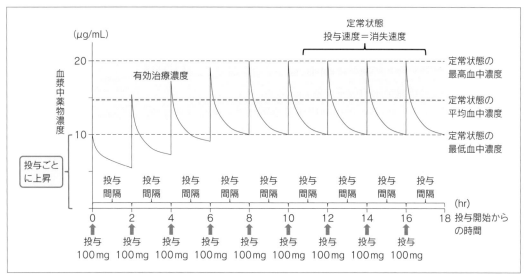

図4-D-5　繰り返し投与の場合の血中濃度推移の例

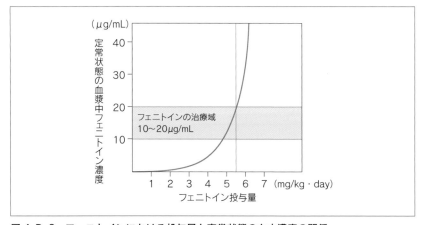

図4-D-6　フェニトインにおける投与量と定常状態の血中濃度の関係

Ⅱ 器官別薬理と作用機序

1 神経系作用薬

神経系は，中枢神経系と末梢神経系に分けることができる．末梢神経系は，さらに**体性神経系**と**自律神経系**に分けられる（**図4-D-7**）．

1）自律神経系に作用する薬物

体性神経系はさらに**運動神経**と**感覚神経**に，自律神経系は**交感神経系**と**副交感神経系**に分けることができる．これら神経系は，**神経節**という部分を介して2本の神経線維から成り立っており，神経節より中枢側を**節前線維**，神経節から支配臓器までを**節後線維**とよぶ．

交感神経系と副交感神経系は，不随意（意思とは関係なく）に体の機能を制御している．さらに，交感神経系と副交感神経系の双方が同じ効果器（臓器）に分布しており（二重支配），拮抗的な作用を及ぼすことによって，ヒトの**恒常性（ホメオスタシス）**が維持される．

体性神経系は，運動神経を介して随意に筋肉を動かすことができ，感覚神経を介して痛みや痒みなどの情報を末梢から中枢に伝える．

交感神経系と副交感神経系の節前線維の**神経伝達物質**はアセチルコリンで，神経節にはニコチン性アセチルコリン受容体（ニコチン受容体）が存在する．節後線維の神経伝達物質は，交感神経系がノルアドレナリン，副交感神経系がアセチルコリンである．制御される器官には，ノルアドレナリンに対してアドレナリンα受容体とアドレナリンβ受容体，アセチルコリンに対してムスカリン性アセチルコリン受容体（ムスカリン受容体）が存在する．

自律神経系と効果器，受容体，その受容体が刺激されたときの反応を**表4-D-5**に示す．

 神経系の情報伝達

節前線維と節後線維，節後線維と支配臓器の間には神経間隙とよばれる隙間がある．この隙間は神経伝達物質とよばれる化学物質で情報が伝達され，節後線維，支配臓器にそれぞれの神経伝達物質に応じた受容体が存在している．

受容体のサブタイプ

受容体にはさらにサブタイプがある．α受容体にはα_1とα_2，β受容体にはβ_1，β_2とβ_3．ムスカリン性アセチルコリン受容体にはM_1，M_2とM_3がある．

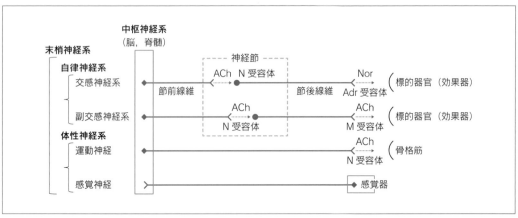

図4-D-7　神経系と神経伝達物質
ACh：アセチルコリン，N受容体：ニコチン性ACh受容体，Nor：ノルアドレナリン，Adr：アドレナリン，M受容体：ムスカリン性ACh受容体．

表 4-D-5　主な効果器の受容体と反応

効果器	交感神経興奮		副交感神経興奮	
	受容体	反応	受容体	反応
瞳孔散大筋	α_1	収縮（散瞳）		
瞳孔括約筋			M_3	収縮（縮瞳）
気管支平滑筋	β_2	拡張	M_3	収縮
洞房結節	主にβ_1	心拍数増加	M_2	心拍数減少
房室結節	主にβ_1	伝導速度増加	M_2	伝導速度低下
心室筋	主にβ_1	収縮力増加		
冠（状）血管	主にβ_2	拡張		
腹部内臓血管	主にα_1	収縮		
消化管運動		抑制	M_3	促進
胃酸分泌			M_1とM_3	促進
肝臓：糖新生	α_1とβ_2	増加		
汗腺：全身性	M_3	促進		

（1）交感神経作動薬（図 4-C-1 参照）

　アドレナリン受容体にはα受容体とβ受容体のサブタイプが存在し，それぞれの受容体に選択的，非選択的に作用する薬物に分類できる．

①アドレナリンα_1受容体作動薬：フェニレフリン，ミドドリンなど．血管を収縮させるので，主に低血圧やショック時に使用される．
②アドレナリンα_2受容体作動薬（中枢性交感神経抑制薬）：クロニジン，メチルドパなど．血管運動中枢のアドレナリンα_2受容体を刺激して交感神経活動を抑制する結果，血圧が低下する．
③アドレナリンβ_1受容体作動薬：ドブタミン，デノパミン．心筋収縮能を増強するので，慢性心不全時の心機能改善に用いられる．
④アドレナリンβ_2受容体作動薬：サルメテロール，サルブタモールなど．気管支平滑筋を拡張させるので，気管支喘息に用いられる．
⑤アドレナリンβ_3受容体作動薬：ミラベグロン．膀胱平滑筋を弛緩させることで蓄尿機能を改善するため，過活動膀胱に使用される．
⑥アドレナリンα，β受容体作動薬：ノルアドレナリン，アドレナリン，ドパミンなど．α，β受容体の双方を刺激するため，ショック時などにおける循環不全を改善する．

過活動膀胱

尿が膀胱内にそれほど溜まっていないにもかかわらず，膀胱が収縮して急に尿意を催して，時に失禁に至る状態である．

（2）交感神経遮断薬（図 4-C-2 参照）

①非選択的アドレナリンα受容体遮断薬：フェントラミン．副腎髄質から発生する褐色細胞腫患者の手術前・手術中の血圧調整や褐色細胞腫の診断に用いられる．
②選択的アドレナリンα_1受容体遮断薬：プラゾシン，シロドシンなど．血管を拡張させるので高血圧治療薬として用いられる．α_1受容体は血管や前立腺に存在するので，高血圧や前立腺肥大症の治療に使用される．
③非選択的アドレナリンβ受容体遮断薬：プロプラノロール，カルテオロール，チモロール．β_1受容体遮断により心機能を抑制するが，β_2受容体も遮断して気管支平滑筋の拡張を抑制して喘息発作を惹起しうるので，気管支喘息患者には使用禁忌である．チモロールは点眼薬として緑内障治療に用いられる．
④選択的アドレナリンβ_1受容体遮断薬：アテノロール，ビソプロロールなど．β_1受容体を遮断して心機能を抑制するので，高血圧，不整脈，狭心症などに用いられる．
⑤アドレナリンα，β受容体遮断薬：カルベジロール，アロチノロールなど．α_1受容体を遮断して血管収縮を抑制し，β_1受容体を遮断して心機能を抑制するため，高血圧，不整脈，狭心症などの

循環器疾患に用いられる.

(3) 副交感神経作動薬

①直接型（**図 4-C-1** 参照）：アセチルコリン，ピロカルピンなど．ムスカリン受容体を直接刺激するため，円形脱毛症や消化管運動低下時，排尿困難（尿閉）に用いられる．ピロカルピンは点眼で緑内障治療に用いられる．
②間接型（**図 4-C-5** 参照）：フィゾスチグミン，ネオスチグミンなど．アセチルコリンを分解する酵素（コリンエステラーゼ）を阻害し，神経間隙のアセチルコリンの濃度を高めて作用を示す．腸管麻痺，排尿困難，重症筋無力症の治療に用いられる．

(4) 副交感神経遮断薬

・競合的遮断薬（**図 4-C-2** 参照）：アトロピン，スコポラミン．ムスカリン受容体を遮断し，有機リン系殺虫剤や副交感神経興奮薬の解毒，消化管運動亢進，迷走神経性徐脈や房室伝導障害の治療に用いられる．

2）中枢神経系に作用する薬物

中枢神経系は複雑な神経ネットワークをもち，本能的な行動をはじめ，情動行動や協調運動，知覚，ホルモン分泌制御など生きるための重要な機能を担っている．中枢神経系においても，自律神経系と同様に神経伝達物質が神経細胞間の情報伝達を行っている．中枢神経系における神経伝達物質を以下に示す．

①アミノ酸：
　・興奮性アミノ酸：グルタミン酸など．
　・抑制性アミノ酸：γ-アミノ酪酸（GABA），グリシンなど．
②神経ペプチド：エンケファリン，エンドルフィン，サブスタンス P，コレシストキニン，カルシトニン遺伝子関連ペプチド（CGRP）など．
③アミン，プリン類：
　・カテコラミン：ドパミン，ノルアドレナリン，アドレナリン．
　・プリン類：アデノシン，ATP．
　・その他：セロトニン，ヒスタミンなど．

 CGRP

疼痛伝達にかかわる生理活性ペプチド．

これらの物質にかかわる受容体や酵素，輸送体，イオンチャネルを制御して，中枢神経系を治療する医薬品には，以下のようなものがある．

(1) 統合失調症治療薬

統合失調症は，幻覚，妄想などの**陽性症状**と，自閉，感覚鈍麻，自発性欠如などの**陰性症状**，短期記憶や注意機能などの**認知機能障害**を示す疾患である．統合失調症の発症にはドパミン D_2 受容体が重要な役割を果たしており，セロトニン 5-HT_{2A} 受容体は陰性症状発現に関係している．

①ドパミン D_2 受容体遮断薬（**図 4-C-2** 参照）：クロルプロマジン，ハロペリドール，スルピリドなど．
②セロトニン・ドパミン拮抗薬（SDA）（**図 4-C-2** 参照）：リスペリドン，パリペリドン，ブロナンセリン，ペロスピロンなど．
③多元受容体標的化抗精神神経（MARTA）（**図 4-C-2** 参照）：オランザピン，クエチアピン，クロザピンなど．
④ドパミン D_2 受容体部分作動薬（**図 4-C-1** 参照）：アリピプラゾール．部分作動薬は完全作動薬の拮抗作用を示すので，脳内でドパミンが大量に存在するときはドパミン D_2 受容体に拮抗的に作用し，少ないときには刺激作用を示す．

脳内ドパミン D_2 受容体の機能

脳内のドパミンは運動機能にも関与する．ドパミン D_2 受容体遮断作用のある薬物を投与すると，脳内のドパミンが不足して起こる疾患である Parkinson（パーキンソン）病と類似した症状や高プロラクチン血症を生じる．

部分作動薬

完全作動薬に対し，受容体に結合してもその受容体を100％活性化できない薬物．

(2) 双極性障害治療薬

　双極性障害は，躁状態または軽度の躁状態とうつ状態を反復する精神疾患であり，脳内のモノアミン（ノルアドレナリン，セロトニンなど）の枯渇が発症に関与している可能性が示唆されていることから，以下のような治療薬が用いられる．

①三環系抗うつ薬（図4-C-7参照）：イミプラミン，アミトリプチリンなど．神経終末におけるセロトニン，ノルアドレナリンの再取り込み阻害を介して，シナプス間隙におけるこれらの濃度を上昇させて抗うつ作用を示す．
②四環系抗うつ薬（図4-C-7参照）：ミアンセリン，マプロチリンなど．三環系抗うつ薬に比較して速効性がある一方で，抗コリン作用に基づく副作用は少ない．
③選択的セロトニン再取り込み阻害薬（SSRI）（図4-C-1参照）：フルボキサミン，パロキセチンなど．神経終末におけるセロトニンの再取り込みを選択的に阻害して，シナプス間隙におけるセロトニンの濃度を上昇させる．
④セロトニン・ノルアドレナリン再取り込み阻害薬（SNRI）（図4-C-7参照）：ミルナシプランなど．セロトニンだけでなく，神経終末におけるノルアドレナリンの再取り込みを阻害して，シナプス間隙におけるセロトニン，ノルアドレナリンの濃度を上昇させる．
⑤ノルアドレナリン作動性・特異的セロトニン作動性抗うつ薬（NaSSA）（図4-C-1参照）：ミルタザピン．アドレナリンα_2受容体に作用して，神経間隙のセロトニンやノルアドレナリン濃度を上昇させる．
⑥抗躁薬（気分安定薬）：炭酸リチウム．躁状態の安定化の第一選択薬となっている．薬効と中毒作用を示す血中濃度の差が小さく，定期的にリチウムの血中濃度をモニタリング（TDM）する必要がある．

(3) 抗てんかん薬

　てんかんは，大脳神経細胞の突発的な異常興奮によって生じる発作性，反復性の慢性の中枢神経疾患である．てんかんの治療には，興奮性神経であるグルタミン酸作動性神経系の過剰な興奮を抑えるか，抑制性神経であるGABA作動性神経系を亢進させる薬物を用いる．てんかんのタイプによっては禁忌薬物が存在する．

①強直間代性発作治療薬：バルプロ酸ナトリウム，フェノバルビタールなど．
　禁忌：カルバマゼピン．
②欠神発作治療薬：バルプロ酸ナトリウム，エトスクシミドなど．
　禁忌：カルバマゼピン，ガバペンチン．
③ミオクローヌス（ミオクロニー）発作治療薬：バルプロ酸ナトリウム，クロナゼパムなど．
　禁忌：カルバマゼピン，ガバペンチン．
④複雑部分発作治療薬，単純部分発作治療薬：カルバマゼピン，フェニトインなど．
　禁忌：エトスクシミド．

(4) Parkinson（パーキンソン）病治療薬

　Parkinson病は，中脳の黒質ドパミン神経の変性により運動調節機能が低下し，安静時や静止時の手足のふるえ（振戦），手足の筋肉のこわばり（筋固縮），動作緩慢，姿勢反射障害などの症状を示す疾患である．Parkinson病の治療では，脳内のドパミン量を増加させるかアセチルコリン作動性神経を抑制する薬物を用いる．

①ドパミン補充薬：レボドパ．レボドパは血液脳関門を通過して，脳内でドパミンに変換されて効

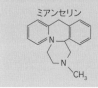

三環系抗うつ薬の例
薬物の化学構造に環状構造が3つある．
イミプラミン

四環系抗うつ薬の例
薬物の化学構造に環状構造が4つある．
ミアンセリン

MAO阻害薬
ドパミン代謝酵素であるMAOを阻害して脳内のドパミン量を増加させる．

COMT阻害薬
エンタカポンはレボドパとともに用いられ，レボドパを代謝する酵素（COMT）を阻害してレボドパを中枢に移行しやすくする．

果を示す.

②ドパミン受容体刺激薬（**図 4-C-1** 参照）:
　・麦角アルカロイド系：ブロモクリプチン，ペルゴリド，カベルゴリン.
　・非麦角アルカロイド系：タリペキソール，プラミペキソール，ロピニロール.
③モノアミンオキシダーゼ（MAO）阻害薬（**図 4-C-5** 参照）：セレギリン.
④カテコール-O-メチルトランスフェラーゼ（COMT）阻害薬（**図 4-C-5** 参照）：エンタカポン.
⑤ドパミン遊離促進薬（**図 4-C-7** 参照）：アマンタジン.
⑥コリン神経抑制薬（**図 4-C-2** 参照）：トリヘキシフェニジルなど.

(5) 催眠薬（睡眠薬）

　不眠症は，寝付きが悪い（入眠困難），睡眠中に何度も目覚める，夜間に目覚めてその後眠れない（中途覚醒），睡眠時間は十分でも熟眠感がない（熟眠困難），朝早くに目覚めてしまう（早朝覚醒）などにより，過度な眠気によって日中の生活の質が損なわれる状態をいう．治療には以下の医薬品が用いられる.

①GABA$_A$ 受容体刺激薬（**図 4-C-1** 参照）:
　・ベンゾジアゼピン系：トリアゾラム，ニトラゼパムなど.
　・バルビツール酸系：ペントバルビタール，セコバルビタールなど.
　・非ベンゾジアゼピン系：ゾルピデム，ゾピクロン，エスゾピクロン.
②メラトニン（MT$_1$/MT$_2$）受容体作動薬（**図 4-C-1** 参照）：ラメルテオン.
③オレキシン（OX$_1$/OX$_2$）受容体遮断薬（**図 4-C-2** 参照）：スボレキサント，レンボレキサント.
④ヒスタミン H$_1$ 受容体遮断薬（**図 4-C-2** 参照）：ジフェンヒドラミン.

(6) 抗不安薬

　日常生活に支障をきたすほどに強く，長く持続したり，ふさわしくない状況で生じたりする不安を病的と判断する．不安などの情動性はノルアドレナリン神経系，セロトニン神経系などが関与していると考えられ，治療にはこれら神経系に作用する薬物が主に用いられる.

①GABA$_A$ 受容体刺激薬（**図 4-C-1** 参照）：クロチアゼパム，ジアゼパム，エチゾラムなど.
②セロトニン 5-HT$_{1A}$ 受容体部分刺激薬（**図 4-C-1** 参照）：タンドスピロン.
③選択的セロトニン再取り込み阻害薬（SSRI）（**図 4-C-7** 参照）：フルボキサミン，パロキセチンなど.
④ヒスタミン H$_1$ 受容体遮断薬（**図 4-C-2** 参照）：ヒドロキシジン.

(7) 全身麻酔薬

　全身麻酔薬は，侵襲的な外的刺激に対する知覚，認知を遮断して，手術により生じる身体的・精神的ストレスから患者を守り，手術を円滑に行うために用いられる．全身麻酔薬単独では意識消失，鎮痛，筋弛緩，反射抑制など麻酔に必要なすべての要件を満たさないので，筋弛緩薬，鎮痛薬などと併用する.

①吸入麻酔薬：亜酸化窒素（笑気），セボフルラン，イソフルラン，デスフルラン.
②静脈麻酔薬：ミダゾラム，プロポフォール，ドロペリドール，ケタミン，チオペンタール.

(8) 鎮痛薬

　痛みには侵害受容性疼痛，神経因性疼痛，心因性疼痛の3種類がある.
侵害受容性疼痛を脳に伝える伝導路に，オピオイド受容体が存在する.

①麻薬性鎮痛薬（**図 4-C-1** 参照）：モルヒネ，フェンタニルなど.

ドパミン遊離促進薬

中脳のドパミン作動性神経からのドパミン遊離を促進し，再取り込みも阻害する.

コリン神経抑制薬

中枢のアセチルコリン性ムスカリン受容体を遮断し，アセチルコリン作動性神経を抑制する.

GABA$_A$ 受容体刺激薬

γ-アミノ酪酸（GABA$_A$）受容体が活性化されると，中枢の神経活動が抑制される.

メラトニン（MT$_1$/MT$_2$）受容体作動薬

睡眠・覚醒リズムを司るメラトニン（MT$_1$/MT$_2$）受容体を刺激して入眠困難を改善する.

オレキシン（OX$_1$/OX$_2$）受容体遮断薬

覚醒の調節に重要な神経ペプチドであるオレキシン（OX$_1$/OX$_2$）受容体を遮断して覚醒状態を抑制し，睡眠の質を改善する.

ヒスタミン H$_1$ 受容体遮断薬

ヒスタミンには脳賦活作用があり，ヒスタミン H$_1$ 受容体を遮断して賦活作用を低下させて，睡眠を誘発する.

セロトニン 5-HT$_{1A}$ 受容体部分刺激薬

シナプスのセロトニン 5-HT$_{1A}$ 受容体を刺激して，抗不安作用を示す.

選択的セロトニン再取り込み阻害薬

セロトニンを前シナプスに再取り込みするトランスポーターを阻害して，シナプス間隙のセロトニン濃度を上昇させる.

侵害受容性疼痛

熱刺激，機械的刺激，化学的刺激などによって末梢組織が傷害されると，発痛物質が放出されて侵害受容性疼痛が生じる.

②非麻薬性鎮痛薬（**図 4-C-1** 参照）：ペンタゾシン，エプタゾシンなど．
③解熱鎮痛薬（**図 4-C-5** 参照）：アスピリン，インドメタシンなど．
④神経障害性疼痛薬（**図 4-C-4** 参照）：プレガバリン，ミロガバリン．

（9）片頭痛治療薬

　片頭痛は，脳血管が拡張して血管を取り巻く**三叉神経**が刺激されることが原因と考えられている．治療薬には，血管収縮作用を有する薬物や，血管を拡張させる生理活性物質の作用を抑制する薬物が用いられる．

①トリプタン系薬（**図 4-C-1** 参照）：スマトリプタン，ゾルミトリプタンなど．
②エルゴタミン製剤（**図 4-C-1** 参照）：エルゴタミン．
③セロトニン 5-HT$_{1F}$ 受容体作動薬（**図 4-C-1** 参照）：ラスミジタン．
④CGRP に対する薬物（**図 4-C-3** 参照）：
　・抗 CGRP 抗体：ガルカネズマブ，フレマネズマブ．
　・抗 CGRP 受容体抗体：エレヌマブ．
⑤非ステロイド性抗炎症薬（**図 4-C-6** 参照）：アスピリン，イブプロフェン，アセトアミノフェンなど．
⑥Ca（カルシウム）拮抗薬（**図 4-C-4** 参照）：ロメリジン．

2　循環器作用薬
1）高血圧治療薬

　血圧とは，"血管壁に与える血液の圧力"であり，心臓から拍出される血液量（**心拍出量**）と末梢血管での血液の流れにくさ（**末梢血管抵抗**）の積で定義される．心拍出量は心臓収縮力，心拍数，血液量に影響され，末梢血管抵抗は血管壁の硬さや血中の**アンジオテンシンⅡ**の濃度，血液の粘性で規定される．血圧を低下させるには，これらの要因を低下させればよいことになる．

①Ca（カルシウム）拮抗薬：ニフェジピン，アムロジピン，ベニジピンなど．細胞膜に存在するL型 Ca^{2+} チャネルを介した細胞内への Ca^{2+} の流入によって，血管平滑筋は収縮するので，このチャネルを遮断することで末梢血管抵抗を低下させる（**図 4-C-4** 参照）．
②アンジオテンシン変換酵素（ACE）阻害薬：カプトプリル，エナラプリルなど．レニン-アンジオテンシン-アルドステロン系（RAA系）は，肝臓でつくられるアンジオテンシノゲンが，腎臓から分泌される酵素であるレニンでアンジオテンシンⅠに変換されることに始まる．アンジオテンシンⅠは肺でつくられるアンジオテンシン変換酵素によってアンジオテンシンⅡに変換され，アンジオテンシンⅡは血管や副腎に存在するアンジオテンシンⅡAT$_1$ 受容体に結合する．この受容体に結合することで血管は収縮し，副腎からはアルドステロンが分泌される．アルドステロンは，腎臓において Na^+ の吸収を促進する．Na^+ の吸収促進は体液量や循環血液量を増やす．その結果，心拍出量や血液量が増加することで血圧は上昇する．
アンジオテンシン変換酵素を阻害すればアンジオテンシンⅡの生合成は抑制されるので，血圧が下がる（**図 4-C-6** 参照）．
③アンジオテンシンⅡ受容体遮断薬（ARB）：ロサルタン，カンデサルタン，バルサルタンなど．アンジオテンシンⅡAT$_1$ 受容体を遮断すれば，アンジオテンシンⅡによって生じる一連の血圧上昇反応は生じなくなる（**図 4-C-2** 参照）．
④レニン阻害薬：アリスキレン．レニンの活性を抑制してアンジオテンシンⅡの産生を抑制する（**図 4-C-6** 参照）．
⑤アルドステロン受容体（MR）拮抗薬：スピロノラクトン，エプレレノンなど．アルドステロンはミネラルコルチコイドともいわれる．アルドステロンの受容体への結合を遮断する（**図 4-C-2** 参照）ことで Na^+ の再吸収を抑制して，循環血液量を低下させる．
⑥利尿薬：
　・ループ利尿薬：フロセミド．

オピオイド

ケシなどに含まれる麻薬性の鎮痛作用を有する化合物やそこから合成された化合物，体内に存在する内因性モルヒネ様ペプチド類のこと．

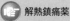
解熱鎮痛薬

発痛物質であるプロスタグランジンの生合成を阻害することで鎮痛作用を示す．

トリプタン系薬およびエルゴタミン製剤
セロトニン5-HT$_{1B/1D}$ 受容体およびアドレナリンα$_1$ 受容体を刺激し，血管収縮作用を示す．

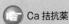
Ca 拮抗薬
片頭痛が起こる前に生じる脳血管の異常反応を抑制して片頭痛を予防する．

・サイアザイド系利尿薬：ヒドロクロロチアジド，トリクロルメチアジドなど．
・K保持性利尿薬：トリアムテレン（**図4-C-7**および**図4-C-4**参照）．

⑦α_1受容体遮断薬（p.117「(2) 交感神経遮断薬」を参照）：ウラピジル，テラゾシン，ブナゾシン（**図4-C-2**参照）．

⑧β受容体遮断薬（p.117「(2) 交感神経遮断薬」を参照）：アテノロール，メトプロロールなど．レニンを分泌する腎傍糸球体細胞（装置）はβ_1受容体刺激で活性化するので，β_1受容体遮断薬はレニン分泌も抑制する（**図4-C-2**参照）．

⑨$\alpha\beta$受容体遮断薬：カルベジロール，ラベタロールなど（**図4-C-2**参照）．

⑩中枢性交感神経抑制薬：クロニジン，グアナベンズなど（**図4-C-2**参照）．

2) 虚血性心疾患治療薬

虚血性心疾患は，心臓の働きに見合うだけの血液量や酸素量が十分に供給されない疾患で，**狭心症**と**心筋梗塞**に大別できる．以下のような治療薬がある．

①硝酸薬：ニトログリセリン，亜硝酸アミル，硝酸イソソルビド．主として静脈を拡張させて心臓に戻る血液量を減らし，心臓の仕事量を低下させ，酸素要求量も減少させる．また，冠動脈も拡張させ，血液供給量を増やす．効果発現が早いが，効果の減弱も早い．

②β受容体遮断薬：ブフェトロール，アテノロール，ビソプロロールなど．心臓のβ_1受容体を遮断して心臓の仕事量を減らし，心筋の酸素消費量を減らす（**図4-C-2**参照）．

③Ca（カルシウム）拮抗薬：アムロジピン，ニフェジピンなど．血管平滑筋を拡張させるので，血管が異常に収縮（攣縮）して生じる異型狭心症には有効である（**図4-C-4**参照）．

④その他：ニコランジル．K$^+$チャネルを開口させてCa拮抗薬と同様の効果を示すほか，硝酸薬の効果も示す．

3) 心不全治療薬

心不全は心臓のポンプ機能が低下して循環血液量が不足し，さまざまな障害が生じる疾患である．急激にポンプ機能が低下，消失する急性心不全と，持続的な低下が継続する慢性心不全では，使用する薬物が異なる．

　心不全治療薬

ACE阻害薬，ARB，β遮断薬，利尿薬も心不全の治療に用いられる．

①強心薬：
・ジギタリス製剤（慢）：ジゴキシン，メチルジゴキシン．
・カテコラミン（急）：ドパミン，ドブタミンなど．
・カテコラミン系類：デノパミン（慢），コルホルシンダロパート（急）など．
・ホスホジエステラーゼ（PDE）Ⅲ阻害薬（急）：ミルリノン，オルプリノン，ピモベンダン．

②心房性ナトリウム利尿ペプチド（急）：カルペリチド（**図4-C-1**参照）．利尿と血管拡張作用を示す．

③ARB・NEP阻害薬（慢）：サクビトリルバルサルタン．ネプリライシン（NEP）阻害作用を有するサクビトリルとARBのバルサルタンの含合剤．

④HCNチャネル阻害薬（慢）：イバブラジン（**図4-C-4**参照）．洞結節特異的なHCNチャネルを阻害して心拍数を抑制する．

＊(急)，(慢)は，それぞれ急性心不全，慢性心不全を表す．

4) 抗不整脈薬

不整脈の薬物治療は，**ヴォーン・ウィリアムズ分類**によって以下のように分けることができる．

①Na$^+$チャネル遮断薬（クラスⅠ群，**図4-C-4**参照）：

- ・クラスⅠa群：プロカインアミド，ジソピラミド，キニジンなど．主に発作性頻拍や期外収縮に有効．
- ・クラスⅠb群：リドカイン，メキシレチン，アプリンジン．
- ・クラスⅠc群：プロパフェノン，フレカイニド，ピルシカイニド．主に頻拍性の不整脈に有効．
②β遮断薬（クラスⅡ群，**図4-C-2**参照）：ランジオロール，エスモロール，アテノロールなど．主に頻拍性（心房細動，心房粗動，洞性頻脈）の不整脈に有効．
③K⁺チャネル遮断薬（クラスⅢ群，**図4-C-4**参照）：アミオダロン，ソタロール，ニフェカラント．生命に危険のある心房細動，心室細動に有効．
④Ca（カルシウム）拮抗薬（クラスⅣ群，**図4-C-4**参照）：ベラパミル，ベプリジル，ジルチアゼム．主に頻拍性の不整脈に有効．

5）血管拡張薬

　血管拡張薬は，血管を弛緩させて組織，臓器に向かう血流量の増加を期待する薬物で，末梢動脈疾患や肺高血圧症などの疾患に対して使用される．

①プロスタグランジンE_1製剤（**図4-C-1**参照）：アルプロスタジル，リマプロスト．
②プロスタグランジンI_2製剤（**図4-C-1**参照）：エポプロステノール，トレプロスチニル，イロプロスト．
③選択的プロスタサイクリン受容体作動薬（**図4-C-1**参照）：セレキシパグ．
④エンドセリン受容体拮抗薬（**図4-C-2**参照）：ボセンタン，アンブリセンタン，マシテンタン．
⑤PDE-5阻害薬（**図4-C-5**参照）：シルデナフィル，タダラフィル．

6）血液作用薬

（1）貧血治療薬

　貧血の治療には，原因に応じて以下の薬物を使用する．

①鉄剤：乾燥硫酸鉄，液性ピロリン酸第二鉄，クエン酸第一鉄ナトリウムなど．
②エリスロポエチン（**図4-C-1**参照）：エポエチンアルファ，エポエチンベータ，ダルベポエチンアルファなど．
③HIF（低酸素誘導因子）-PH（プロリン水酸化酵素）阻害薬（**図4-C-5**参照）：ロキサデュスタット，ダプロデュスタット，バダデュスタットなど．
④G-CSF（顆粒球コロニー刺激因子）（**図4-C-1**参照）：フィルグラスチム，レノグラスチム，ペグフィルグラスチム．
⑤トロンボポエチン受容体作動薬（**図4-C-1**参照）：ロミプロスチム，ルストロンボパグ，エルトロンボパグオラミン．

（2）止血薬（血液凝固促進薬）

　血管損傷や血液凝固因子の異常，血小板の減少などで止血能が低下した場合に使用される．

①血管強化薬：カルバゾクロム．
②抗プラスミン薬（抗線溶薬）（**図4-C-2**参照）：トラネキサム酸．
③局所止血薬：トロンビン，酸化セルロース，ゼラチン．
④ビタミン：フィトナジオン，メナテトレノン．

（3）抗血栓薬

　血管内皮細胞の異常や血液のうっ滞，血液凝固能の活性化などによる血栓形成を予防するために，抗血栓薬として**抗血小板薬**と**抗凝固薬**が用いられる．

 抗凝固薬

納豆のようなビタミンK含有量が高い食品は，ワルファリンの抗凝固能を低下させる．ワルファリンの作用は個人差が大きく，PT-INR（プロトロンビン時間国際標準比）を測定して投与量を調節する．

①抗血小板薬：動脈血栓は血小板の血管壁への粘着や凝集によって生じるので，動脈系の血栓の予防に用いられる．
・抗血小板薬（ATP受容体P2Y$_{12}$阻害薬，**図4-C-2**参照）：チクロピジン，クロピドグレル，プラスグレル．
・トロンボキサン合成酵素阻害薬（**図4-C-6**参照）：オザグレル．
・その他：アスピリン，シロスタゾール，イコサペント酸エチル（EPA），サルポグレラート，ジピリダモール．
②抗凝固薬：静脈内で血液凝固能が亢進している場合に用いられる．
・ヘパリン：ヘパリン，ダルテパリン，エノキサパリン，ダナパロイド．
・経口直接Xa阻害薬（DOAC）（**図4-C-6**参照）：エドキサバン，リバーロキサバン，アピキサバン．
・経口直接トロンビン阻害薬：ダビガトラン．
・抗トロンビン薬：アルガトロバン．
・クマリン系薬（ビタミンK拮抗薬）（**図4-C-2**参照）：ワルファリン．
③血栓溶解薬：ウロキナーゼ，アルテプラーゼ（t-PA），モンテプラーゼ．フィブリンを分解して血栓を除去する．急性心筋梗塞，脳血栓症，肺塞栓症などの血栓除去に使用される．

3　泌尿器・生殖器作用薬

　尿は腎臓で生成され，体液の恒常性を維持している．浮腫は組織間液が過剰に貯留した状態で，毛細血管内圧の上昇，血漿膠質浸透圧の低下，毛細血管壁の浸透性亢進などが原因で生じる．

1）利尿薬

　利尿薬は尿細管に存在するトランスポーターや酵素を阻害して尿細管内のNa$^+$の再吸収を抑制し，水の再吸収を抑制して尿量を増加させる．

①ループ利尿薬（**図4-C-7**参照）：フロセミド，ブメタニド，トラセミドなど．
②サイアザイド系利尿薬（**図4-C-7**参照）：ヒドロクロロチアジド，メフルシド，インダパミドなど．
③K保持性利尿薬：
・ミネラルコルチコイド受容体（MR）遮断（**図4-C-2**参照）：カンレノ酸，スピロノラクトン，エプレレノン．
・Na$^+$チャネル阻害（**図4-C-4**参照）：トリアムテレン．
④浸透圧利尿薬：D-マンニトール，濃グリセリン，イソソルビドなど．
⑤バソプレシンV$_2$受容体拮抗薬（**図4-C-2**参照）：トルバプタン．
⑥その他：炭酸脱水酵素阻害薬や心房性ナトリウム利尿ペプチドなども使用される．

2）排尿障害治療薬

　腎臓でつくられた尿は膀胱に貯留され，一定量に達すると膀胱壁の伸展が知覚神経を介して大脳皮質へ伝わり，尿意を感じる．膀胱括約筋が交感神経系に支配されたアドレナリンβ$_2$またはβ$_3$受容体刺激によって弛緩し，副交感神経系に支配されたムスカリンM$_2$およびM$_3$受容体刺激により収縮することで排尿が起こる．排尿障害は蓄尿機能の障害と排尿機能の障害に大別される．排尿障害には次のような治療薬がある．

①蓄尿障害治療薬：

ループ利尿薬

尿細管のヘンレループの太い上行脚に存在するNa$^+$/K$^+$/2Cl$^-$共輸送体（トランスポーター）を阻害する．作用は強力だが，低Na$^+$血症，低K$^+$血症，低Cl$^-$性アルカローシスを起こしうる．

サイアザイド系利尿薬

遠位尿細管に存在するNa$^+$/Cl$^-$共輸送体を阻害する．血圧降下作用が強く，主に降圧薬として使用される．低Na$^+$血症，低K$^+$血症，低Cl$^-$性アルカローシスを起こしうる．

K保持性利尿薬

MR遮断ではアルドステロンのMRへの結合を遮断する．Na$^+$チャネル阻害ではアルドステロンのMRへの結合後に生じるNa$^+$チャネルを阻害する．副作用として低Na$^+$血症および高K$^+$血症を起こしうる．

浸透圧利尿薬

血漿浸透圧の上昇によって，間質に貯留した水分（浮腫）を血管内に移動させる．

バソプレシンV$_2$受容体拮抗薬

脳下垂体後葉から分泌されるバソプレシンは，集合管のバソプレシンV$_2$受容体を介して水チャネルを誘導し，水の再吸収に関与する．バソプレシンV$_2$受容体を遮断することで利尿作用を示す．

- ・アドレナリンβ受容体刺激薬（**図 4-C-1 参照**）：クレンブテロール（β_2 受容体刺激），ミラベグロン（β_3 受容体刺激）.
- ・ムスカリン受容体遮断薬（**図 4-C-2 参照**）：オキシブチニン，プロピベリンなど.
②排尿障害治療薬：
- ・アドレナリンα_1受容体遮断薬（**図 4-C-2 参照**）：タムスロシン，ナフトピジル，シロドシンなど.
- ・副交感神経作動薬：ベタネコール（**図 4-C-1 参照**），ジスチグミン，フィゾスチグミン（**図 4-C-2 参照**）.

排尿障害治療薬

α_1受容体遮断薬は，尿道を取り巻いている内尿道括約筋や前立腺を弛緩させて，排尿時の抵抗を減弱させる．副交感神経作動薬は，ムスカリン受容体を刺激して膀胱平滑筋を収縮させる.

4 免疫・アレルギー・炎症作用薬

病原体や異物から生体を防御する免疫系では，**抗原**に特異的に作用する**抗体**を産生し，抗原と結合して抗原を排除する（**抗原抗体反応**）．このときに過剰な免疫反応が引き起こされることを，**アレルギー**とよぶ.

炎症は，物理的刺激（熱傷や凍傷など）や化学的刺激（化学薬品接触など），微生物の感染に対して起こる生体の防御反応の一つである．生体が傷害を受けると通常は体内に存在しない特異的な物質が放出され，自然免疫系に属する細胞に作用することにより，炎症を惹起する**サイトカイン**などが放出される．サイトカインなどの作用により，炎症の 4 兆候とよばれる発赤，熱感，腫脹，疼痛が起こる.

サイトカイン

細胞から放出され，細胞間相互作用を媒介する蛋白質性因子の総称で，免疫，炎症，生体防御において重要な役割を担っている．インターフェロン，インターロイキン，トロンボポエチンなどが知られている.

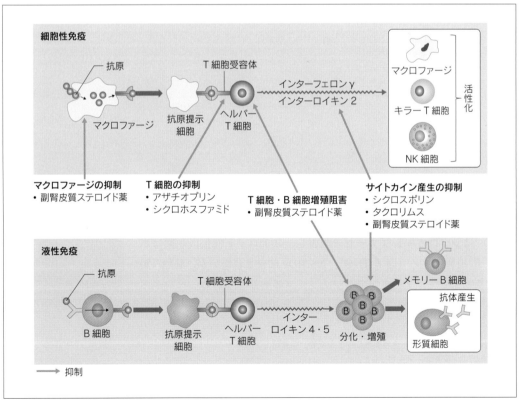

図 4-D-8 獲得免疫と薬物の作用点 （吉岡充弘，ほか：系統看護学講座 薬理学．p120, 医学書院，2022 を一部改変）

1）免疫疾患に対する薬物

　免疫系には，マクロファージなどを中心とする**自然免疫系**と，リンパ球を中心とし抗体（免疫グロブリン）が働く**獲得免疫系**（図4-D-8）の2つがある.

　免疫系が正常な自己細胞を非自己と認識として攻撃することにより生じる**自己免疫疾患**や，臓器移植時の拒絶反応抑制のためには，免疫抑制薬が使用される.　一方で，がんや白血病，AIDS（後天性免疫不全症候群）の場合には，免疫増強薬が使用される.

①免疫抑制薬：アザチオプリン，メトトレキサート，シクロホスファミド，シクロスポリンなど.
②免疫増強薬：ヒト免疫グロブリン，インターフェロン製剤，フィルグラスチム.
③副腎皮質ステロイド薬：ヒドロコルチゾン，プレドニゾロンなど.

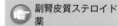
副腎皮質ステロイド薬
副腎皮質ステロイド薬は，副腎皮質小ルモンのグルココルチコイドの抗炎症作用に化学的な修飾を加えてさらに強めたものである.　マクロファージに作用してサイトカイン産生を抑制するほか，IL-2産生や形質細胞による抗体産生も抑制するため，細胞性免疫も液性免疫も抑制する.

2）抗アレルギー薬

　アレルギー反応は4種類に分類でき，抗原に触れて速やかに生じる**即時型アレルギー反応**（I型）と24～48時間後に起こる**遅延型アレルギー反応**（IV型）が代表的である.　即時型アレルギー反応は，肥満細胞から分泌されるヒスタミン，ロイコトリエン（LT）を中心とした**ケミカルメディエーター**によって引き起こされる.　分泌されたヒスタミンはヒスタミンH_1受容体に結合する.

①抗ヒスタミン薬（ヒスタミンH_1受容体遮断薬）：
・第1世代：ジフェンヒドラミン，クロルフェニラミン，ヒドロキシジンなど.
・第2世代（眠気が少ない）：ケトチフェン，フェキソフェナジン，エピナスチン，セチリジンなど.
②ケミカルメディエーター遊離抑制薬：クロモグリク酸，トラニラスト，イブジラスト.
③トロンボキサンA_2合成阻害薬：オザグレル.
④トロンボキサンA_2受容体拮抗薬：セラトロダスト.
⑤ロイコトリエン受容体拮抗薬：プランルカスト，モンテルカスト.
⑥Th2サイトカイン阻害薬：スプラタスト.

3）抗炎症薬

　炎症反応や痛みに関与している**プロスタグランジン**類の産生を抑制することで，炎症によって生じる不快な症状（腫脹，疼痛，発熱など）を和らげる薬物である.　非ステロイド性抗炎症薬（NSAIDs）とステロイド性抗炎症薬に分類される.　NSAIDsは**シクロオキシゲナーゼ**を阻害し，ステロイド性抗炎症薬はホスホリパーゼA_2を阻害する（図4-D-9）.　NSAIDsに含まれないが，解熱，鎮痛作用のある薬物として，アセトアミノフェン，スルピリンがある.

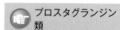
プロスタグランジン類
プロスタグランジン（PG）は生理活性を示す脂質で，PGD_2，PGE_2，$PGF_{2\alpha}$，PGI_2などの分子種が知られている.　PGI_2はプロスタサイクリンともよばれる.

①非ステロイド性抗炎症薬（NSAIDs）：アスピリン，インドメタシン，ピロキシカム，イブプロフェンなど.
②ステロイド性抗炎症薬：前述「1）免疫疾患に対する薬物」を参照.
③その他：アセトアミノフェン，スルピリン.

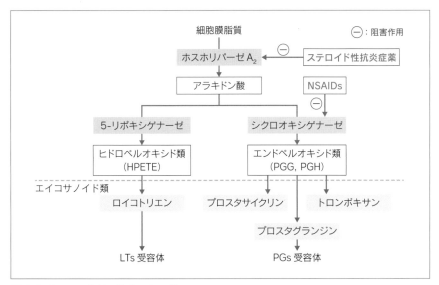

図 4-D-9 アラキドン酸カスケード
NSAIDs：非ステロイド性抗炎症薬.

5 呼吸器作用薬

呼吸器系疾患の治療薬として，以下のようなものがある.

1）気管支喘息治療薬

気管支喘息では気道の狭窄，過敏性亢進，慢性炎症が認められる．治療には気管支拡張薬や抗炎症薬が使用される．気管支拡張薬としてロイコトリエン受容体拮抗薬，アドレナリン β_2 受容体刺激薬，ムスカリン性アセチルコリン M_3 受容体遮断薬（抗コリン薬），テオフィリン，抗炎症薬としてステロイド薬や抗アレルギー薬が使われる．これらの治療薬は，発作時に速やかに気道を広げる発作治療薬（リリーバー）と非発作時に用いられる長期管理薬（コントローラー）に大別される（**表4-D-6**）.

吸入薬

薬を霧状に噴出させて吸い込むことで，気管支や肺に作用させる薬.

徐放製剤

錠剤，カプセルに特殊な加工を行い，有効成分の放出を緩徐としたもの.

2）鎮咳薬

咳（咳嗽）は，気道粘膜の刺激受容部位，神経求心路（迷走神経），延髄の咳中枢および神経遠心路を介した神経反射として発生する．咳を抑える薬物を鎮咳薬という．中枢性鎮咳薬と末梢性鎮咳薬に分けられ，咳中枢に作用する中枢性鎮咳薬は麻薬性と非麻薬性薬物に分けられる.

①中枢性鎮咳薬：
・麻薬性：ジヒドロコデイン，コデイン.
・非麻薬性：デキストロメトルファン，ジメモルファンなど.
②末梢性鎮咳薬：
・去痰薬：グアイフェネシン，サポニン，桜皮エキス.

表 4-D-6　喘息治療ステップごとの治療薬

		治療ステップ 1	治療ステップ 2	治療ステップ 3	治療ステップ 4
長期管理薬	基本治療	①吸入ステロイド薬（低用量） ②上記が使用できない場合，以下のいずれかを用いる ・LTRA ・テオフィリン徐放製剤（症状がまれであれば必要なし）	①吸入ステロイド薬（低〜中用量） ②上記で不十分な場合に以下のいずれか1剤を併用 ・LABA（配合剤の使用可） ・LAMA ・LTRA ・テオフィリン徐放製剤	①吸入ステロイド薬（中〜高用量） ②上記に下記のいずれかを1剤，あるいは複数を併用 ・LABA（配合剤の使用可） ・LAMA（配合剤の使用可） ・LTRA ・テオフィリン徐放製剤	①吸入ステロイド薬（高用量） ②上記に下記の複数を併用 ・LABA（配合剤の使用可） ・LAMA（配合剤の使用可） ・LTRA ・テオフィリン徐放製剤 ③上記のすべてでも管理不良の場合は下記のいずれかあるいは両方を追加 ・抗 IgE 抗体など ・経口ステロイド薬
	追加治療	LTRA 以外の抗アレルギー薬	LTRA 以外の抗アレルギー薬	LTRA 以外の抗アレルギー薬	LTRA 以外の抗アレルギー薬
発作治療薬		吸入 SABA	吸入 SABA	吸入 SABA	吸入 SABA

LTRA：ロイコトリエン受容体拮抗薬，LABA：長時間作用性 β_2 刺激薬，LAMA：長時間作用性抗コリン薬，SABA：短時間作用性 β_2 刺激薬.

6　消化器作用薬

消化器疾患の治療には，以下の薬物が用いられる．

1）消化性潰瘍治療薬

胃には，胃酸で自身が消化されないように防御機構が存在する．胃酸は，壁細胞に存在する**プロトンポンプ**（$H^+/K^+-ATPase$）によって産生される．防御機構にはプロスタグランジンが関与する．**ヘリコバクター・ピロリ**が胃粘膜に感染し，その状態に胃酸過多とプロスタグランジン量を減少させる非ステロイド性抗炎症薬が付加されると胃障害が生じる．このため，胃障害の治療は胃酸分泌抑制とヘリコバクター・ピロリの除菌が中心となっている．

 胃酸分泌の機序

壁細胞上にはムスカリン性アセチルコリン受容体（ムスカリン受容体），ヒスタミン H_2 受容体，ガストリン G 受容体が存在する．アセチルコリンは副交感神経から，ヒスタミンとガストリンは壁細胞近傍に存在する ECL 細胞と G 細胞からそれぞれ分泌される．

（1）攻撃因子抑制薬

①胃酸分泌抑制薬：
・プロトンポンプ阻害薬（**図 4-C-7** 参照）：オメプラゾール，エソメプラゾール，ボノプラザンなど．
・ヒスタミン H_2 受容体拮抗薬（**図 4-C-2** 参照）：ファモチジン，ラニチジンなど．
・ムスカリン M_1 受容体拮抗薬（**図 4-C-2** 参照）：ピレンゼピン，チキジウム．
・抗コリン薬（**図 4-C-2** 参照）：ブチルスコポラミン，ブトロピウムなど．
・制酸薬：炭酸水素ナトリウム，合成ケイ酸アルミニウムなど．
②防御因子増強薬：
・プロスタグランジン E_1 製剤（**図 4-C-1** 参照）：ミソプロストール．
・アルミニウム製剤：スクラルファート．潰瘍部分に付着して，胃酸から組織を防御する．
・その他：テプレノン，レバミピドなど．

（2）ヘリコバクター・ピロリ除菌薬

ヘリコバクター・ピロリの除菌には，胃酸分泌抑制薬1種類，抗菌薬2種類を服用しやすいように1つにパッケージ化された薬物が用いられる．

①ラベプラゾール，アモキシシリン，クラリスロマイシン（商品名：ラベキュア）．
②ボノプラザン，アモキシシリン，メトロニダゾール（商品名：ボノピオン）ほか．

（3）消化管運動調節薬

　上部消化管に組織的な異常がないにもかかわらず，胃部痛や胃もたれなどの症状が慢性的に続いている疾患を**機能性ディスペプシア**とよぶ．消化管運動の低下，亢進により便秘や下痢が生じるので，これらに対する治療薬が用いられる．

①上部消化管疾患治療薬：
　・ドパミン受容体拮抗薬（**図4-C-2**参照）：メトクロプラミド，ドンペリドン，イトプリド，スルピリド．
　・オピアト作動薬（**図4-C-1**参照）：トリメブチン．
　・セロトニン5-HT$_4$作動薬（**図4-C-1**参照）：モサプリド．
②下部消化管疾患治療薬：
　・オピオイド受容体刺激薬（**図4-C-1**参照）：ロペラミド．
　・5-HT$_4$受容体拮抗薬（**図4-C-2**参照）：ラモセトロン．
　・グアニル酸シクラーゼC受容体作動薬：リナクロチド．
　・抗コリン薬（**図4-C-2**参照）：メペンゾラート．
　・その他：ポリカルボフィルカルシウム．
③瀉下薬：作用機序によって以下に分類される．
　・機械的下剤：塩化マグネシウム，マクロゴール（塩類下剤），カルメロースナトリウム（膨張性下剤），D-ソルビトール，ラクツロース（糖類下剤）．
　・小腸刺激性下剤：ひまし油．
　・大腸刺激性下剤：センナ，ダイオウなど．
　・直腸刺激性下剤：グリセリン．
　・上皮機能変容薬（Cl$^-$チャネルアクチベーター）：ルビプロストン．
④止瀉薬：下痢の原因によって薬物の種類を使い分ける必要がある．
　・消化管運動抑制薬（**図4-C-1**参照）：ロペラミド．
　・収斂薬：タンニン酸アルブミン，ビスマス製剤．
　・吸着剤：天然ケイ酸アルミニウム．
　・殺菌薬：ベルベリン．
　・活性生菌製剤：ラクトミン製剤，ビフィズス菌．
　・アヘンアルカロイド（**図4-C-1**参照）：アヘンチンキ．
⑤制吐薬：
　・中枢性制吐薬（**図4-C-2**参照）：ジメンヒドリナート．
　・セロトニン5-HT$_3$受容体拮抗薬（**図4-C-2**参照）：グラニセトロン，オンダンセトロンなど．
　・ニューロキニン（NK$_1$）受容体拮抗薬（**図4-C-2**参照）：アプレピタント，ホスアプレピタント．
⑥膵疾患治療薬：膵炎はトリプシンの活性化を引き金とし，膵消化酵素も活性化して，膵臓組織が自己消化されることで惹起される．
　・蛋白分解酵素阻害薬：カモスタット，ガベキサートなど．
　・膵酵素補充薬：パンクレリパーゼ．

収斂薬

腸粘膜面をおおい，炎症・腸運動を抑制する．

アヘンアルカロイド

アヘンの粉末をエタノールに浸し抽出したときに得られるアヘンのアルカリ成分．アヘンチンキにはモルヒネやコデインなどが含まれている．

7　感覚器作用薬

1）眼科用薬

　目の主な疾患とその治療薬を示す．

（1）結膜炎

①アレルギー性結膜炎：抗アレルギー薬．
②細菌性結膜炎：ニューキノロン系抗菌薬，アミノグリコシド系抗菌薬．
③ウイルス性結膜炎：ベタメタゾンリン酸エステルナトリウム．

(2) 緑内障

眼房水が貯まることで眼圧が上昇し，視神経が侵される．治療薬は眼房水の流出促進薬と産生抑制薬に大別できる．

①流出促進薬：プロスタグランジン関連薬（ラタノプロストなど），α_2 刺激薬（ブリモニジンなど），プロスタグランジン EP2 受容体作動薬（オミデネパグ），ROCK 阻害薬（リパスジル），副交感神経刺激薬（ピロカルピンなど）．
②産生抑制薬：β 遮断薬（チモロールなど），炭酸脱水酵素阻害薬（ブリンゾラミドなど）．

(3) 検査時に使用する薬物

眼底検査では散瞳薬（さんどうやく）を用いることがある．

①抗コリン薬（M_3 受容体遮断）：シクロペントラート，アトロピン，トロピカミド．
②α_1 受容体刺激薬：フェニレフリン．

散瞳薬
臨床検査技師が行うことのできる眼底検査は，散瞳薬を投与しないで行うものに限る．

点眼薬
点眼薬は点眼時に汚染の危険があるので，容器の先がまつ毛や皮膚に触れないように注意する．

2) 耳鼻咽喉科用薬

耳の疾患として外耳炎，中耳炎，メニエール（Ménière）病，鼻の疾患として副鼻腔炎，アレルギー性鼻炎，咽喉の疾患として扁桃炎などがある．

外耳炎，中耳炎ともに細菌やウイルスによって発症するので，基本的には経験則に基づいて適切な抗菌薬を使用する．

(1) メニエール病

メニエール病の正確な原因はわかっていないが，内リンパにリンパ液が溜まった状態がみられるので，このリンパ液を除去する薬物が使用される．

①浸透圧利尿薬：イソソルビド．
②脳循環・代謝改善薬：アデノシン三リン酸二ナトリウム，ベタヒスチン．

(2) アレルギー性鼻炎

アレルギー性鼻炎は典型的な I 型アレルギー疾患である．治療には抗アレルギー薬を用いる（「4 免疫・アレルギー・炎症作用薬」を参照）．

・抗アレルギー薬：ケミカルメディエーター遊離抑制薬，抗ヒスタミン薬，ロイコトリエン受容体拮抗薬など．

3) 皮膚科用薬

皮膚疾患の代表的なものとして，アトピー性皮膚炎がある．アトピー性皮膚炎は，表皮，なかでも角質層の異常に起因する皮膚の乾燥とバリア機能異常という皮膚の生理的異常を伴い，多彩な非特異的刺激反応および特異的アレルギー反応が関与して生じる．慢性に経過する炎症と掻痒をその病態とする湿疹・皮膚炎群の一疾患で，診断のマーカーとして，血清 IgE 値，末梢血好酸球数，血清 LD 値，血清 TARC 値，血清 SCCA2 値がある．

皮膚を掻くことで表皮に損傷が生じ，損傷部位への抗原・刺激物質への直接的な曝露によって自然免疫と獲得免疫がそれぞれ賦活化され，さらに症状が悪

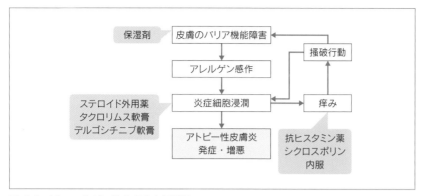

図 4-D-10　アトピー性皮膚炎と医薬品

化する（**図 4-D-10**）．このため，以下の治療薬を用いる．

①保湿剤：皮膚のバリア機能の修復，維持．ヘパリン類似物質，白色ワセリン，亜鉛華軟膏．
②炎症抑制：ステロイド外用薬（患部に塗布する），タクロリムス軟膏（Tリンパ球の機能抑制），デルゴシチニブ軟膏（サイトカインのシグナル伝達阻害）．
③瘙痒感の抑制：痒みはインターロイキンやインターロイキンによって肥満細胞が脱顆粒して放出されるヒスタミンによって生じる．
　・抗ヒスタミン薬（「4 免疫・アレルギー・炎症作用薬」を参照），シクロスポリン．

 ステロイド外用薬

ステロイド外用薬は作用の強度で5種に分類されており，患部の状態や部位によって使い分ける．

8　ホルモン・内分泌系治療薬

内分泌疾患には，ホルモンの投与や調節薬が治療として用いられる．

1）視床下部・下垂体ホルモン

視床下部から下垂体を刺激するホルモンが分泌され，下垂体前葉からは副腎皮質刺激ホルモンと成長ホルモン，性腺刺激ホルモン，下垂体後葉からはオキシトシンとバソプレシンが分泌される（**図 4-D-11**）．視床下部・下垂体ホルモンおよびその類似物は治療に加え，内分泌負荷検査にも用いられる．

（1）視床下部ホルモン関連薬

GHRH 製剤としてソマトレリンやプラルモレリン，TRH 製剤としてプロチレリン，CRH 製剤としてコルチコレリン，GnRH 製剤としてゴナドレリンが下垂体ホルモンの分泌機能検査や治療に用いられる．また，成長ホルモン放出抑制ホルモンとしてソマトスタチン誘導体薬のオクトレオチドが，プロラクチン放出抑制ホルモン関連薬としてドパミン D_2 受容体作動薬のカベルゴリンやテルグリドが治療に用いられる．

（2）下垂体ホルモン関連薬

TSH 製剤としてヒトチロトロピン，ACTH 製剤としてテトラコサクチド，ゴナドトロピン製剤としてヒト絨毛性ゴナドトロピンが機能検査や治療に用いられる．合成ヒト成長ホルモンのソマトロピンが GH 分泌不全性低身長症や

GHRH：成長ホルモン放出ホルモン

TRH：甲状腺刺激ホルモン放出ホルモン

CRH：副腎皮質刺激ホルモン放出ホルモン

GnRH：視床下部ゴナドトロピン放出ホルモン

TSH：甲状腺刺激ホルモン

ACTH：副腎皮質刺激ホルモン

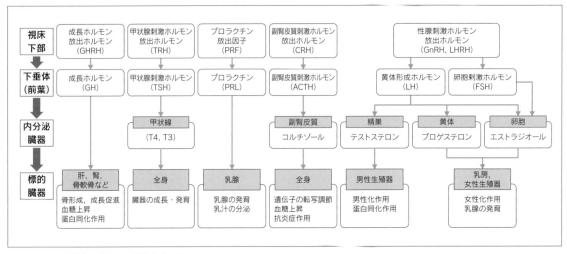

図 4-D-11　視床下部・下垂体ホルモン

Turner（ターナー）症候群などの治療に用いられる.

(3) 甲状腺ホルモン関連薬

甲状腺機能亢進症〔Basedow（バセドウ）病〕では，ペルオキシダーゼ阻害により甲状腺ホルモンの生合成を阻害する抗甲状腺薬のチアマゾールとプロピルチオウラシルが用いられる.

橋本病などの甲状腺機能低下症では，T4製剤のレボチロキシンが用いられる.

(4) 下垂体後葉ホルモン関連薬

バソプレシンは腎集合管の V_2 受容体に作用し，水の再吸収を促進するため，中枢性尿崩症と腎性尿崩症の鑑別診断薬として検査に用いられる．尿崩症の治療にはバソプレシンやデスモプレシンが用いられる.

オキシトシンは子宮平滑筋の収縮作用により，分娩誘発に用いられる.

> **レボチロキシン**
>
> 肝臓で徐々に高力価のT3に変換され，標的細胞に作用する．T3製剤のリオチロニンは心毒性の懸念もあるため，補充療法には通常T4製剤を用いる.

9　代謝系作用薬

1）糖尿病治療薬

糖尿病では，インスリンが分泌されない1型糖尿病と，インスリンの分泌が低下したりインスリンに反応しにくい2型糖尿病があり，治療薬により血糖値をコントロールする（**図4-D-12**）.

(1) インスリン製剤

インスリン製剤は，基本的に自己注射（皮下投与）で用いられる．超速効型のインスリングルリジンやインスリンリスプロ，速効型のヒトインスリン，持効型のインスリンデグルデクやインスリングラルギンが治療に用いられる.

(2) 経口糖尿病治療薬

インスリン分泌を促進するスルホニル尿素（SU）薬のグリベンクラミドや速効型インスリン分泌促進薬であるグリニド薬のナテグリニド，インクレチン関

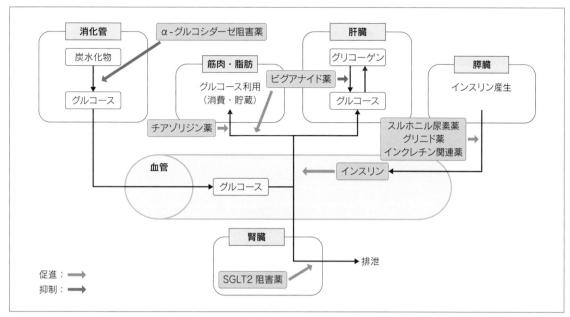

図4-D-12　糖尿病治療薬

連薬としてDPP-4阻害薬のシタグリプチンやGLP-1受容体作動薬のリラグルチドなどがある.

　また，消化管からの糖の吸収を調節するα-グルコシダーゼ阻害薬のボグリボース，肝臓での糖新生の抑制や筋の糖取り込みを促進するビグアナイド薬のメトホルミン，アディポネクチンを増加させインスリン抵抗性を改善させるチアゾリジン薬のピオグリタゾン，腎尿細管での糖の再吸収を阻害することで尿中排泄を促進するSGLT2阻害薬のイプラグリフロジンなどが治療で用いられる.

SGLT：Na⁺/グルコース共輸送体

SGLT：Na$^+$/グルコース共輸送体

2）脂質異常症治療薬

　脂質異常症には食事療法や運動療法に加え，脂質異常症治療薬が用いられる（**表4-D-7**）.

　主にLDL-コレステロールを低下させる薬物として，HMG-CoA還元酵素阻害薬，コレステロール吸収阻害薬，小腸コレステロールトランスポーター阻害薬，コレステロール異化促進薬が用いられる.

　トリグリセリドを低下させる薬物として，フィブラート系薬，ニコチン酸誘導体および，n-3系不飽和脂肪酸であるEPA・DHA製剤が用いられる.

脂質異常症治療薬
脂質異常症治療薬では，副作用として横紋筋融解症を発症するものもあり，クレアチンキナーゼ値の変化に注意が必要である.

10　感染症治療薬

　感染症では，病原体の種類に応じて，抗菌薬や抗ウイルス薬，抗真菌薬などの感染症治療薬が用いられる.

表 4-D-7　脂質異常症治療薬

種　類	薬　物	主な作用	その他
HMG-CoA 還元酵素阻害薬（スタチン）	プラバスタチンナトリウム シンバスタチンナトリウム フルバスタチンナトリウム	コレステロール生合成に関与する HMG-CoA 還元酵素を阻害する	横紋筋融解症の副作用に注意
コレステロール吸収阻害薬（陰イオン交換樹脂）	コレスチラミン コレスチミド	腸管内で胆汁酸と結合し，コレステロールの吸収を阻害し，便中への排泄を促進する	
小腸コレステロールトランスポーター阻害薬	エゼチミブ	小腸のコレステロール輸送蛋白に結合し，コレステロールの吸収を阻害する	横紋筋融解症の副作用に注意
コレステロール異化促進薬	プロブコール	肝臓におけるコレステロールから胆汁酸への異化排泄を促進する	
フィブラート系薬	クロフィブラート ベザフィブラート フェノフィブラート	脂肪酸の β 酸化を亢進し，トリグリセリドの合成を抑制する	横紋筋融解症の副作用に注意
ニコチン酸誘導体	ニコモール ニセリトロール	脂肪組織のニコチン酸受容体に結合し，脂肪分解を抑制する	
n-3 系不飽和脂肪酸	イコサペント酸エチル	脂肪合成の調節因子を抑制し，肝臓でのトリグリセリド合成を抑制する	EPA 製剤
	オメガ-3 脂肪酸エチル	脂肪酸の β 酸化を亢進し，トリグリセリドの合成を抑制する	EPA・DHA製剤

1）抗菌薬

　病原微生物（主に細菌）に対して毒性を発揮して，病原微生物を駆逐する．主な抗菌薬の作用機序として，細胞壁合成阻害，細胞膜機能阻害，核酸合成阻害，葉酸合成阻害，蛋白合成阻害がある（**図 4-D-13**）．

　グリコペプチド系抗菌薬や化学構造に特徴的な環状構造（β–ラクタム環）をもつ β–ラクタム系抗菌薬は，細菌の細胞壁合成を阻害することで抗菌作用を示す．アミノグリコシド系抗菌薬，マクロライド系抗菌薬は細菌のリボソームのサブユニットと結合し，細菌蛋白質の合成を阻害することで抗菌作用を示す．ニューキノロン系抗菌薬は細菌の DNA ジャイレースおよび DNA トポイソメラーゼを阻害し，DNA 合成を阻害し，抗菌作用を示す．

　薬物の各種細菌に対する作用から抗菌スペクトルが決定され，抗菌薬の効果がある細菌と効果のない細菌に分類される．感染症に対して薬物治療を行う際，細菌検査により病原微生物を同定し，薬物の感受性と感染部位から抗菌薬を決定する．

　抗菌スペクトル

試験菌の発育を阻止する薬物の濃度（最小発育阻止濃度：MIC）に基づき，薬物の各種病原微生物に対する作用範囲を求めたもの．

2）抗ウイルス薬（表 4-D-8）

　ウイルスは RNA または DNA を核酸として有し，宿主の代謝機能を利用して複製し，増殖する．抗ウイルス薬の作用点として，宿主への吸着・侵入の阻害，ウイルス RNA の逆転写・ウイルス DNA 合成の阻害，ウイルスプロテアーゼの阻害，ウイルス遊離・放出の阻害がある．

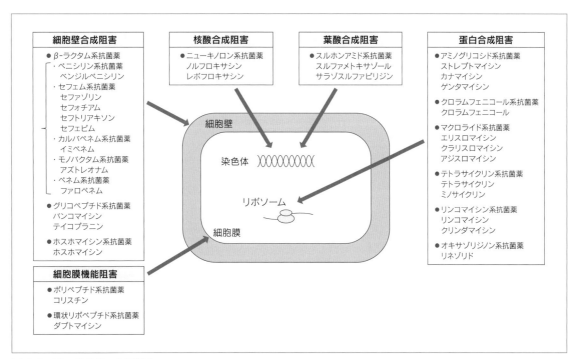

図 4-D-13　抗菌薬の作用機序

表 4-D-8　抗ウイルス薬

対象ウイルス	主な薬剤	主な作用
インフルエンザウイルス	オセルタミビル	ノイラミニダーゼを阻害し，ウイルスの遊離を抑制する
	アマンタジン	M2 蛋白質を阻害し，ウイルスの脱殻を阻害する
	ファビピラビル	RNA ポリメラーゼを阻害し，ウイルスの増殖を抑制する
単純ヘルペスウイルス 水痘・帯状疱疹ウイルス	アシクロビル バラシクロビル	DNA ポリメラーゼを阻害し，ウイルスの増殖を抑制する
サイトメガロウイルス	ガンシクロビル	DNA ポリメラーゼを阻害し，ウイルスの増殖を抑制する
ヒト免疫不全ウイルス（HIV）	ジドブジン ラミブジン	逆転写酵素による RNA から DNA への合成を競合的に阻害し，ウイルスの増殖を抑制する
	エファビレンツ リルピビリン	逆転写酵素の疎水ポケット部分に結合することで酵素活性を阻害し，ウイルスの増殖を抑制する
	リトナビル	プロテアーゼを阻害し，ウイルスの増殖を抑制する
	ラルテグラビル	インテグラーゼを阻害し，宿主ゲノムへの組み込みを阻害する
B 型肝炎ウイルス（HBV）	エンテカビル ラミブジン	DNA ポリメラーゼを阻害し，ウイルスの増殖を抑制する
C 型肝炎ウイルス（HCV）	リバビリン ソホスブビル	RNA ポリメラーゼを阻害し，ウイルスの増殖を抑制する
	グレカプレビル テラプレビル	プロテアーゼを阻害し，ウイルスの増殖を抑制する

抗ウイルス薬はウイルスの種類に応じて用いられる（**表4-D-8**）.

3）抗真菌薬

真菌の感染症である真菌症は，皮膚や粘膜，爪などに病変を生じる表在性真菌症と，消化管などの体内組織に真菌が寄生する深在性真菌症に分けられる．ポリエン系抗真菌薬のアムホテリシンBは真菌細胞膜の構成成分エルゴステロールと結合し，膜機能を傷害することで抗真菌作用を示す．アゾール系抗真菌薬のミコナゾールは，エルゴステロールの生合成を阻害して抗真菌作用を示す．フッ化ピリミジン系抗真菌薬のフルシトシンは，真菌の核酸合成を阻害し，抗真菌作用を示す．

11　抗悪性腫瘍薬

抗悪性腫瘍薬は，従来の**化学療法薬**と**分子標的薬**に大別できる．

1）化学療法薬

悪性腫瘍は増殖能が高いので，がん化学療法薬は遺伝子に作用して増幅を抑制する．一方で，増殖速度が比較的速い正常細胞にも作用してしまうために，毛髪，消化器，骨髄などへの副作用が生じる．

①アルキル化薬：シクロホスファミド，ブスルファン．DNAに直接結合し，DNAの複製を抑制する．
②代謝拮抗薬：メトトレキサート，フルオロウラシルなど．核酸合成にかかわる酵素反応を阻害して，RNAやDNAの生合成を抑制する．
③抗腫瘍性抗生物質：ブレオマイシン，アクチノマイシンDなど．DNA鎖を断裂する．
④微小管阻害薬：ビンクリスチン，アクチノマイシンDなど．細胞分裂時に形成される微小管の機能を阻害する．
⑤プラチナ製剤：シスプラチン，カルボプラチンなど．DNAに結合して複製を阻害する．
⑥トポイソメラーゼ阻害薬：イリノテカン，ドキソルビシンなど．細胞分裂に関与する酵素トポイソメラーゼを阻害する．

2）性ホルモン薬〔性ホルモンで増殖する（ホルモン依存性）腫瘍の治療〕

①前立腺がん治療薬：フルタミド〔抗男性ホルモン（アンドロゲン）薬〕，エチニルエストラジオール（女性ホルモン薬）．
②乳がん治療薬：タモキシフェン〔抗女性ホルモン（エストロゲン）薬〕，メチルテストステロン（男性ホルモン薬）．
③乳がん，前立腺がん治療薬：リュープロレリン（アンドロゲンとエストロゲン合成減少）．

3）分子標的薬（図4-C-3参照）

分子標的薬は，がんに限らず，病気の原因，増悪させる体内の特定の分子を狙い撃ちし，その機能を抑制することで有効性を示すだけでなく，副作用の低減も期待できる．がん分子標的薬には**抗体薬**と**低分子（小分子）薬**がある．

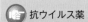 抗ウイルス薬

オセルタミビルはインフルエンザウイルスが産生する酵素であるノイラミニダーゼを阻害し，ウイルスの遊離を抑制することで抗ウイルス作用を発揮する．

 がんと癌

ひらがなの「がん」は悪性腫瘍全体を示し，漢字の「癌」は上皮細胞から発生する癌腫を示すとすることもあるが，特に区別しないこともある．本書では「癌」についてもひらがなの「がん」と表記する．

コンパニオン診断薬

分子標的薬の標的分子が患者に存在するかどうかを事前に検査することがあり，この診断に使用される薬物をコンパニオン診断薬とよぶ．たとえば，EGFR（上皮成長因子受容体）を標的分子とする薬物の使用前には，EGFR遺伝子の変異を同定するコンパニオン診断薬が使用される．

(1) 抗体薬

①抗 HER2（ヒト上皮増殖因子受容体 2 型）：トラスツズマブ，ペルツズマブ．
②抗 VEGF（血管内皮増殖因子）：ベバシズマブ．
③抗 EGFR：セツキシマブ，パニツムマブ．
④抗 CD20（B リンパ球表面の分化抗原）：リツキシマブ．
⑤抗ヒト PD-1（活性化 T 細胞の表面に発現する受容体）：ニボルマブ．

(2) 低分子（小分子）薬

①EGFR 阻害薬（**図 4-C-2** 参照）：ゲフィチニブ，エルロチニブなど．細胞内で EGFR チロシンキ
　ナーゼへの ATP 結合を競合的に阻害し，リン酸化およびがん増殖に関する細胞内情報伝達（シグ
　ナル伝達）を阻害する．
②Bcr-Abl 阻害薬（**図 4-C-2** 参照）：イマチニブ，ニロチニブなど．白血病に関与する Bcr-Abl 蛋
　白質のチロシンキナーゼの ATP 結合部位に競合的に結合し，リン酸化およびがん増殖のシグナル
　伝達を阻害する．
③HER2 阻害薬（**図 4-C-2** 参照）：ラパチニブ．EGFR，HER2 チロシンキナーゼの双方を阻害す
　る，トラスツズマブ耐性 HER2 陽性乳がんに有効性を示す．
④VEGF 受容体（VEGFR）阻害薬（**図 4-C-2** 参照）：アキシチニブ．VEGFR-1，-2，-3 を選択的
　に阻害して血管新生を阻害する．根治切除不能または転移性の腎細胞がんに使用される．
⑤マルチキナーゼ阻害薬：ソラフェニブ，スニチニブ，パゾパニブ，レゴラフェニブ．
⑥プロテアソーム阻害薬：ボルテゾミブ，カルフィルゾミブ．多発性骨髄腫に有効．
⑦ALK 阻害薬：クリゾチニブ，アレクチニブ．切除不能な進行・再発の非小細胞性肺がんに有効．
⑧レチノイド：トレチノイン，タミバロテン．急性前骨髄球性白血病に有効．

12　抗認知症薬

　認知症は，神経変性疾患の Alzheimer（アルツハイマー）型認知症，脳血管
障害に伴って生じる血管性認知症，特殊な蛋白質が神経細胞に蓄積する Lewy
（レビー）小体型認知症，脳の前頭葉と側頭葉が萎縮する前頭側頭型認知症に大
別できる．

　Alzheimer 型認知症は脳内のアセチルコリンの減少によって生じる（コリン
仮説）と考えられるため，主に脳内のアセチルコリンを増加させる薬物が使用
される．血管性認知症は中年期からの血圧管理が重要であることから降圧薬が
有用であるが，発症後は Alzheimer 型認知症と同様の薬物が用いられている．

①アセチルコリンエステラーゼ阻害薬（**図 4-C-5** 参照）：ドネペジル，リバスチグミン，ガランタ
　ミン．
②NMDA グルタミン酸受容体拮抗薬（**図 4-C-2** 参照）：メマンチン．

Ⅲ　臨床検査の測定値に影響を与える薬物

　患者が服用している薬が検査結果に影響を与える場合があり，臨床検査技師
はその可能性を理解しておく必要がある．

抗体薬
monoclonal antibody の
頭文字をとって，薬物名の
語尾が mab（マブ）となっ
ている．

低分子（小分子）薬
薬物名の語尾が，チロシン
キナーゼインヒビター（ty-
rosine kinase inhibitor）
は -tinib（チニブ），それ以
外のキナーゼインヒビター
（inhibitor）は -ib（イブ）
となっている．なお，キナー
ゼとはリン酸化酵素ともよ
ばれ，標的分子にリン酸基
を転移する（リン酸化する）
酵素の総称である．

**アセチルコリンエステ
ラーゼ阻害薬**
ガランタミンは，脳内のニ
コチン性アセチルコリン受
容体の感受性を亢進させる
作用もある．

**NMDA グルタミン酸
受容体拮抗薬**
NMDA 受容体の活性化を
抑制して神経細胞保護作用
を示すと考えられている．

1 血中アンモニア（NH$_3$）

(1) バルプロ酸ナトリウム：NH$_3$上昇

バルプロ酸は，肝臓の尿素回路（オルニチン回路）を阻害し，血中アンモニア濃度を上げると同時に，尿素合成を阻害することでUN（BUN）が低下する．

(2) 抗菌薬の経口投与（特にアミノグリコシド系，グリコペプチド系）：NH$_3$上昇

腸内細菌叢を崩して腸管内アンモニア産生を増加させ，血中アンモニア濃度を増加させる．糖尿病治療薬のアカルボース（α-グルコシダーゼ阻害薬）なども腸内細菌叢に影響を与えるので，アンモニア産生を増加させる場合がある．

2 血清カリウム（K）

(1) アンジオテンシンⅡ受容体遮断薬（ARB），ACE阻害薬：K$^+$上昇

イルベサルタン，オルメサルタン，バルサルタン，ロサルタンカリウム，カプトプリル，イミダプリルなどは，アンジオテンシンⅡの作用を低下させ，腎臓でアルドステロンの作用を抑えられないためK$^+$の排泄を阻害し，高カリウム血症を誘発する．

(2) β_2刺激薬：K$^+$低下

サルブタモールなどのβ_2刺激薬は，吸入で使用して気管を拡張するが，体内で速やかに血中に移行し細胞内にカリウムを取り込むので，低カリウム血症を誘発する．

(3) インスリンならびにインスリン分泌促進薬：K$^+$低下

インスリンは，細胞内にグルコースを取り込むとともに，K$^+$も細胞内に取り込む．高カリウム血症の治療の一つの選択肢として，インスリンの作用を利用したGI療法がある．

(4) フロセミド，ステロイド薬：K$^+$低下

ループ利尿薬（フロセミド）の服用，ステロイド薬（プレドニゾロンなど）の長期使用は，血清K値を低下させる．

(5) その他，高カリウム血症を引き起こす薬物：K$^+$上昇

ガベキサートメシル酸塩，ナファモスタットメシル酸塩．

3 血糖（Glu）

インスリンならびに糖尿病治療薬は血糖値に影響を与える．

①高血糖（Glu上昇）：ジアゾキシド，サイアザイド系利尿薬は膵β細胞のSURに作用し，インスリン分泌を阻害するので高血糖になる．オランザピン，リスペリドンなどの向精神薬にも高血糖を引き起こすものがある．ステロイド薬の筋注でも顕著に血糖値が上昇する．

②低血糖（Glu低下）：シベンゾリン，ジソピラミド，ピルメノールなど抗不整脈薬は，Na$^+$チャネル遮断作用があるが，重篤な低血糖を起こすことがある．

> **K$^+$低下を引き起こす薬物**
> インスリンを間接的に分泌させる薬物やSU薬（グリメピリド，グリクラジドなど），ナテグリニドもカリウムを低下させる．

> **GI療法（グルコース・インスリン療法）**
> グルコースとK$^+$は挙動を共にして細胞内に取り込まれるため，グルコースの細胞内取り込みにより，血中のK$^+$も細胞内に移行する．これを利用した高カリウム血症の対処法．

> SUR：スルホニル尿素受容体

4　尿素窒素（UN，BUN）

尿素は肝臓で合成されて腎臓で排泄されるので，合成阻害，排泄阻害で変動する．
①肝臓での合成阻害によるもの（UN低下）：バルプロ酸ナトリウム．
②腎臓での排泄阻害によるもの（UN上昇）：アミノグリコシド系抗菌薬，シスプラチン，ヨード系造影剤など．

5　クレアチニン（Cr）

クレアチンは肝臓，筋肉で合成され，筋肉で筋収縮にかかわる．加水分解を受けて**環状構造のクレアチニンになり**，**腎臓から排泄**される．
①近位尿細管での排泄阻害（Cr上昇）：シメチジン，プロベネシド，スピロノラクトンなど．
②腎機能低下に起因するもの（Cr上昇）：アミノグリコシド系抗菌薬，シスプラチン，ヨード系造影剤など．

6　尿酸（UA）

尿酸の合成は肝臓で，排泄は腎臓で行われるので，合成と排泄の差が尿酸値となる．
①肝臓での合成阻害（UA低下）：アロプリノール，フェブキソスタット．
②尿酸排泄促進薬（UA低下）：プロベネシド，ベンズブロマロン．
③尿のアルカリ化（UA低下）：クエン酸塩，炭酸水素ナトリウム（$NaHCO_3$）．
④尿の酸性化（UA上昇）：サリチル酸塩（アスピリンなど），カフェイン．
⑤尿酸の合成増加（UA上昇）：抗悪性腫瘍薬による化学療法後（腫瘍崩壊症候群）．

> **腫瘍崩壊症候群（TLS）**
> 白血病，悪性リンパ腫などのがん化学療法で一度に多くの抗悪性腫瘍薬を使うと，多くのがん細胞が死滅する．それにより，LD増加，K^+増加，プリン体増加による尿酸値増加，大量のヌクレオチド分解による高リン血症を引き起こす．

7　クレアチンキナーゼ（CK）

スタチン（プラバスタチンナトリウムなど）やフィブラート系薬（フェノフィブラートなど）は，横紋筋融解症を起こしてCK，LDが上昇する場合がある．

8　アスパラギン酸アミノトランスフェラーゼ（AST），アラニンアミノトランスフェラーゼ（ALT）

薬剤性肝炎，たとえば，アセトアミノフェン中毒などでは，肝機能の酵素群の数値が上昇する．ハロゲン含有麻酔薬，クロルプロマジンでも中毒例が報告されている．

9　乳酸デヒドロゲナーゼ（LD，LDH）

薬物によるLDの増加は，**溶血**によるものと**筋障害**によるものに分けられる．
①溶血性貧血によるもの（LD上昇）：セフェム系抗菌薬，オフロキサシンなど．
②組織融解（LD上昇）：テトラサイクリンの筋注，スタチンやフィブラート系

薬による横紋筋融解症.

10　アルカリホスファターゼ（ALP），γ-グルタミルトランスフェラーゼ（γ-GT）

①胆汁うっ滞型肝炎によるもの（ALP 上昇，γ-GT 上昇）：マクロライド系抗菌薬（エリスロマイシン，クラリスロマイシン），クロルプロマジン，ステロイド薬など.

②肝臓による酵素誘導（γ-GT 上昇）：ジアゼパム，フェニトイン，フェノバルビタールなど.

11　血清コリンエステラーゼ（ChE）

① ChE 低下：パラチオンなどの有機リン系農薬，カルバメート剤.

12　アミラーゼ（AMY）

①唾液腺型アミラーゼ（S 型）（AMY 上昇）：麻薬中毒時.

②膵型アミラーゼ（P 型）（AMY 上昇）：ステロイド薬，フルオロウラシル（5-FU），タクロリムス，サラゾスルファピリジン（SASP），ゲフィチニブ.

13　血清鉄（Fe）

　薬物による血清鉄の影響は，腸管での吸収阻害と，$Fe^{3+} \rightarrow Fe^{2+}$ への還元阻害（Fe^{2+} でないと吸収されない）に分けられる.

①腸管での吸収低下（Fe 低下）：アミノグリコシド系抗菌薬，コレスチラミン，コレスチミド.

②腸管での $Fe^{3+} \rightarrow Fe^{2+}$（還元）阻害（Fe 低下）：NSAIDs，シメチジン，ファモチジンなど.

14　無機リン（IP）

　ペミガチニブ，ビンクリスチン，ビンブラスチンなどの**腫瘍崩壊症候群**（TLS）発症リスクの高い抗悪性腫瘍薬では，TLS を発症すると，血清 Ca，無機リン，K^+ が上昇することがある.

15　検体（血液）の溶血

　セフォテタン，セフチゾキシム，セフトリアキソン，セフカペンピボキシル，フロモキセフなどセファロスポリン系などの**セフェム系抗菌薬**，クラリスロマイシン，ミカファンギン，レボフロキサシンなどの多くの抗菌薬，プロトンポンプ阻害薬，ファモチジン，抗ウイルス薬（リバビリン，ラミブジン，リン酸オセルタミビル）や，**プリンアナログ抗悪性腫瘍薬**（フルダラビン，クラドリビン），フェニトインなどが投与されていると，溶血リスクを伴う.

16 脱水を引き起こす薬物

イプラグリフロジン，ダパグリフロジン，カナグリフロジンなどの**SGLT2阻害薬**は，腎臓における原尿中のグルコースの再吸収を阻害して尿中にグルコースを排出し，血糖値を下げる．それに伴い，大量の尿を排泄するため脱水の危険がある．

17 尿検査に影響を与える薬物

薬物そのものが腎排泄で尿を着色させる場合と，血尿などにより尿の色が変化する場合がある．

①血尿：セフジニル，シクロホスファミド，イホスファミド，ポナチニブ，ゲフィチニブ，アザシチジン．

②赤色尿：アンスラサイクリン系抗悪性腫瘍薬．

③赤褐色尿：タミバロテン，ビニメチニブ，カペシタビン，イミペネム，パニペネム，大黄，センナ，ケツメイシを含む便秘薬．

④黄褐色尿：大黄，センナ，ケツメイシを含む便秘薬，メトトレキサート，葉酸関連薬物．

⑤青，緑色尿：ミトキサントロン．

⑥尿の酸性化（尿 pH 低下）：高カロリー輸液，アスピリン，サリチル酸系薬物，アルギニン，メチオニン，アスコルビン酸．

⑦尿のアルカリ性化（尿 pH 上昇）：クエン酸ナトリウム・カリウム，アセタゾラミド，サイアザイド系利尿薬，炭酸水素ナトリウム，乳酸ナトリウム．

18 糞便検査に影響を与える薬物

①黒色便：イブルチニブ，シタラビン，鉄剤．

②水様便，泥状便：フルオロウラシル，ボリノスタット，アベマシクリブ，イブルチニブ，ペムブロリズマブ．

③血便，赤色便：カペシタビン，チオテパ，セフジニル．

Ⅳ 生理検査に影響を与える薬物

1 心電図，心エコー，心シンチグラム検査に影響を与える薬物

①アデノシン：心シンチグラム検査の負荷誘導に用いるが，アデノシンによりⅡ度，Ⅲ度の房室ブロックを起こすことがある．

②ジピリダモール：心シンチグラム，負荷心電図検査の際に用いられるが，頻脈性不整脈を起こすリスクがある．

③アンスラサイクリン系抗悪性腫瘍薬の使用歴：ドキソルビシンなどの抗悪性腫瘍薬は**蓄積性の心毒性**があり，**生涯で投与できる総量が決まっている**．したがって，過去に使用歴があると，心電図，心臓超音波検査に影響を与える場合がある．

脱水を引き起こす薬物

SGLT2 阻害薬のように近位尿細管でのグルコースの再吸収を阻害する薬物は，原尿の浸透圧を上げるため，多くの水分が尿中に移行し，還流する血漿量が減少する（利尿作用でもある）．そのため，血液が濃くなることで Na の増加，UN（BUN）の増加がみられる．

尿の着色

薬物は，代謝されても代謝されなくても尿中か胆汁排泄で体外に排泄される．薬物自体に色がある（リボフラビン，センノシド，ドキソルビシンなど）場合は，その色が尿中に現れる．肝臓，腎臓で代謝されて代謝物に色がある場合も，その色が尿中に現れる．尿着色は，その薬物の体内動態を反映している．

2 内視鏡検査に影響を与える薬物

内視鏡検査では組織生検を行う場合が多いので，出血に対する配慮が必要である．

①検査 14 日前から中止する薬物：チクロピジン，クロピドグレル，クロピドグレル・アスピリン，プラスグレル．

②検査 7 日前から中止する薬物：アスピリン，イコサペンタエン酸エチル（EPA），アスピリン・ランソプラゾール，イコサペンタエン酸エチル・ドコサヘキサエン酸エチル，アスピリン・ボノプラザン．

③検査 5 日前から中止する薬物：ワルファリン K，チカグレロル．

④検査 3 日前から中止する薬物：シロスタゾール．

⑤検査 2 日前から中止する薬物：ダビガトラン，アピキサバン．

⑥検査 1 日前から中止する薬物：リバーロキサバン，エドキサバン．

> **抗血小板薬，抗凝固薬の投与を中止する理由**
> 上部・下部内視鏡検査，胸腔鏡検査などでは生検を行う場合があり，その際，患者が抗血小板薬や抗凝固薬を内服していると，組織を採取した後，自然止血で十分止血できず，出血が止まらない場合があり危険である．

3 内分泌機能検査に影響を与える薬物

ホルモン量などの測定に影響を与える薬物は以下のとおりである．

(1) エストラジオール（E_2），エストリオール（E_3）

乾燥甲状腺製剤，ステロイド薬（デキサメタゾン，ベタメタゾン，グルココルチコイドなど），経口避妊薬などで影響を受ける．

(2) 副腎皮質ホルモン

① 17-OHCS 上昇：スピロノラクトン，フロセミド，フェニトイン，コルヒチンなど．

② 17-OHCS 低下：プロベネシド，エリスロマイシン，フェノバルビタールなど．

③ 17-KS 上昇：ベンジルペニシリンカリウム，クロルプロマジン，エリスロマイシン，クロラムフェニコール，スピロノラクトンなど．

④ 17-KS 低下：ジゴキシン，キニジンなど．

> 17-OHCS：17-ヒドロキシコルチコイド

> 17-KS：17-ケトステロイド

(3) カテコールアミン

①分泌増加：硝酸イソソルビド，ニトログリセリン，ヒドララジン．

②分泌低下：クロニジン，メチルドパ，デキサメタゾンなど．

(4) PTH（副甲状腺ホルモン）

①分泌増加：
  ・β 刺激薬，プロスタグランジン製剤．
  ・ビスホスホネート製剤，カルシトニン製剤：血清 Ca を低下させることで PTH の分泌を増加させる．

②分泌抑制：活性型ビタミン D_3 製剤（カルシトリオールなど）．

(5) T3，T4（甲状腺ホルモン）

① T3，T4 低値：プロピオチオウラシル，チアマゾール，炭酸リチウム．

② T3 低値，T4 高値：イオパノ酸（胆嚢造影剤．T4 → T3 の変換を阻害）．

③ FT3，FT4 低値：コレスチラミン，マグネシウム，鉄剤（遊離型が減少す

る）．
④T4 低値：フェニトイン．

Ⅴ 各種検査に用いられる薬物

　画像撮影検査に各種の薬剤（造影剤など）が使われることがある．臨床検査技師は検査のために実際に薬物を患者に投与したり，検査に立ち会う機会があることから，これらの特徴について理解しておく必要がある．

1 超音波検査で用いる造影剤

　以下の2つの薬剤は体内検査薬であるため，臨床検査技師がかかわる場合は患者に投与するうえで留意する必要がある．次項のMRIの造影剤も同様である．

①ペルフルブタン：静注で投与するマイクロバブル（微小気泡）製剤で，超音波の反射を高める．乳房腫瘤性病変，肝臓の腫瘤性病変の描出に用いられる．重要なポイントは，卵黄成分を使っているのでアレルギー症状を考慮すること，造影剤は分解後，呼気中に排泄されるので，気道傷害や呼吸に支障がある患者の場合には要注意である．検査中，心筋虚血あるいは心筋梗塞を起こすリスク，徐脈になるリスク（冠血流量低下による心機能低下），アナフィラキシーショックを起こすことがあるので注意が必要である．

②ガラクトース・パルミチン酸（999：1）配合剤：心エコーの際に用いる超音波造影剤．通常，静注で投与する．動注は不可．急性心筋梗塞後14日以内は使用不可，妊婦，骨盤内炎症性疾患患者には禁忌である．心臓血管，頭頸部，四肢の血管，子宮卵管エコー検査による造影に用いる．

超音波検査における造影剤投与

タスク・シフト／シェアにより，超音波検査の際に，静脈路を確保して造影剤注入装置を接続する行為，造影剤の投与が終了した後に抜針および止血する行為も臨床検査技師が行うことができるようになった．

2 CT，MRI 検査で用いる造影剤

①ガドリニウム系MRI造影剤：ガドテル酸メグルミン，ガドブトロール，ガドテリドールなどの造影剤は腎臓から排泄されるので，腎機能低下患者への適用は十分に精査して実施する．

②フェルカルボトラン：肝臓特異的な超常磁性酸化鉄製剤（親水性コロイド）で，肝腫瘍の描出のために投与するが，鉄剤過敏症患者やアナフィラキシーショックに注意する．

③塩化マンガン四水和物：胆道膵臓系の陰性造影剤であるが，消化管穿孔のおそれのある患者には禁忌である．

④ヨード系造影剤：イオプロミド，イオメプロール，イオパミドール，イオベルソールなどはアナフィラキシーショックを起こすリスクがあるので，事前にヨウ素過敏症検査を実施する．また，糖尿病で**メトホルミンなどのビグアナイド薬**を服用している場合，検査2日前から服用を中止する（乳酸アシドーシスのおそれ）．

Ⅵ 体外診断薬とその使用（コンパニオン診断）

　分子標的薬を用いたがん治療の際，標的遺伝子産物に **SNP（一塩基多型）**，EGFR（*c-erbB-1*），*ras*，B-*raf*，JAK など，キメラ遺伝子の形成〔ALK，*c-abl*（*bcr/abl*），*c-ros-1* など〕が生じると，目的の遺伝子産物（蛋白質）の機能が変わり分子標的薬が無効になってしまう．そこで，患者の血液，生検組織などを材料に，目的の遺伝子の変異を事前にチェックして，分子標的薬の効果が得られるか，治療前に判断することが望ましい．このような体外診断薬を用いた事前診断を**コンパニオン診断**という．

1　コンパニオン診断の対象となる標的遺伝子

①**チロシンキナーゼ型受容体産物**：EGFR（*c-erbB-1*），HER2（*c-erbB-2*），HER3，*c-abl*（*bcr/abl*），*c-ros-1*，N-*trk-1,2,3*，VEGFR（*c-flt-3*），HGFR（*c-met*）など．

②**細胞内チロシンキナーゼ（非受容体型）**：ALK など．

③**細胞内セリン・スレオニンキナーゼ**：B-*raf*，JAK など．

④**G 蛋白質**：*c-K-ras*，*c-H-ras* など．

⑤**遺伝子修復関連蛋白**：BRCA1,2〔HBOC（遺伝性乳癌卵巣癌症候群）〕，MSH，MLH〔Lynch（リンチ）症候群〕など．

⑥**その他**：CCR4 など．

2　チロシンキナーゼ受容体を標的としたコンパニオン診断

　基本的にチロシンキナーゼ活性が正常型より増大する変異を検出するが，セツキシマブ使用の際には，その情報伝達系の下流にある *ras* の変異を検出する（つまり，標的遺伝子と異なる蛋白質の変異を検出する）必要性がある．

　たとえば，**EGFR（EGF 受容体）**の場合，**T790M**（^{790}Thr → Met：790 番のスレオニンがメチオニンに変異）という変異があると，ゲフィチニブは無効になり，オシメルチニブしか選択肢がなくなる．また，*c-H-ras*，*c-K-ras* の遺伝子では，G12V（^{12}Gly → Val），Q61L（^{61}Gln → Leu）（12 番のグリシンがバリンに，61 番のグルタミンがロイシンに変異）などの変異では常時活性型になり，*ras* より情報伝達経路の上流にある EGFR をセツキシマブで潰しても細胞は増殖し続けるので，効果は期待できない．

　c-abl 遺伝子は，N 末端側の構造が *bcr* 遺伝子と組換わることで常時活性型のチロシンキナーゼになる（*bcr/abl*）．イマチニブが第 1 選択であるが，**M351I**（^{351}Met → Ile：351 番のメチオニンがイソロイシンに変異）など 16 種類の変異が知られ，これらの変異がある場合にはイマチニブは効果がなく，ボスチニブを選択する．さらに，**T315I**（^{315}Thr → Ile：315 番のスレオニンがイソロイシンに変異）のある場合は，ボスチニブは無効で，ポナチニブを選択する．

　このように，事前の遺伝子診断は適正な薬物の選択に有用である．

3 細胞内チロシンキナーゼ，セリン・スレオニンキナーゼを標的とした コンパニオン診断

　肺がんで増幅している **ALK キナーゼ** にはクリゾチニブが効果があるが，**L1196M** (^{1196}Leu → Met：1,196 番のロイシンがメチオニンに変異）の変異があると，クリゾチニブ，アレクチニブ耐性になり，ロルラチニブを選択する．さらに，**L1256F** (^{1256}Leu → Phe：1,256 番のロイシンがフェニルアラニンに変異）の変異があると，ロルラチニブも無効になる．

　c-ros-1 もチロシンキナーゼをコードしているが，**S1986Y/F** (^{1986}Ser → Tyr/Phe：1,986 番のセリンがチロシンあるいはフェニルアラニンに変異）などの変異があると，クリゾチニブ耐性になる．

　真性赤血球増加症や骨髄線維症の原因にもなる JAK の活性異常では，V627F (^{627}Val → Phe：627 番のバリンがフェニルアラニンに変異）という変異が認められることが多い．

4 上記以外を標的とした分子標的薬のコンパニオン診断

　悪性黒色腫では，**B-*raf*** (Ser, Thr キナーゼ）に **V600E** (^{600}Val → Glu：600 番のバリンがグルタミン酸に変異）という変異が散見され，このケースでは予後が悪い．B-*raf* を標的とするベムラフェニブはこの変異にも有効ではあるが，予後の観察のためコンパニオン診断を行うのが常である．トラメチニブ，ビニメチニブは MEK キナーゼの阻害薬であり，B-*raf* の下流にあるが，B-*raf* の V600E 変異があると有効性に問題が生じるので，コンパニオン診断の対象になる．

　オラパリブ，ニラパリブは，ポリ（ADP-リボース）ポリメラーゼ阻害薬 (PARP 阻害薬）であり，**BRCA1, BRCA2** に変異のある乳がん，卵巣がん，膵臓がん，甲状腺がんに有効な治療薬である．遺伝子の切除修復を阻害するので，BRCA 変異で遺伝子の組換え修復機構を失っていると，DNA の修復機構がすべて働かなくなり，がん細胞は，化学療法薬による遺伝子の修飾を回復できないので，アポトーシスしてしまう．そのため，あらかじめ BRCA 変異の有無を確認することは治療に不可欠である．

　免疫チェックポイント阻害薬であるニボルマブ，ペムブロリズマブは，自己と非自己の識別による細胞性免疫によるがん細胞への攻撃を可能にする．元来，がん細胞は正常細胞と同じ HLA 抗原をもっており，NK 細胞からの攻撃を逃れることができる．この自己と非自己の識別機構を担う **PD-1** 抗原（CTL 細胞，NK 細胞がもっている）に対し，そのリガンドである PD-L1（これはがん細胞がもっている）が結合すると，相手の細胞は免疫学的には味方になり攻撃できない．そこで，この PD-1 をニボルマブで潰すことで，がん細胞を非自己と認識させて攻撃することができる．PD-L1＜50％発現のがん細胞には有用な手段である．それに伴い，PD-L1 の有無だけでなく，MSI（マイクロサテライト不安定性）についても重要な条件となる．この関連遺伝子産物は遺伝子のミスマ

> **アポトーシス (apoptosis)**
> 壊死（necrosis）に対して，あらかじめ，その細胞の運命として細胞死が起こる場合がある．これをアポトーシスという．たとえば，蝶の幼虫がサナギ，成虫になる場合，一度幼虫時代の細胞をアポトーシスさせ，成虫である蝶の細胞に置き換えていく必要がある．このようなプログラムされた細胞死を指す．

ッチ変異を修復するのだが，MSS（マイクロサテライト安定性）であれば問題なく抗悪性腫瘍薬が効くが，MSI では抗悪性腫瘍薬が効かない．

第5章　認知症

わが国の認知症患者数は，2025年には700万人を超えると推計されている．これは65歳以上の5人に1人という数字であり，そのような状況下では認知症患者に接することなく臨床検査を行うことはありえないと考えられる．今後は認知症の診断や治療に関連する検査を行うことは必須となり，そのような検査項目もますます増えると思われる．また，認知症の診断や治療に直接関連しない検査を認知症患者が受ける機会も増えており，認知症患者への対応も適切に行うことが求められる．これからの臨床検査技師は，認知症についての正しい知識と認知症の診断や治療に関連する検査技術を身につけておくことが期待される．

① 認知症学

1　認知症の成因と病態生理

認知症は，記憶障害などの症状のために日常生活や社会生活に支障をきたすようになった状態をいう．先天的な発達障害，意識障害は認知症ではない．

認知症は1つの病気ではなく，認知症をきたす疾患は100種類ほどある．代表的な疾患を**表5-1**に示すが，認知症の多くは4大認知症といわれる**Alzheimer（アルツハイマー）型認知症**（AD），**血管性認知症**，**Lewy（レビー）小体型認知症**，**前頭側頭型認知症**であり，これらについては最低限知っておく必要がある．

まず，代表的な疾患はAlzheimer型認知症であり，認知症患者の約6割を占める．Alzheimer型認知症では，**アミロイドβ蛋白**が脳に沈着することから病気が始まるとされている．細胞外にアミロイドβ蛋白が溜まり**老人斑**が形成され，次に**リン酸化タウ蛋白**が神経細胞内に蓄積し，神経原線維変化が形成され**神経細胞死**をきたすとされている（**図5-1**）．これらの経過は20〜30年くらいかかり，ゆっくりと進行していく病気と考えられている．

2番目に多いとされる血管性認知症は，**脳血管障害**（脳梗塞や脳出血など）により神経細胞死が起こり認知機能障害をきたすものである．脳血管障害が起こる場所により症状がさまざまなことから，"まだら認知症"とよばれる．血管性認知症は，脳血管障害の原因となる**高血圧**，**糖尿病**，**脂質異常症**などを適切にコントロールすることで発症を予防できる．

3番目に多い認知症はLewy小体型認知症で，脳内にLewy小体が多数出現

Alzheimer

最初の症例報告を行ったドイツの精神科医のアロイス・アルツハイマー博士に由来している．1901年に嫉妬妄想などを主訴として受診した患者に関する症例を，1906年に発表した．当時は認知症のほとんどは梅毒によると考えられており，梅毒以外の原因である認知症の存在を報告したことが高く評価された．その後，恩師であるエミール・クレペリン博士がAlzheimer病と命名した．

Lewy小体

Parkinson病では中脳黒質にピンク色の丸い小体（実際は円筒形）がみられることをフレデリック・レビー博士が発見したことから，Lewy小体と命名された．近年の研究から，Lewy小体の主要な構成蛋白はαシヌクレインであることがわかった．レビー博士も，Alzheimer病を発見したアルツハイマー博士と同じエミール・クレペリン博士の研究室で同時期に研究していた．

Lewy小体型認知症

Parkinson病では中脳黒質にみられるLewy小体が，大脳皮質に多発する病気である．Lewy小体型認知症を発見したのは日本人の小阪憲司博士である．

表5-1　認知症をきたす疾患

神経変性疾患	内科的疾患
Alzheimer 型認知症	甲状腺機能低下症
Lewy 小体型認知症 / Parkinson 病に伴う認知症	ビタミン欠乏症
前頭側頭型認知症	肝不全
進行性核上性麻痺	腎不全
大脳皮質基底核変性症	心不全
嗜銀顆粒性認知症	呼吸不全
神経原線維変化型老年期認知症	その他
Huntington（ハンチントン）病	**自己免疫疾患**
多系統萎縮症	多発性硬化症
その他	急性散在性脳脊髄炎
脳血管障害	Behçet（ベーチェット）病
脳梗塞	その他
脳出血	**薬物中毒**
くも膜下出血	抗悪性腫瘍薬
慢性硬膜下血腫	抗精神病薬
その他	その他
脳腫瘍	**その他**
原発性脳腫瘍	正常圧水頭症
転移性脳腫瘍	頭部外傷
その他	筋強直性（筋緊張性）ジストロフィー
神経系感染症	うつ病
急性脳炎（ウイルス性，細菌性，ほか）	
亜急性・慢性脳炎（結核，真菌性，ほか）	
HIV 感染症（AIDS）	
プリオン病（Creutzfeldt-Jakob 病，ほか）	
神経梅毒（進行麻痺）	
亜急性硬化性全脳炎	
その他	

アミロイドβ蛋白

アミロイドβ前駆体蛋白からβセクレターゼとγセクレターゼによって切断されて産生される．遺伝性Alzheimer 型認知症ではアミロイドβ蛋白の産生が亢進して脳内に蓄積し，孤発性Alzheimer 型認知症（遺伝性がない）ではアミロイドβ蛋白の分解が悪くなり蓄積すると考えられている．

リン酸化タウ蛋白

タウ蛋白が沈着して神経原線維変化を生じるが，Alzheimer 型認知症では異常にリン酸化されたタウ蛋白の蓄積が重要といわれている．タウ蛋白に異常をきたして起こる疾患をタウオパチーとよんでいる．

する病気である．Lewy 小体はαシヌクレインが沈着してできるとされている．**Parkinson（パーキンソン）病**による認知症も Lewy 小体が脳内に出現するので，同一の疾患ととらえる考え方もある．

　前述の3つの疾患に比べると頻度は少ないが，知っておくべき疾患として前頭側頭型認知症がある．前頭側頭型認知症では TDP-43 という蛋白が蓄積するとされている．

　上記のほかに**治療可能な認知症**とよばれる一群がある．本来はそれぞれ別の病気であり，適切に早期診断・早期治療がなされると完治する可能性がある．具体的には，**甲状腺機能低下症，うつ病，ビタミン欠乏症，正常圧水頭症，慢性硬膜下血腫，脳腫瘍**（主として良性のもの），**薬剤による認知症**などが該当する（表5-1）．

　甲状腺機能低下症は，甲状腺ホルモンの分泌が低下しさまざまな症状をきたす病気である．特に高齢者の甲状腺機能低下症では，もの忘れや意欲の低下をきたし Alzheimer 型認知症とまぎらわしい症状を呈したり，Alzheimer 型認知

αシヌクレイン

αシヌクレインの機能は十分解明されていないが，記憶・学習におけるシナプスの可塑性にかかわる可能性などが指摘されている．αシヌクレインの異常蓄積が Lewy 小体の形成に関与している．αシヌクレインも異常にリン酸化されている．

TDP-43（TAR DNA 結合蛋白質 43）

前頭側頭型認知症や筋萎縮性側索硬化症の原因蛋白である．筋萎縮性側索硬化症は以前は認知症を伴うことはないとされていたが，認知症を伴うことがまれでないことがわかっている．

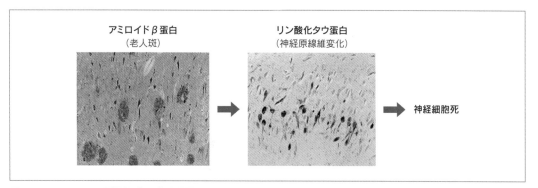

図 5-1　Alzheimer 型認知症の病理過程
（浦上克哉：これでわかる認知症診療―かかりつけ医と研修医のために―. 改訂第 3 版, p29, 南江堂, 2022 をもとに作成）

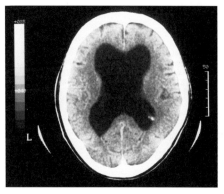

写真 5-1　正常圧水頭症
（浦上克哉：これでわかる認知症診療―かかりつけ医と研修医のために―. 改訂第 3 版, p30, 南江堂, 2022 より許諾を得て転載）

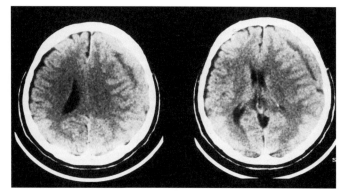

写真 5-2　慢性硬膜下血腫
（浦上克哉：これでわかる認知症診療―かかりつけ医と研修医のために―. 改訂第 3 版, p31, 南江堂, 2022 より許諾を得て転載）

症と合併することもある.

　うつ病も, 高齢者においてはもの忘れや意欲の低下を訴えることが多く, 認知症と誤診されることも多い. もの忘れを訴えるので認知機能検査を行ってみると正常に近く, その結果を説明すると安心されると同時に, 「実は, もの忘れだけでなく気分が沈む, 気分がさえない, 死にたい気分になる」などうつ病の症状を訴えることも多い.

　ビタミンの欠乏では, ビタミン B_1, B_{12}, 葉酸などの欠乏で認知機能低下がみられることがある.

　正常圧水頭症は, 脳脊髄液の排出が悪くなって脳室内に脳脊髄液が溜まり脳を圧迫して（**写真 5-1**）, 記憶障害, 歩行障害, 尿失禁などを呈する. 溜まった脳脊髄液を排出する治療（**シャント術**）で改善することが多い.

　慢性硬膜下血腫は, 頭部打撲が原因で硬膜下に血液が溜まって脳を圧迫し（**写真 5-2**）, もの忘れなどの症状をきたす病気である. 血腫による脳の圧迫がひどくなると生命の危険がある. 軽微な**頭部打撲**のために, ゆっくりと症状が進行し本人も家族も気づかないことがある. そのため, 病院受診が遅れることも

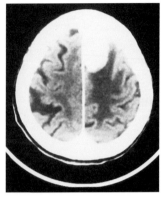
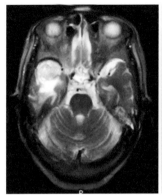

写真 5-3　良性の脳腫瘍
（浦上克哉：これでわかる認知症診療—かかりつけ医と研修医のために—．改訂第3版, p31, 南江堂, 2022 より許諾を得て転載）

写真 5-4　良性の脳腫瘍（手術不能例）
（浦上克哉：これでわかる認知症診療—かかりつけ医と研修医のために—．改訂第3版, p32, 南江堂, 2022 より許諾を得て転載）

少なくない．早期に発見し適切に血腫除去の治療を行えば，完治することも多い．

　脳腫瘍も，良性でゆっくりともの忘れが進行していると，単なる老化現象と思われて病院受診に至らないことも多い．良性の脳腫瘍は，早期診断と適切な治療（手術，ほか）により完治することも多い．**写真 5-3** は**髄膜腫**の症例で，早期治療により完治したケースの頭部 CT 画像である．ただ，良性の脳腫瘍でも，手遅れになると治療不能となることもある．**写真 5-4** も髄膜腫の症例であるが，診断時にはすでに大脳半球全般に及ぶほど病変が広がり，手術不能で不幸な転機をとったケースの MRI 画像である．

　その他の認知症をきたす疾患として知っておくべきものを記載する．**Creutzfeldt-Jakob 病（クロイツフェルト・ヤコブ病，CJD）**は正常プリオン蛋白が感染性のある**異常プリオン蛋白**に変換し，主に中枢神経系に蓄積して進行性に神経障害をきたす疾患である．感染症法の五類感染症に分類され，予後は不良である．**進行性核上性麻痺（PSP）**は，神経原線維変化を伴い神経細胞の変性・脱落をきたす．神経原線維変化をきたす Alzheimer 型認知症との違いは，PSP には老人斑がないこと，神経細胞だけでなくグリア細胞にもタウ蛋白異常が起こっていることである．

2　症状

　認知症の症状は多彩である．まず大事なことは，**中核症状**と**行動・心理症状（BPSD）**に分けて理解することである（**表 5-2**）．

　中核症状は認知症に必須の症状であり，行動・心理症状は必ず出現する症状ではない．中核症状には記憶障害，見当識障害，視空間認知機能障害，理解力の障害，判断力の障害，注意力の障害，実行機能障害，失語，失行，失認などがある．中核症状のない認知症はないので，確実な把握が求められる．

　行動・心理症状には幻覚，妄想，徘徊，暴言，暴力，不安，焦燥，うつ，ア

五類感染症
国が感染症の発生動向の調査を行い，その結果に基づいて必要な情報を国民や医療関係者に提供していくことによって発生や蔓延化を防止すべき感染症．

PSP：progressive supranuclear palsy

行動・心理症状（BPSD：behavioral and psychological symptoms of dementia）
周辺症状ともいわれるが，日本老年精神医学会が行動・心理症状（BPSD）という表現を推奨しており汎用されている．

表 5-2　中核症状と行動・心理症状

中核症状	行動・心理症状
記憶障害	幻覚（幻視，幻聴，ほか）
見当識障害（日時，場所，人）	妄想（物盗られ妄想，嫉妬妄想，ほか）
視空間認知機能障害	徘徊
理解力の障害	暴言，暴力
判断力の障害	不安，焦燥
注意力の障害	うつ
実行機能障害	アパシー
失語	せん妄
失行	異食
失認	帰宅願望
	尿・便失禁，頻尿
	睡眠障害（不眠，昼夜逆転）
	介護拒否
	ろう便

パシー，せん妄，異食，帰宅願望などがある．治療の観点からも，中核症状と
行動・心理症状に分けて把握しないと適切な治療対応ができない．

1）中核症状

(1) 記憶障害
　早期診断の観点からは，記憶障害の把握が重要である．記憶障害でも短期記
憶の障害が早期に出現する．古いことは覚えているが，つい最近のことを忘れ
てしまうというのが特徴である．症状が進行すると，最近のことだけでなく不
利なことも忘れる．さらに，自分が忘れていることを忘れてしまい，記憶障害
があることを認識しなくなる．

(2) 見当識障害
　今が何年，何月，何日，何曜日であるかという日時の見当識，今自分がいる
場所がどこかという場所の見当識，自分の身近な人が誰かという人の見当識な
どがある．通常，見当識は日時から障害され，次に場所，そして人の見当識障
害が起こってくる．日時は短期間で変化するため，症状として現れやすいと考
えられる．

(3) 視空間認知機能障害
　立体的な位置関係がわかりにくくなる症状で，具体的には「椅子の適切な位
置に座れない」「車の車庫入れが下手になり，ぶつけたりするようになる」など
がある．この症状の有無を確認するためには，指の形（キツネ，ハトなど）の
模倣や図形の模写をしてもらい，できるか否かをみる．

(4) 理解力の障害
　人の話すことや物事が理解できなくなる．言語理解が悪くなり，言葉から関
連した情報や，自分がもつ言葉の知識を使って状況に適応することがむずかし
くなる．

(5) 判断力の障害

いろいろな生活場面での判断が適切に行えなくなる症状である．仕事などで高度な判断を必要とする人では，記憶がそれほど障害されていなくても，判断力の低下から社会生活に支障をきたす場合もある．

(6) 注意力の障害

注意が散漫になり，集中して物事に取り組むことができなくなる．

(7) 実行機能障害

いろいろな目的ある行動ができなくなり日常生活に支障が出てくる．わかりやすい例では，料理をつくることができなくなるなどである．料理では，まず栄養のバランスを考慮した献立を考え，買い物に行き，食材を揃える．そして，料理をする段階では食材を煮る，焼く，ゆでるなどの適切な選択が必要になる．その複雑な手順を間違わずに行わなければならない．

(8) 失語

相手の話している言葉の意味がわからない（**感覚性失語**），言葉が出てこなくなり話をすることができない（**運動性失語**）などの2つのタイプがあり，さらに全失語という両方の要素を伴った失語がある．

Alzheimer型認知症では，感覚性失語がまず起こり，次いで運動性失語が加わり，最終的に**全失語**になることが多い．初期の感覚性失語の段階で，家族から何かを頼まれた際に相手の言うことの意味がわからないのに肯定的な返事をしてしまうが，結局意味がわかっていないので相手から頼まれたことに応えることができず，トラブルになることがある．本人には悪気はなく意味がわからないために対応できなかったのであるが，家族からみると頼んだことをしてくれなかったと不信感をもつようになる．この時期に早く病気に気づき，言葉によるコミュニケーションではなくボディランゲージなどを利用するとよい．少し進行して運動性失語も伴うようになり言葉が出なくなってくると，家族も言葉の障害に気づくのでトラブルになることは少なくなる．最終的に全失語の状態になると全く言葉が出なくなり，言葉でのコミュニケーションができなくなる．

(9) 失行

運動麻痺がないのに適切に行為を遂行できなくなる症状である．着衣失行では，服を適切に選んで着ることができなくなる．症状が進むと，パジャマを脱がずにその上に服を着たりする．全く着替えをしなくなったり，同じ服ばかり着るようになる．

(10) 失認

左右がわからなくなる左右失認，指の名前がわからなくなる手指失認，場所がわからなくなる地誌失認などがある．地誌失認のために，家の近くにいて家に帰ろうとしているのに，帰ることができず迷子になり徘徊したと考えられてしまうこともある．

2) 行動・心理症状（behavioral and psychological symptoms of dementia；BPSD）

(1) 幻覚

　幻視，幻聴などがある．幻視は現実にはみえないものがみえたり，みえているものが違うものにみえたりする症状である．幻聴は，現実には聞こえていない声や音が聞こえたり，聞こえている音が違う音に聞こえたりするものである．

(2) 妄想

　現実にはありもしないことをあるように言うことである．被害妄想，物盗られ妄想，嫉妬妄想などさまざまな妄想がある．**物盗られ妄想**は，身近で介護している家族が財布を盗ったなどと犯人扱いすることが多い．嫉妬妄想では，介護している配偶者が浮気をしていると言ったりする．

(3) 徘徊

　ふらっと外出して家に帰れなくなり，不幸な転機をとることがある．徘徊はこれまで，意味もなくあてもなく行動し迷子になってしまうものと考えられてきた．しかし，認知症の本人の立場からみると，意味や目的があって行動をしている．たとえば，本人は会社に出勤しようとして外出する．しかし，実際はもう定年退職しており会社へ行く必要はないので，家族からみると意味のない行動という判断になる．本人は定年退職したことを忘れて会社に出かけようとしているのである．徘徊をした際に，意味のない行動と決めつけず，本人の気持ちを尊重した接し方を心がける．

(4) 暴言，暴力

　病前は穏やかだった人が，思いもよらぬ暴言を吐いたり，ひどくなると暴力行為に及ぶことがある．中核症状の進行により，今までのように思った行動がスムーズにできなくなりイライラする．また，うまく行動ができないことを周りから指摘されて逆に怒り出してしまう場合もある．

(5) 不安，焦燥

　漠然としたおそれであり，今まではそれほど気にしていなかったことを憂慮し，些細なことにも心配が広がるようになる．対象は財産のことであったり，記憶を含む健康状態のことであったりする．焦燥は，苛立ち焦るだけではなく不快感と不満を示す．

(6) うつ

　認知症の初期の段階で生じやすい．記憶力などの認知機能の低下を自覚することによる悲しみや戸惑い，それを家族から指摘されたり非難されることなどが影響する．

(7) アパシー

　うつとの鑑別がしばしば問題となる．アパシーは以前行っていた趣味や家事などの日常生活などに興味関心がなくなり，意欲が低下するものである．うつとの違いは，アパシーでは不快感や自律神経症状を伴わないとされている．

(8) せん妄

意識障害（意識混濁）が原因で，注意，記憶，見当識，思考，感情，睡眠，覚醒などに関連した多彩な症状を示す．その症状は動揺がみられ，日内変動を示す．特に夜間に増悪することが多く，**夜間せん妄**といわれることが多い．

(9) 異食

食行動が変化することである．以前は甘いものは苦手だったのに甘いもの好きになる，また，食べ物でないものを食べたりするようになるなどである．後者は，生命に危険を及ぼす場合もあり注意が必要である．

(10) 帰宅願望

自分の家にいるのに，「家に帰る，家に帰りたい」と訴え，場合によっては行動に移すことである．本人の気持ちからすると，家にいるのに家にいることが実感できないために起こる症状である．以前と同じ家にいても，家族からやさしくしてもらえず疎外感を感じ，昔の居心地のよかった頃の家に帰りたいと訴えるのである．

(11) 尿・便失禁，頻尿

認知症が進行すると増えてくる．尿意や便意がわからなくなり失敗をしてしまう．頻尿となり頻回にトイレへ通う．排尿するが十分な排尿ができず残尿が発生し，この残尿から尿意を感じトイレに行こうとする．このため，さっきトイレに行ったばかりなのに，またトイレに行くという行動パターンになる．

(12) 睡眠障害

睡眠障害のために不眠，昼夜逆転が起こりやすくなる．昼間の活動量の減少から，睡眠導入がむずかしくなり，また中途覚醒も起こりやすくなる．夜間眠れないと，夜間に活動し昼間に眠るようになり，悪循環となる．日光を浴びないため日内リズムをつくるホルモンであるメラトニンが減少し，昼夜逆転を元へ戻すことがむずかしくなる．安易な睡眠薬の使用ではなく，メラトニンを増やすための適度な日光浴などが推奨される．

(13) 介護拒否

いろいろな場面でみられるが，衣服の着替え，入浴，下着あるいはおむつ等の交換などの際に起こりやすい．冬などは衣服の着替えの際，寒くなるので嫌がることが多い．入浴，下着あるいはおむつ等の交換などは，羞恥心のために嫌がることが多い．介護拒否がひどくなると，暴言や暴力にもつながる．本人の立場になって，プライドを傷つけないように接することが必要である．

(14) ろう便

便失禁をした後，便を片付けようとして便いじりになってしまうことも多い．

3）Alzheimer 型認知症の症状

最も特徴的な症状は記憶障害で，特に**短期記憶**の障害である．「さっき聞いたことを忘れて，同じことを何度も聞く，何度も話す」という症状である．症状が進行すると短期記憶以外の記憶も障害されてくる．

次いで，見当識障害，視空間認知機能障害が出現することが多い．見当識には日時，場所，人の見当識があるが，**日時の見当識障害**が最初に出現することが多い．そのため，人と会う約束をしていても会う日時を忘れてしまったり，病院へ行く日を忘れてしまったりという症状が出現してくる．視空間認知機能障害は立体的な位置関係がわかりにくくなる症状で，具体的には「椅子の適切な位置に座れない」「車の車庫入れが下手になり，ぶつけたりするようになる」などである．

　Alzheimer 型認知症では運動野は基本的に障害されないので，通常末期に至るまで運動障害は出てこない．寝たきりになるのは二次的な廃用性の要素が強い．

　随伴症状として多くみられるのが物盗られ妄想である．自分がどこかへ片付けてわからなくなったのに，誰かが盗んだと言い出す症状である．自分がなくしたことを忘れてしまうので，誰かが盗んだという発想になるものと考えられる．犯人扱いされた人は，とても不愉快になり人間関係が悪化することが多い．この症状を契機に在宅生活ができなくなることも少なくないので，適切な事前のアドバイスが必要である．犯人扱いされる対象として，身近で熱心に介護，ケアしている人が多い．

廃用性

身体を使わないことから起こる機能低下のことをいう．身体機能のみならず，認知機能においてもみられる．

随伴症状

主要な症状ではないが，当該の疾患や状態に関連して起こりうる症状をいう．

4）血管性認知症の症状

　脳梗塞や脳出血などの脳血管障害を起こした場所により症状が異なるが，一般的には前頭葉の血流低下が起こり前頭葉障害による症状が中心になる．意欲低下，自発性低下，抑うつ症状などが症状として多くみられ，それらに比較して記憶障害は軽度のことが多い．脳血管障害により，手足の麻痺，構音障害や嚥下障害，幅広歩行などの神経症状が出ることが多い．軽い神経症状が見逃されて Alzheimer 型認知症と診断されている場合もあり，注意が必要である．

　随伴症状として多くみられるのが感情失禁である．感情失禁には，強制笑い，強制泣きなどがある．強制笑いの場合，可笑しい場面でないのに笑う，強制泣きの場合，悲しい場面でもないのに泣くというような症状である．感情の抑制がきかなくなり，どんな刺激に対しても笑う，泣くという反応になる．

　経過は，脳血管障害の再発や脳虚血発作によって悪化するため，階段状の進行といわれる．

構音障害

発声に関連する部位のどこかに問題が生じて，言葉を正しく発音することができない症状をいう．

5）Lewy 小体型認知症の症状

　認知機能障害としては注意力の障害，実行機能障害や視空間認知機能障害が初期からみられることが多く，記憶障害は初期には目立たないことも少なくない．視空間認知機能障害は Alzheimer 型認知症でもみられるが，Lewy 小体型認知症のほうが Alzheimer 型認知症と比較してより早期からみられる．

　幻視がみられ，「知らない人が来ている」「小さな虫がたくさんいる」などと訴えることが多い．幻視以外に「いない人の声が聞こえる」などの幻聴もある．

幻視，幻聴などは，周囲の家族にはみえないし，聞こえないので，「何をありもしないことを言っているの」と叱責することが多くなり，人間関係を悪化させることになる．周囲の家族は，そのような症状に対して頭ごなしに否定するのではなく，とはいえ安易に同調するのではなく，しっかりと本人の話を聞き，**寄り添う対応**がよい．

睡眠障害も高頻度にみられ，**レム睡眠行動異常症（RBD）**が特徴的である．睡眠中に大きな声で寝言を言ったり叫んだり，手足を動かしたりする．Lewy小体型認知症が発症する数年〜数十年前からレム睡眠行動異常症が先行してみられることもある．また，うつ症状もみられることが多く，早期あるいは前駆期からみられることも多い．Lewy小体型認知症の約半数が，初期診断はうつ病であったという報告もある．

また，本症ではParkinson病でみられる**Parkinson症状**が出現する．Parkinson症状の代表的なものは**振戦（ふるえ），筋固縮（筋強剛），歩行障害（小刻み歩行）**である．振戦は片側から始まる安静時振戦が主体で，進行すると両側性になり動作時振戦も加わるようになる．安静時振戦は丸薬まるめ運動(pill rolling type tremor) といわれる動きであるが，日常生活に差し支えることは少ない．ただ，本人にとっては人前で手がふるえるのは恥ずかしいと感じ，人前に出るのを控えるようになるので注意が必要である．筋固縮は筋肉が固くなる症状で，動作緩慢につながる．筋固縮自体はみただけではわからず，手首の固化徴候を確認するなどの神経学的診察が必要となる．歩行障害は，前傾前屈姿勢をとって小刻みな歩行となる．

Parkinson症状をきたして鑑別診断が必要になる進行性核上性麻痺の場合には，後傾後屈姿勢となる．

6）前頭側頭型認知症の症状

常同行動，脱抑制による症状がみられる．常同行動は時刻表的な生活といわれるとおり，毎日自分で決めた生活を送る．その行動パターンのなかに，万引きなどの反社会的行為がみられ家族を困らせることがある．脱抑制といわれる症状では，自分のしたい行動を制止されたりすると，暴言や暴力が出現する．自動車運転などでは，赤信号でも停止せず事故につながる危険性がある．

前頭側頭型認知症は65歳未満で発症する若年性認知症も多く，発症時に現役世代であることも少なくない．**万引き**が原因で懲戒免職になった事例がある．病気としての診断がなされていなかったためで，早期診断されていればそのような不名誉な対処は避けることができた．また，懲戒免職になると退職金も支給されなくなるので，家族ともども路頭に迷うことも起こりうる．早期診断は薬物治療のためだけでなく，このような事態を避けるためにも必要である．

本症の早期発見のためには，**食行動異常**に着目することの重要性が指摘されている．具体的には，食べ物の嗜好が変化して嫌いだった甘いものが好きになる，小食だったのに大食になるなどである．

RBD：REM sleep behavior disorder

Parkinson病とParkinson症候群
Parkinson病様の症状を呈するさまざまな疾患群をParkinson症候群（パーキンソニズム）という．一般にParkinson症候群では振戦が乏しく，Parkinson病治療薬への反応が悪い．進行性核上性麻痺はParkinson症候群に分類される病気である．

若年性認知症
65歳未満で発症した認知症を若年性認知症という．65歳以上で発症した認知症を老年性認知症という．若年性認知症のなかには遺伝性認知症が存在する．Alzheimer型認知症ではアミロイドβ前駆体蛋白（APP），プレセニリン1，プレセニリン2の遺伝子変異が報告されている．

7）Creutzfeldt-Jakob 病（CJD）の症状

　Creutzfeldt-Jakob 病はヒトプリオン病の一つで，100 万人に 1 人の割合で発症する．わが国でのプリオン病はほとんどが硬膜移植後のものである．男女差はなく，好発年齢は 50〜70 歳代である．急速に認知症症状が進行し，歩行障害，発話の減少，ミオクローヌス（不随意運動）がみられる．Alzheimer 型認知症が緩徐に進行するのとは対照的である．

8）進行性核上性麻痺（progressive supranuclear palsy；PSP）の症状

　認知症症状と Parkinson 症状を呈する疾患である．**垂直方向の眼球運動障害**がみられ，進行してくると水平方向にも眼球運動障害がみられるようになる．易転倒性と歩行障害がみられる．姿勢は頸部が後屈し**後傾後屈姿勢**となる．振戦（ふるえ）はみられないことが多い．

3　検査

　Alzheimer 型認知症の診断に直結する検査項目として，髄液中アミロイド β 蛋白，総タウ蛋白とリン酸化タウ蛋白がある．その他，認知症の診断に役立つ検査として，神経心理検査，MRI などの脳画像検査，脳波検査，頸部および頭蓋内超音波検査，近赤外分光法（NIRS），嗅覚検査，味覚検査などがある．

1）髄液中バイオマーカー

（1）アミロイド β 蛋白の測定

　髄液中アミロイド β 蛋白の測定は，脳内のアミロイド β 蛋白の蓄積具合を評価でき，Alzheimer 型認知症の診断に有用である．老人斑を構成するアミロイド β 蛋白には，40 アミノ酸からなるアミロイド β40 と 42 アミノ酸からなるアミロイド β42 がある．アミロイド β42 のほうが毒性が強く，凝集性も高く先行して沈着することから，診断にはアミロイド β42 が用いられている．髄液中アミロイド β 蛋白の測定キットは診断薬としての認可は受けているが，2022 年 10 月現在保険適用は認められていない．

　血液中のアミロイド β 蛋白の測定の有用性が報告されているが，こちらもまだ保険適用されていない（2022 年 10 月現在）．今後，血液でアミロイド β 蛋白が測定できるようになれば，スクリーニングが容易になると思われる．

（2）総タウ蛋白とリン酸化タウ蛋白

　髄液中総タウ蛋白の測定は Alzheimer 型認知症の診断につながるが，Creutzfeldt-Jakob 病（CJD）の診断にも有用である．CJD では髄液中リン酸化タウ蛋白は増えないが，タウ蛋白は増えるためである．髄液中総タウ蛋白およびリン酸化タウ蛋白の測定は保険適用が得られており，日常の臨床検査として行われている．

　血液中リン酸化タウ蛋白が有用であるという報告があるが，まだ一致した見解は得られていない．

プリオン

アメリカのプルジナー博士が発見しプリオンと命名した．正常型の蛋白粒子が異常型に変異すると病原性をもつことがわかっている．

プリオン病

ヒトではパプアニューギニアで過去に流行したクールー，ウシの狂牛病，ヒツジのスクレイピーなどもプリオン病である．クールーはヒトの死後脳を食べる習慣が，ウシの狂牛病は餌にウシの脊髄が入った肉骨粉を食べさせたことが原因と考えられている．

MRI：magnetic resonance imaging

NIRS：near-infrared spectroscopy

（3）14-3-3 蛋白

髄液中 14-3-3 蛋白の測定は，2022 年 10 月現在保険適用されていないが，Creutzfeldt–Jakob 病の診断に有用とされている．

2）神経心理検査

神経心理検査は認知機能を含めた高次機能を評価することができ，認知症の診断に重要な検査である．後述Ⅱの「2 認知機能の評価尺度」の項で詳しく述べる．

3）画像検査

脳の画像検査としては，コンピュータ断層撮影（CT），核磁気共鳴断層撮影（MRI）などの形態画像と，脳血流検査（SPECT），陽電子放出断層撮影（PET）検査，ドパミントランスポーターシンチグラフィ（ダットスキャン）検査などがある．また，脳画像ではないが診断に有用な検査として，MIBG 心筋シンチグラフィがある．

CT：computed tomography

SPECT：single photon emission computed tomography

PET：positron emission tomography

（1）脳の形態画像

CT，MRI は脳の形態を調べる検査で，近年は CT による放射線被曝を避ける目的や解像度の問題から MRI が用いられることが多い．ただし，MRI の撮像に関しては，脳動脈瘤のクリッピング，心臓ペースメーカー，ステントの留置，体内金属の有無に留意する必要がある．MRI は磁気を用いた検査で，臨床検査技師が行える検査であり，しっかりと学んでおく必要がある．

Alzheimer 型認知症の CT，MRI では海馬の萎縮を反映して側脳室下角の拡大がみられ（**写真 5-5**），その後大脳皮質の萎縮がみられるようになる．血管性認知症では CT，MRI で脳血管障害の病変（主に脳梗塞，脳出血ほか）を確認できる（**写真 5-6**）．Lewy 小体型認知症では CT，MRI で海馬の萎縮がみられるが，Alzheimer 型認知症ほど顕著でないことが多い．前頭側頭型認知症では CT，MRI で前頭葉と側頭葉の萎縮がみられる．孤発性 Creutzfeldt–Jakob 病の比較的早期の MRI 画像を**写真 5-7** に示す．脳萎縮はほとんど目立たないが（**写真 5-7a**），拡散強調画像（**写真 5-7c**）では，右優位にシルビウス溝周辺の皮質や尾状核頭部に高信号が明らかである（矢印）．T2 強調画像（**写真 5-7b**）では一見異常ないが，右の尾状核（矢印）などが左に比べてわずかに高信号を示している．進行性核上性麻痺（PSP）では MRI の水平断で中脳被蓋の萎縮がみられ，矢状断ではハチドリのようにみえるハチドリサイン（あるいはハミングバードサイン，矢印）などの特徴的な所見がみられる（**写真 5-8**）．正常圧水頭症では CT，MRI で脳室の拡大を認める一方で，大脳皮質の脳溝の狭小化がみられる（**写真 5-1**）．

（2）脳の機能画像

SPECT は脳血流をみる検査であるが，血流低下の分布をみることにより認知症の病型診断に役立つ．Alzheimer 型認知症では側頭頭頂葉の血流低下，血管

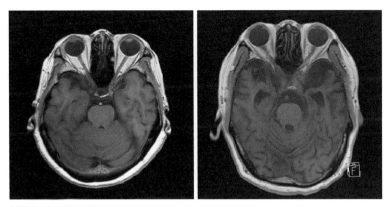

写真 5-5　MRI 所見
左：正常，右：Alzheimer 型認知症．側脳室下角の拡大（矢印）が認められる．

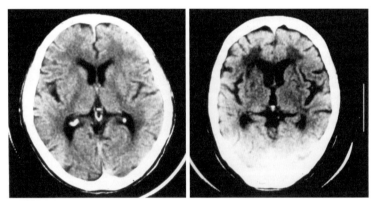

写真 5-6　CT 所見
左：Alzheimer 型認知症，右：血管性認知症．
（浦上克哉：これでわかる認知症診療―かかりつけ医と研修医のために―．改訂第 3 版，p88，
南江堂，2022 より許諾を得て転載）

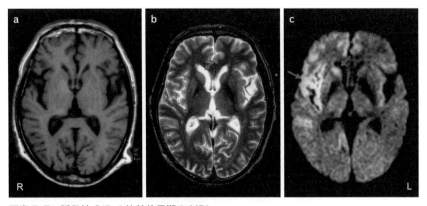

写真 5-7　孤発性 CJD の比較的早期の MRI
a：T1 強調画像，b：T2 強調画像，c：拡散強調画像．
（国家公務員共済組合連合会九段坂病院院長 山田正仁先生の御厚意による）

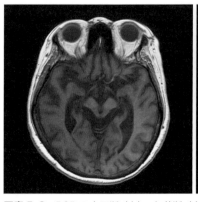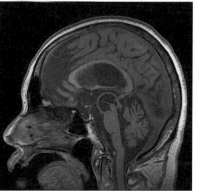

写真 5-8　PSP の水平断（左），矢状断（右）

性認知症では前頭葉の血流低下，Lewy 小体型認知症では後頭葉の血流低下，前頭側頭型認知症では前頭葉と側頭葉の血流低下がみられる．

　PET 検査では糖代謝がわかり，より早期の Alzheimer 型認知症の診断に役立つが，保険適用されていない（2022 年 10 月現在）．また，アミロイド PET という脳内のアミロイド蓄積を可視化する検査法があるが，これも研究利用のみである．ドパミントランスポーターシンチグラフィ（ダットスキャン）と MIBG 心筋シンチグラフィは，Lewy 小体型認知症の診断に有用な検査である．

4）脳波検査

　脳波検査だけで認知症を診断することはできないが，意識障害，てんかん，その他の認知症との鑑別などに役立つ．軽い意識障害はしばしば認知症と間違えられることが多く，脳波は鑑別に有用である．てんかんでは，特に意識減損発作というタイプのてんかんは，発作後に記憶障害をきたし認知症と誤診されることが多い．また，認知症が進行するとてんかんをきたしやすくなる．認知症との鑑別が必要な疾患である Creutzfeldt-Jakob 病においては，脳波検査で**周期性同期性放電（PSD）**（図 5-2）という典型的な所見が得られ，きわめて診断価値が高い．

PSD：periodic synchronous discharge

　近年，コンピュータや人工知能（AI）を用いた脳波検査は，認知症の直接的な診断に役立つとする可能性も示されている．以上のことから，脳波検査は認知症診断において不可欠な検査と考える．

5）超音波検査

　超音波検査は，頸動脈や頭蓋内血管の動脈硬化や血流の状態を評価できる．血管性認知症のみならず，Alzheimer 型認知症においても血流評価の重要性が指摘されている．Alzheimer 型認知症ではアミロイド β 蛋白の沈着が主因であるが，そのアミロイド β 蛋白の沈着の促進に脳血流が関与している．脳血流が悪くなるほど，アミロイド β 蛋白の沈着が促進される．

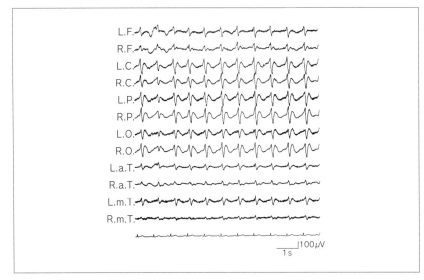

図 5-2　周期性同期性放電（PSD）を示す脳波所見
（国家公務員共済組合連合会九段坂病院院長 山田正仁先生の御厚意による）

6）近赤外分光法（near-infrared spectroscopy；NIRS）

　近赤外分光法（NIRS）は光トポグラフィともいわれ，脳血流を評価できる検査法である．前述した SPECT という脳血流をみる検査法があるが，これは放射性同位元素を使用する検査である．今後は放射性同位元素を用いない検査法が望ましいので，NIRS の活用が期待される．NIRS の現状の課題は，脳表の血流は測定できるが脳深部の血流が測定できないことであり，今後の機器の進歩が望まれる．

7）嗅覚検査

　Alzheimer 型認知症や Lewy 小体型認知症では，記憶障害などの症状が出現する前に**嗅覚障害**が出現する．人間は嗅覚機能が元々退化しており，嗅覚障害はなかなか自覚しにくい．このため，嗅覚検査を行い嗅覚機能の障害を発見し，認知症への進展を予防することが望まれる．各種嗅覚検査キットが発売されており，利用可能である．現在存在する嗅覚機能検査キットは認知症の早期発見のために開発されたものではないため，今後の改良が必要である．

8）味覚検査

　味覚障害は，嗅覚障害のように認知症の早期からは出現せず，進行した段階でみられる．このため，味覚検査は認知症の早期診断には役立たないが，味覚機能の病態把握に有用である．認知症が進行すると食欲が低下することがよくみられ，その理由として味覚障害が原因であることも多い．味覚障害があれば，どの味覚が障害されているのかを把握して調理の仕方に反映することで，食欲が改善する可能性がある．

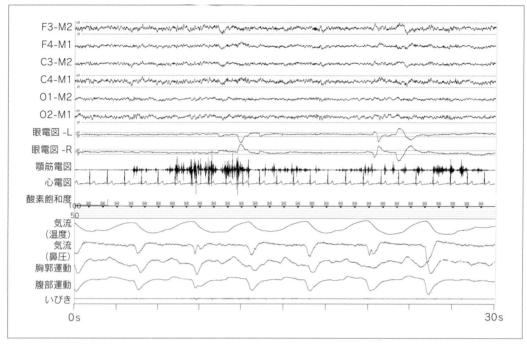

図 5-3　筋脱力のないレム睡眠（REM sleep without atonia；RWA）

（中部大学臨床検査技術教育・実習センター教授 野田明子先生の御厚意による）

9）睡眠ポリグラフ検査

　レム睡眠行動異常症の客観的証拠となる筋脱力のないレム睡眠を確認することができ，Lewy 小体型認知症の診断に役立つ（**図 5-3**）.

4　治療・予後
1）総論
　治療には薬物療法と非薬物療法がある.
（1）薬物療法
　薬物療法には，中核症状（認知機能）を改善させる薬剤と行動・心理症状（BPSD）を改善させる薬剤がある.
（2）非薬物療法
　非薬物療法としては，リハビリテーション，回想療法，音楽療法，園芸療法，アロマセラピーなど種々の療法がある. リハビリテーションは，血管性認知症の神経症状，Lewy 小体型認知症の Parkinson 症状などに有効性が期待できる. 回想療法は，過去の写真や絵画，使い慣れた道具や出来事などを通して，会話のきっかけをつくりコミュニケーションを図る療法である. 音楽療法は，音楽を通して感情に働きかけて，活動性を高めて情緒の安定を図る療法である. 園芸療法は，植物に接し園芸作業をすることで精神面，身体面に働きかける療法である. アロマセラピーは，香りを嗅いでもらうことにより，認知機能，精神機能および感情の安定を図る療法である.

(3) 介護保険制度の介護サービス

　認知症は生活の機能障害をきたす病気であり，生活環境を整えることも重要である．そのために，介護保険制度の利用による介護サービスを適切に受けることができるようにすることも予後の改善に貢献する．

　現在の認知機能や身体機能に合わせて，要支援1，2の人は予防給付を，要介護1〜5の人は介護給付をサービスとして受ける（図5-4）．

①予防給付：都道府県，政令市，中核市が指定・監督を行うサービスのなかに介護予防サービスとして訪問サービス，通所サービス，短期入所サービスがあり，市町村が指定・監督を行うサービスのなかに地域密着型介護予防サービスがある．

②介護給付：都道府県，政令市，中核市が指定・監督を行うサービスのなかに介護予防サービスとして居宅介護サービス（訪問サービス，通所サービス，短期入所サービス），施設サービスがあり，市町村が指定・監督を行うサービスのなかに地域密着型介護サービスがある．地域密着型介護（予防）サービスのなかに認知症対応型共同生活介護（グループホーム）があり，認知症の人が家庭的な雰囲気でよりよい環境で生活ができている．

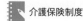

介護保険制度

2000（平成12）年に施行され，その後2008（平成20）年にかけて大幅改正された介護保険法に基づく制度で，介護支援の必要な人へのサービスを提供するものである．

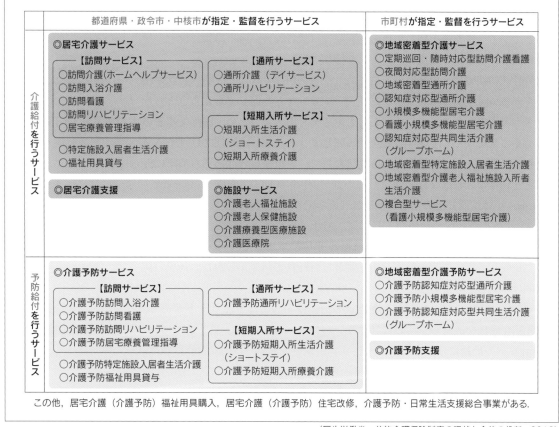

この他，居宅介護（介護予防）福祉用具購入，居宅介護（介護予防）住宅改修，介護予防・日常生活支援総合事業がある．

図5-4　介護サービスの種類

（厚生労働省：公的介護保険制度の現状と今後の役割．2018）

2) 各論

(1) Alzheimer 型認知症の治療, ケア

Alzheimer 型認知症の薬物治療としては, **アセチルコリンエステラーゼ阻害薬**に分類されるドネペジル, ガランタミン, リバスチグミンの 3 種類と **NMDA グルタミン酸受容体拮抗薬**に分類されるメマンチンがある. これらはいずれも症状の進行を抑制する薬剤で, 根治のための薬剤ではない. しかし, 早期に診断し, 適切に使用することで症状の進行を緩やかにし, 予後を改善することが期待できる. **疾患修飾薬**レカネマブが, わが国で 2023 年 9 月 25 日に正式承認された. 投与対象が軽症例に限られること, その効果が限定的であるなど課題はあるが, 新たな薬物治療の時代を迎え今後のさらなる発展が期待される.

薬物療法での注意点としては, 患者本人はもの忘れがあるので, 「忘れないようにお薬を飲んでください」と話をすると「わかりました」と了解するが, 日常生活のなかで飲むことを忘れてしまう. したがって, 家族や周囲の人に服薬管理をしてもらう必要があり, 適切な服薬指導が求められている.

予後は, 治療薬が開発される前は 5 年以内に亡くなっていたが, 治療薬の開発以降は発症後 10 年以上の生存も少なくない.

(2) 血管性認知症の治療, ケア

血管性認知症の治療薬はないが, 脳血管障害の再発や脳虚血発作を防ぐことで症状の進行を予防できる. 薬剤としては脳血流改善薬, 抗血小板薬や抗凝固薬などである. また, 出現している神経症状 (構音障害, 嚥下障害, 麻痺, 歩行障害) に対するリハビリテーションを行う.

血管性認知症では, **自発性低下**のため「やる気がなくなる」という症状が出ることが多い. 医療従事者がリハビリテーションなどを促してもやろうとしない患者も多くみられる. いくら促してもやる気を出さないため, 医療従事者のほうもやる気をなくして促すことをやめてしまう. しかし, 本症では「やる気が出ない」というのは脳障害による症状なので, 医療従事者はあきらめずに促すことを続けなければならない.

(3) Lewy 小体型認知症の治療, ケア

Lewy 小体型認知症の治療薬としては, Alzheimer 型認知症の治療薬でもあるドネペジルがある. **ドネペジル**は, Lewy 小体型認知症では Alzheimer 型認知症に比較して症状の改善効果がより顕著といわれている. しかし, 効果の持続期間は短いとされている.

Lewy 小体型認知症の Parkinson 症状の治療薬としては**ゾニサミド**があり, Parkinson 症状を改善し生活の質 (QOL) の向上に寄与している. また, Parkinson 症状の治療にはリハビリテーションが重要である. Parkinson 症状は, 筋力は保たれているのにうまく筋肉を使うことができなくなるので, 適切な使い方をできるようにリハビリテーションを行うことが重要である.

レム睡眠行動異常症には**クロナゼパム**が有用とされている.

行動・心理症状の治療に通常使用する抗精神病薬は, Lewy 小体型認知症の

アセチルコリンエステラーゼ阻害薬

神経細胞のシナプス間隙でアセチルコリンを分解するアセチルコリンエステラーゼの働きを阻害し, アセチルコリンの減少を防ぐ薬である. Alzheimer 型認知症への第一選択の治療薬である. 世界で初めて商品化に成功したドネペジルは, 日本人の杉本八郎博士らの研究グループ (当時エーザイ) が開発した薬剤である.

NMDA グルタミン酸受容体拮抗薬

NMDA (N-メチル-D-アスパラギン酸) 型のグルタミン酸受容体は, 記憶や学習などに深くかかわることが知られている. NMDA グルタミン酸受容体拮抗薬であるメマンチンは, Alzheimer 型認知症による神経細胞障害や記憶・学習の障害などを抑える.

疾患修飾薬

疾患修飾薬は疾患の分子病態に着目し, Alzheimer 型認知症であれば神経変性自体を治療の標的とした薬剤のことである. 従来の症状改善薬と異なり, 病気の経過に影響を与えるもので, より根治薬に近いものである.

QOL：quality of life

場合には安易に使用すると過敏性を示すことがあり注意が必要である．使用する場合には，通常量より少ない投与量から開始するなどの配慮が必要である．

過敏性
薬剤が効きすぎたり，逆に症状を増悪させること.

(4) 前頭側頭型認知症の治療，ケア

前頭側頭型認知症に対する治療薬はない．しかし，早期診断は重要であり，本症に対応した介護，ケアを早期から行うことが望まれる．Alzheimer 型認知症でよくみられる徘徊と似ているが，前頭側頭型認知症では**周回**とよばれる症状がみられる．周回は，徘徊のようにふらっと外へ出て行くが，決まった同じコースを歩くので徘徊と違って迷子になることはほとんどない．徘徊を心配して無理に外出を止めようとすると暴言や暴力行為につながるが，周回であれば通常迷子になることはないので，外出を止める必要はない．ただ，事前に周回するコースの安全性を確認しておく必要はある．

非薬物療法として**ルーティン化療法**がある．早期診断をして，好ましくない生活パターンが定着する前によい生活パターンをルーティン化する治療である．たとえば，お店に寄って万引きをするという行為が生活パターンで定着するのは問題であり，そのような好ましくない生活パターンが定着しないようにする．

(5) Creutzfeldt-Jakob 病の治療，ケア

根本的な治療法はなく，生活指導や介護・ケアが中心である．

(6) 進行性核上性麻痺の治療，ケア

Parkinson 病の治療薬が有効な場合もあるが，通常は効果が乏しい．リハビリテーション，生活指導や介護，ケアが中心となる．

Ⅱ 認知症の検査（神経心理検査）

本項では神経心理検査を中心に解説する．

1 認知症検査の注意事項

1）検査の注意事項

認知症の診断・治療に関連する検査にかぎらず，認知症患者に検査を行う際に重要なことは，認知症という病気を正しく理解しておくことである．認知症専門医は不足しており，認知症に罹患しているのに認知症の診断を受けていない患者が多く存在する．認知症という診断名がついていなくとも，認知症の可能性があることを念頭において検査を行うことが求められる．

正常な認知機能の人でも検査前には不安を感じ，緊張するが，認知症患者ではより顕著であるので，通常より時間枠を多めにとって検査をすることが必要である．臨床検査技師に気持ちの余裕がないと，丁寧に対応することがむずかしい．軽度の認知症であっても直前に聞いたことを忘れるので，指示したことを忘れてしまうことが想定される．また，高度の認知症患者で指示に従えないということできびしく注意すると，怒って検査への協力が得られなくなることもある．認知症の特性を理解し，やさしく接することが重要になる．

2) 患者の心理と対応

認知症患者は直前に聞いたことを忘れるが，その忘れたことを忘れているので，臨床検査技師から「さっきも説明しましたよ，指示にきちんと従ってください」などときつく注意されると，患者の心理としては「聞いていないことなのに，なんで怒られるんだろう」と理解できず，怖い臨床検査技師さんだなと思ってしまう．感情が不安定になったり，怒りが収まらない場合には無理に検査を施行しようとせず，いったん仕切り直して感情が落ち着いてから行うとよい．

もの忘れがあるにもかかわらず，人間関係が構築される（なじみの人間関係になる）と，高度の認知症患者であっても検査担当者のことを覚えてもらえ，検査をスムーズに受けてもらえることもある．繰り返し検査を行う場合には，可能な範囲でなじみの人間関係のできている臨床検査技師が対応するとよい．

2 認知機能の評価尺度（表5-3）

1) 総合的評価尺度

(1) Functional Assessment Staging（FAST）

観察式の重症度評価スケールである．日常生活動作（ADL）の観察や聞き取りにより評価する，世界的に広く使用されているスケールである．評価者が認知症のことを十分理解していることが求められる．7段階に分類され，stage 1

ADL : activities of daily living

表 5-3　認知機能の評価尺度

	Alzheimer 型認知症	血管性認知症	Lewy 小体型認知症	前頭側頭型認知症
FAST	◎	○	○	○
CDR	◎	○	○	○
HDS-R	◎	◎	◎	○
MMSE	◎	○	◎	○
MSP	◎	○	◎	○
ADAS	◎	○	○	○
TDAS	◎	○	◎	○
SIB	◎	○	○	○
SLTA	○	○	○	◎
WAB	○	○	○	◎
Kohs	◎	○	◎	—
WAIS-Ⅲ	◎	○	○	○
CDT	○	○	○	○
FAB	○	◎	○	◎
TMT	○	◎	○	◎

重要度：◎（高），○（中），—（低）．

表 5-4　FAST のステージングとその特徴

FAST	臨床診断	特　徴
1	正　常	主観的にも客観的にも変化はなく支障はない
2	年齢相応	名前を忘れたり，物の置き忘れがあるが，正常な老化の状態
3	境界状態	もの忘れが増えて仕事の効率も低下しているが，社会生活に支障をきたすほどではない
4	軽　度	社会生活・対人関係で支障が出てくる 日常生活ではほぼ介助なしで生活できる 計画を立てたり，段取りをつけたりができなくなる 日時の見当識障害あり うつ症状が出現しやすい 服薬管理が困難になり，薬の飲み忘れが目立つ カードでの買い物ができない 銀行の通帳の取り扱いが困難になる 近所で簡単な買い物はできる 特定の相手であれば電話ができる
5	中等度	日常生活でも介助が必要となる 気候に合った服装を選んで着ることができない 着替えや入浴を嫌がり介護拒否がみられるようになる 場所の見当識障害あり 一人で外出して迷子になる
6	高　度	衣服の着脱に介助が必要となる リボン，服のひも，靴ひも，ネクタイが結べない 入浴は一人でできるが洗髪は困難となる お風呂のお湯の温度調節や湯量の加減ができない 同居していない家族の顔がわからなくなるなどの人の見当識障害がある 尿失禁や便失禁などが増えてくる
7	非常に高度	日常生活で常に介助が必要となる 同居している家族の顔がわからなくなるなどの人の見当識障害がある 簡単な指示も理解できない 尿や便の管理が全くできない

は正常，stage 2 は年齢相応，stage 3 は境界域，stage 4 は軽度，stage 5 は中
等度，stage 6 は高度，stage 7 は非常に高度に該当する．各 stage の特徴を**表
5-4** にまとめた．

(2) Clinical Dementia Rating（CDR）

　患者の状態を熟知した主介護者への面接により，記憶，見当識，判断力・問
題解決，社会適応，家庭状況および趣味・関心，パーソナルケアの 6 項目につ
いて 5 段階の評価を行うものである．評価尺度は CDR 0(健康)，CDR 0.5(軽
度認知障害)，CDR 1 (軽度の認知症)，CDR 2 (中等度の認知症)，CDR 3 (高
度の認知症) であり，各項目の結果から総合的な重症度を判定できる．判定方
法がややむずかしいところがある．

2）記憶機能の評価尺度

(1) 長谷川式簡易知能評価スケール改訂版（HDS-R）

　わが国で作成され，最も活用されている質問式の簡易認知機能検査である．

表 5-5　長谷川式簡易知能評価スケール改訂版（HDS-R）

質問内容と点数	尋ねる質問内容と注意事項
年齢（1 点）	2 年までの誤差は正解とする （満年齢，数え年で答える場合があるため）
日時の見当識（4 点）	年，月，日，曜日を尋ねる
場所の見当識（2 点）	今いる場所を尋ね自発的に答えられたら 2 点，ヒントを与えてできれば 1 点
3 つの言葉の記銘（3 点）	「桜，猫，電車」または「梅，犬，自動車」のどちらかの組み合わせの言葉を聞かせて，言えたら各 1 点を与える．3 つできれば遅延再生の質問を後で行う．
計算（2 点）	「100 引く 7 はいくつですか？」と尋ね正解が得られたら，「それからまた 7 を引くといくつですか？」と質問する．2 回目の計算を「93 から 7 を引いてください」と質問してはいけない
数字の逆唱（2 点）	「6−8−2 を逆から言ってください」と 3 桁の逆唱を指示する．できれば「3−5−2−9」の 4 桁の逆唱を指示する．3 桁の逆唱で失敗した場合，そこで中止し次の問題へ進む
3 つの言葉の遅延再生（6 点）	"3 つの言葉の記銘"で覚えてもらった言葉を思い出してもらう．自発的に再生できれば 2 点，ヒントを与えてできれば 1 点とする
5 つの物品記銘（5 点）	5 つの品物を見せて隠して，何があったか言ってもらう．5 つの物品は相互の関連がないものを用いる
言語の流暢性（5 点）	「知っている野菜の名前をできるだけたくさん言ってください」と伝え，6 個以上に 1 点ずつ加点していく．約 10 秒待っても出てこない場合はそこで打ち切る

　長谷川式簡易知能評価スケール（HDS）は 1974 年に作成されたが，その後時代に合わない質問項目が削除され，1991 年に内容を再構成し長谷川式簡易知能評価スケール改訂版（HDS-R）が作成された．**表 5-5** に質問内容，配点とその注意点を示す．30 点満点で，カットオフ値は 20 点以下とされている．

（2）Mini-mental State Examination（MMSE）

　MMSE は国際的に最も広く用いられている質問式の簡易認知機能検査である．HDS-R とおおむね類似しているが，HDS-R との違いは HDS-R にはない動作性の質問が 4 つ（3 段階の口頭命令，読解，書字，図形模写）あることである．**表 5-6** に質問内容，配点とその注意点を示す．30 点満点で，カットオフ値は 23 点以下とされている．

（3）物忘れ相談プログラム（MSP）

　タッチパネル式コンピュータを用いた認知症の簡易スクリーニング検査である．**図 5-5** のもの忘れスクリーニング検査の質問内容をコンピュータバージョンにしたものである．HDS-R や MMSE は検査者が直接質問して行うのに対して，MSP は被検者が一人で行える検査である．検査者は質問に対して適切に回答できているかを見守ればよく，被検者にも検査者にも負担の少ない方法といえる．検査者が質問する方法では，検査者の質問の仕方で結果が変わってくる可能性があるが，コンピュータが質問するため，そのような差異が生じにくい長所がある．

表 5-6　Mini-mental State Examination（MMSE）

質問内容と点数	尋ねる質問内容と注意事項
日時の見当識（5点）	年，季節，月，日，曜日を尋ねる
場所の見当識（5点）	今いる病院名，県，市，何階，何地方かなどを尋ね自発的に答えられたら各1点
物品名3個の復唱（3点）	3つの関連のない物の名前を復唱してもらい，できれば各1点を与える
注意（5点）	100から順に7を引く
物品名の想起（3点）	前設問で提示した物品名を再度復唱させる（各1点）
物品名の呼称（2点）	時計と鉛筆を見せながら，これは何ですか？と尋ね正解すると各1点を与える
文章の反復（1点）	「みんなで力を合わせて綱を引きます」を繰り返してもらう
3段階の口頭命令（3点）	「右手でこの紙を持ってください」「それを半分に折りたたんでください」「それを私に渡してください」という3段階の命令をする．できれば各1点を与える
読解（1点）	「目を閉じなさい」という紙を見て，動作を行ってもらう
書字（1点）	「何か文章を書いてください」という指示をする．文章に主語と述語が含まれていれば正解とする
図形模写（1点）	2つの五角形が交わった図形を模写してもらう

質問項目		点　数
これから言う3つの言葉を言ってみて下さい． あとでまた聞きますからよく覚えておいて下さい． （以下の系列のいずれか1つで，採用した系列に○印をつけておく） 1：a) 桜　b) 猫　c) 電車　　　2：a) 梅　b) 犬　c) 自動車		a：0　　1 b：0　　1 c：0　　1
今日は何年の何月何日ですか 何曜日ですか （年月日，曜日が正確にそれぞれ1点ずつ）	年 月 日 曜日	0　　1 0　　1 0　　1 0　　1
先ほど覚えてもらった言葉をもう一度言ってみて下さい． （自発的に回答があれば各2点，もし回答がない場合は以下のヒントを与えて正解であれば1点） a) 植物　b) 動物　c) 乗り物		a：0　1　2 b：0　1　2 c：0　1　2

■立方体の模写

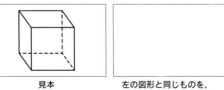

見本　　　　　左の図形と同じものを，ここに書き写して下さい．

立方体を正しく描ける ……………………… 2点
正確ではないが，一部描ける ……………… 1点
全く描けない ………………………………… 0点

15点満点で12点以下の場合アルツハイマー型認知症が疑われます

図 5-5　もの忘れスクリーニング検査　　　（浦上克哉：癌と化学療法, 30 (suppl- I)：49-53, 2003 を一部改変）

(4) Alzheimer's Disease Assessment Scale（ADAS）

　記憶を中心とした認知機能検査であり，軽度から中等度の Alzheimer 型認知症を対象とした認知機能評価スケールである．検査時間は 40 分以上かかるが，詳細に認知機能を評価することができる．認知症治療薬の治験では ADAS を使用することが推奨されている．

(5) Touch Panel-type Dementia Assessment Scale（TDAS）

　ADAS は神経心理の専門職が行う必要があり，また時間も 40 分以上を要するために限られた施設でしか行うことができなかった．そこで，ADAS をタッチパネル式コンピュータでできるようにしたのが TDAS である．所要時間は約 15 分である．地域でのもの忘れ検診で利用されている．

(6) Severe Impairment Battery（SIB）

　従来の認知機能検査は軽度から中等度を対象としており，高度の評価が困難であった．そこで，高度の認知機能障害を評価することができるスケールとして作成された．高度 Alzheimer 型認知症を対象とした治験では，本検査が主要評価項目の一つとして用いられている．実施時間は約 20 分である．

3）言語機能の評価尺度

　標準失語症検査（SLTA）は，日本で作成された言語機能全般を評価するスケールである．WAB 失語症検査日本語版は，カナダで開発された言語機能全般を評価するスケール（WAB）の日本語版である．

　聴く，話す，読む，書く，計算の 5 領域と非言語機能の評価を行うことができる．SLTA，WAB ともに全ての検査を行うと時間がかかるため，認知症患者の場合は，いくつかの下位項目の検査を目的に応じて抜粋して行うことが推奨される．

4）視空間認知機能の評価尺度

(1) コース（Kohs）立方体テスト

　認知機能，構成行為，視空間認知機能を評価できる検査で，立方体を使って 17 間の模様をつくる非言語性の知的機能検査である．所要時間は約 40 分である．言語を通した検査が受けられない人への認知機能検査として汎用されているが，視空間認知機能をみることができる検査でもある．

(2) WAIS-Ⅲ（Wechsler Adult Intelligence Scale-3, ウェクスラー成人知能検査第 3 版）

　WAIS-Ⅲは知能検査であるが，そのなかの積み木課題は構成行為，視空間認知機能の評価に活用できる．

(3) Clock Drawing Test（CDT, 時計描画テスト）

　CDT は視空間認知機能と構成行為を評価する簡便な検査である．時計の文字盤を描いてもらい，指定した時刻を示す長針と短針を描き加えてもらう検査である．スクリーニング検査としても用いられている．コンセンサスの得られて

もの忘れ検診

認知症を予防するための地域での取り組み．軽度の認知症を発見した場合は専門医療機関へ紹介し，軽度認知障害（MCI）を発見した場合は認知症予防教室へ紹介する〔認知症予防教室とは，地域包括支援センターなどが主体となり，認知症予防によい活動（運動，知的活動，コミュニケーション）を週 1 回実施する取り組み〕．

構成行為

三次元での構成をする行為のことである．これができなくなることを構成失行という．

いる採点方法が示されていないのが課題である．

5）前頭葉機能の評価尺度

(1) 前頭葉機能検査（Frontal Assessment Battery；FAB）

FAB は前頭葉機能を簡便に評価するための検査法である．類似性の理解，語の流暢性，行動プログラム（運動プログラム），葛藤指示，GO/NO-GO，把握行動の 6 項目からなり，10〜15 分程度で施行可能である．

(2) Trail Making Test（TMT）

ランダムに配置された 1〜25 までの数字を順に線で結んでいくパート A と，「1〜あ〜2〜い〜3‥‥‥」のように数字と 50 音順仮名文字を交互に結んでいくパート B がある．注意，視覚，探索，眼球と手の共同運動の速度，情報処理の速度などを反映し，前頭葉機能障害ではパート B の遂行時間が有意に延長する．

3　行動・心理症状（BPSD）の評価尺度

(1) Behavioral Pathology in Alzheimer's Disease（Behave-AD）

介護者などの情報提供者からの情報に基づいて重症度を評価する，最も古い行動評価尺度である．

(2) 認知症行動障害尺度（Dementia Behavior Disturbance Scale；DBD）

認知症の行動・心理症状を鋭敏に評価できる尺度である．当初 28 項目で作成されたが，短時間で評価できるように因子分析を行い 13 項目に絞った短縮版である DBD13 が使いやすい．

(3) Neuropsychiatric Inventory（NPI）

NPI は，認知症の行動・心理症状を介護者などの情報提供者からの情報に基づいて評価することを目的としたスケールである．妄想，幻覚，興奮，抑うつ，不安，多幸，無関心，脱抑制，易刺激性，異常行動の 10 項目について主質問と下位の質問がある．当てはまる項目が多く点数が大きいほど，障害の程度が大きい．

4　検査結果の解析と評価

1）質問式の検査

検査を受けた際の体調にも影響を受けるため，検査当日の体調も考慮する必要がある．体調が悪いときは頭の回転も悪く，実際の能力より低い結果となることがある．また，検査を受けている際の状況もよく観察しておく必要がある．解答は合っているが，まぐれ当たりしていることもある．

認知症が進行すると集中力が低下してくるので，長時間の検査に耐えられなくなる．どの検査を行うのが適切かも考えて施行する必要がある．

神経心理検査の結果はおおむね数値で示されるため，その数値が正常域か異常域かで判定する．しかし，最も重要なことは，単に点数だけではなく内訳を

行動プログラム（運動プログラム）

高次運動野の機能を検査する項目で，検者の動きを見て対象者が模倣できるかを確認する．
例：「自分の左手をグーにして，自分の手のひらをたたく」などの動作．

葛藤指示

干渉刺激に対する過敏性をみる検査．ルールに従って運動をしてもらい，前頭葉の高次運動野と前頭前野内側面の機能をみる検査である．

GO/NO-GO 課題

状況に応じて適切な行動をとる（GO 反応），状況に応じて行動を行わない（NO GO 反応）という能力を判断する行動課題テストであり，この能力は認知機能の重要な役割を果たす．
具体的な内容としては，たとえば青いライトが点いたときにゴム球を握る，黄色いライトが点いたらゴム球を握らないといったテストを次々と行う．これによって，脳神経系のアクセル（GO）とブレーキ（NO GO）という高次元の神経活動の状態を把握できる．

みておくことである．Alzheimer 型認知症であれば，遅延再生や遅延再認，見当識障害の項目で失点することが多いが，別の問題で失点が多い場合には Alzheimer 型認知症以外の病態を考える必要がある．

2) 観察式の検査

　介護者などの情報提供者からの情報に基づいて評価する検査である．そのため，介護者による差異が生じる．身近でよく介護している人から得られた情報か，そうでない人からの情報かを見極める必要がある．

5　今後の展望

　症状の改善薬がすでにある Alzheimer 型認知症や Lewy 小体型認知症においては，疾患修飾薬の開発が期待される．その他の認知症については，治療薬の開発が待たれる．

　病気の治療とともに重要なのが予防である．認知症の発症には生活習慣が大きくかかわっており，危険因子も明らかにされている．なお，危険因子のうち約40％は修正可能であることが報告されている．修正可能とされる危険因子は，若年期では教育歴，中年期では難聴，頭部外傷，高血圧，過剰飲酒，肥満，高齢期では喫煙，抑うつ，社会的孤立，運動不足，大気汚染，糖尿病などである．このように，年代によって危険因子が異なることから行うべき対策も異なる点が重要であり，年代ごとに適切な対策を講じる必要がある．これらの危険因子に対処することで，認知症の発症を遅延させたり予防することが可能と考えられる．修正可能な因子は今後さらに増えることが予測され，**認知症予防**が可能な時代が来ることが期待される．

　予防が重要になってくると，症状が出る前の診断，あるいは症状がきわめて軽い段階での診断の重要性が増してくる．その際，診断の根拠となる検査，たとえば血液検査，嗅覚機能検査などの早期診断に役立つ検査を行うのは臨床検査技師である．今後，臨床検査技師が認知症の診断や治療に必要な検査を行う機会はますます増えていくことが予想されるので，認知症についてのより深い知識と検査技術の習得が望まれる．

遅延再生
以前に覚えてもらったことを，何のヒントもなく思い出すこと．

遅延再認
以前覚えてもらったことを，ヒントを手がかりに思い出すこと．

付表　疾患名の記載例

循環器疾患

- ●心不全（heart failure）
  congestive heart failure；CHF（うっ血性心不全）
- ●虚血性心疾患（ischemic heart disease）
  acute myocardial infarction；AMI（急性心筋梗塞）
  angina pectoris（狭心症）
- ●心臓弁膜症（valvular heart disease）
  aortic regurgitation；AR（大動脈弁閉鎖不全症）
  aortic stenosis；AS（大動脈弁狭窄症）
  mitral regurgitation；MR（僧帽弁閉鎖不全症）
  mitral stenosis；MS（僧帽弁狭窄症）
- ●先天性心疾患（congenital heart disease）
  atrial septal defect；ASD（心房中隔欠損症）
  tetralogy of Fallot；TOF/TF（ファロー四徴症）
  ventricular septal defect；VSD（心室中隔欠損症）
- ●高血圧症（hypertension）
- ●不整脈（arrhythmia）
  atrial fibrillation；Af（心房細動）
  atrial flutter；AF（心房粗動）
  atrioventricular block；AVB（房室ブロック）
  left bundle branch block；LBBB（左脚ブロック）
  paroxysmal supraventricular tachycardia；PSVT（発作性上室性頻拍）
  premature atrial contraction；PAC（心房性期外収縮）
  right bundle branch block；RBBB（右脚ブロック）
  sick sinus syndrome；SSS（洞不全症候群）
  sinoatrial block；SAB（洞房ブロック）
  sinus arrhythmia（洞性不整脈）
  sinus bradycardia（洞性徐脈）
  sinus tachycardia（洞性頻脈）
  ventricular fibrillation；VF（心室細動）
  ventricular tachycardia；VT（心室頻拍）
  Wolff-Parkinson-White syndrome；WPW（WPW症候群）
- ●心筋疾患（myocardial disease）
  dilated cardiomyopathy；DCM（拡張型心筋症）
  hypertrophic cardiomyopathy；HCM（肥大型心筋症）
  idiopathic cardiomyopathy；ICM（特発性心筋症）
  myocarditis（心筋炎）
- ●心膜炎（pericarditis）
  infectious pericarditis（感染性心膜炎）
- ●大動脈疾患（aortic disease）
  aortic aneurysm（大動脈瘤）
  aortitis syndrome（大動脈炎症候群）
  dissecting aneurysm of aorta（解離性大動脈瘤）
- ●末梢血管疾患（peripheral vascular disease；PVD）
  arteriosclerosis obliterans；ASO（閉塞性動脈硬化症）
  Buerger's disease〔バージャー病（ビュルガー病）〕
  thrombophlebitis（血栓性静脈炎）

呼吸器疾患

- ●慢性閉塞性肺疾患（chronic obstructive pulmonary disease；COPD）
  bronchial asthma（気管支喘息）
  chronic bronchitis（慢性気管支炎）
  diffuse panbronchiolitis；DPB（びまん性汎細気管支炎）
  pulmonary emphysema（肺気腫）
- ●拘束性肺疾患（restrictive lung disease）
  hypersensitivity pneumonitis（過敏性肺臓炎）
  interstitial pneumonia（間質性肺炎）
  pulmonary fibrosis（肺線維症）
- ●呼吸器感染症（infectious pulmonary disease）
  pneumonia（肺炎）
  pulmonary tuberculosis；Tb（肺結核）
- ●その他の肺疾患
  acute respiratory distress syndrome；ARDS（急性呼吸促迫症候群）
  bulla（ブラ，肺胞内囊胞）
  lung cancer；LC（肺がん）
  pulmonary infarction（肺梗塞）
  pulmonary thromboembolism；PTE（肺血栓塞栓症）
  respiratory distress（呼吸不全）
  sleep apnea syndrome；SAS（睡眠時無呼吸症候群）
  sarcoidosis（サルコイドーシス）

消化器疾患

- ●食道疾患（esophageal disease）
  esophageal cancer（食道がん）
  esophageal varix（食道静脈瘤）
  esophagitis（食道炎）
  hiatus hernia（食道裂孔ヘルニア）
  Mallory-Weiss syndrome（マロリー・ワイス症候群）
- ●胃・十二指腸疾患（gastroduodenal disease）
  acute gastritis（急性胃炎）
  duodenal ulcer（十二指腸潰瘍）
  gastric cancer（胃がん）
  gastric ulcer（胃潰瘍）
  peptic ulcer（消化性潰瘍）
- ●腸疾患（intestinal disease）
  appendicitis（App；虫垂炎）
  colon polyp（大腸ポリープ）
  colorectal cancer（大腸がん）
  Crohn's disease；CD（クローン病）
  ileus, intestinal obstruction〔イレウス（腸閉塞）〕
  inflammatory bowel disease；IBD（炎症性腸疾患）
  irritable bowel syndrome；IBS（過敏性腸症候群）
  peritonitis（腹膜炎）
  ulcerative colitis；UC（潰瘍性大腸炎）
- ●肝胆道系疾患（disease of hepatobiliary system）
  acute cholecystitis（急性胆囊炎）
  acute hepatitis；AH（急性肝炎）
  cholelithiasis（胆石症）

付表　疾患名の記載例（つづき）

chronic hepatitis；CH（慢性肝炎）
fatty liver（脂肪肝）
fulminant hepatitis（劇症肝炎）
hepatocellular carcinoma；HCC（肝細胞がん）
liver abscess（肝膿瘍）
liver cirrhosis；LC（肝硬変）
primary biliary cholangitis；PBC（原発性胆汁性胆管炎）

● **膵疾患（pancreatic disease）**
acute pancreatitis（急性膵炎）
chronic pancreatitis（慢性膵炎）
pancreatic cancer（膵臓がん）

腎・尿路系疾患

● **腎疾患（kidney disease）**
acute glomerulonephritis；AGN（急性糸球体腎炎）
acute renal failure；ARF（急性腎不全）
chronic glomerulonephritis；CGN（慢性腎不全）
chronic kidney disease；CKD（慢性腎臓病）
diabetic nephropathy（糖尿病性腎症）
hemodialysis（血液透析）
hemolytic uremic syndrome；HUS（溶血性尿毒症症候群）
nephrotic syndrome（ネフローゼ症候群）
pyelonephritis（腎盂腎炎）
renal cell carcinoma；RCC（腎細胞がん）
renal cyst（腎嚢胞）
renal tubular acidosis；RTA（尿細管性アシドーシス）
uremia（尿毒症）

● **尿路系疾患（urinary tract disease）**
cystitis（膀胱炎）
prostate cancer（前立腺がん）
prostatic hypertrophy（前立腺肥大症）
urolithiasis（尿路結石症）

血液疾患

anemia（貧血）
aplastic anemia；AA（再生不良性貧血）
iron deficiency anemia；IDA（鉄欠乏性貧血）
pernicious anemia；PA（悪性貧血）
disseminated intravascular coagulation；DIC（播種性血管内凝固）
hemolytic anemia（溶血性貧血）
autoimmune hemolytic anemia；AIHA（自己免疫性溶血性貧血）
hereditary spherocytosis；HS（遺伝性球状赤血球症）
paroxysmal nocturnal hemoglobinuria；PNH（発作性夜間ヘモグロビン尿症）
hemophilia（血友病）
idiopathic thrombocytopenic purpura, immune thrombocytopenia；ITP（特発性血小板減少性紫斑病）
leukemia（白血病）
acute lymphoblastic leukemia；ALL（急性リンパ性白血病）
acute myeloblastic leukemia；AML（急性骨髄性白血病）
chronic myelocytic leukemia；CML（慢性骨髄性白血病）

chronic lymphocytic leukemia；CLL（慢性リンパ性白血病）
adult T cell leukemia/lymphoma；ATLL（成人T細胞性白血病・リンパ腫）
malignant lymphoma；ML（悪性リンパ腫）
multiple myeloma；MM（多発性骨髄腫）
myelodysplastic syndromes；MDS（骨髄異形成症候群）

内分泌疾患

● **下垂体疾患（pituitary disease）**
Cushing's disease（クッシング病）
diabetes insipidus；DI（尿崩症）
pituitary adenoma；PA（下垂体腺腫）
syndrome of inappropriate secretion of antidiuretic hormone；SIADH（ADH不適合分泌症候群，ADH不適切分泌症候群，バソプレシン分泌過剰症）

● **甲状腺疾患（thyroid disease）**
Basedow's disease（バセドウ病）
Hashimoto's thyroiditis（橋本病）
Plummer's disease（プランマー病）
subacute thyroiditis（亜急性甲状腺炎）

● **副甲状腺疾患（parathyroid disease）**
hyperparathyroidism（副甲状腺機能亢進症）
hypoparathyroidism（副甲状腺機能低下症）

● **副腎疾患（adrenal gland disease）**
Addison's disease（アジソン病）
adrenal cortical insufficiency（副腎皮質機能低下症）
Cushing's syndrome（クッシング症候群）
pheochromocytoma（PC）（褐色細胞腫）
primary aldosteronism（PA）（原発性アルドステロン症）

代謝疾患

diabetes mellitus；DM（糖尿病）
emaciation（やせ，るいそう）
gout（痛風）
hyperlipemia（高脂血症）
obesity（肥満）

アレルギー性疾患

anaphylaxis（アナフィラキシー）
atopic dermatitis（アトピー性皮膚炎）
drug allergy（薬物アレルギー）
pollinosis（花粉症）
urticaria（じんま疹）

膠原病

Behçet's disease（ベーチェット病）
dermatomyositis；DM（皮膚筋炎）
mixed connective tissue disease；MCTD（混合性結合織病）
polyarteritis nodosa；PAN（結節性多発動脈炎）
polymyositis；PM（多発性筋炎）
systemic sclerosis；SSc〔全身性硬化症（強皮症）〕
rheumatoid arthritis；RA（関節リウマチ）
Sjögren's syndrome；SjS（シェーグレン症候群）

付表　疾患名の記載例（つづき）

systemic lupus erythematosus；SLE（全身性エリテマトーデス）

神経系疾患

- ●脳血管疾患（cerebrovascular disease）
  - cerebral hemorrhage（脳出血）
  - cerebral infarction（脳梗塞）
  - subarachnoid hemorrhage；SAH（クモ膜下出血）
  - subdural hematoma（硬膜下血腫）
  - transient ischemic attack；TIA（一過性脳虚血発作）
- ●感染症（infection）
  - brain abscess（脳膿瘍）
  - encephalitis（脳炎）
  - meningitis（髄膜炎）
- ●腫瘍（tumor）
  - meningioma（髄膜腫）
  - neuroblastoma（神経芽腫）
- ●変性疾患（degenerative disease）
  - Alzheimer's disease；AD（アルツハイマー病）
  - amyotrophic lateral sclerosis；ALS（筋萎縮性側索硬化症）
  - multiple sclerosis；MS（多発性硬化症）
  - Parkinson's disease；PD（パーキンソン病）
- ●その他
  - epilepsy；Epi（てんかん）

感染症

- ●細菌感染症（bacterial infection）
  - cholera（コレラ）
  - diphtheria（ジフテリア）
  - dysentery（赤痢）
  - gonorrhea（淋病）
  - legionellosis（レジオネラ症）
  - pertussis（百日咳）
  - tetanus（破傷風）
  - tuberculosis；TB（結核）
  - typhoid fever；TF（腸チフス）
- ●ウイルス感染症（viral infection）
  - acquired immunodeficiency syndrome；AIDS（後天性免疫不全症候群）
  - coronavirus disease 2019；COVID-19（新型コロナウイルス感染症）
  - cytomegalovirus infection（サイトメガロウイルス感染症）
  - herpes zoster；HZ（帯状疱疹）
  - infectious mononucleosis；IM〔伝染性単核（球）症〕
  - influenza（インフルエンザ）
  - Japanese encephalitis；JE（日本脳炎）
  - measles（麻疹）
  - mumps（流行性耳下腺炎）
  - rubella（風疹）
  - varicella（水痘）
- ●マイコプラズマ感染症（mycoplasma infection）
  - mycoplasma pneumonia（マイコプラズマ肺炎）

- ●真菌感染症（fungal infection）
  - actinomycosis（放線菌症）
  - aspergillosis（アスペルギルス症）
  - candidiasis（カンジダ症）
  - cryptococcosis（クリプトコッカス症）
- ●クラミジア感染症（chlamydia infection）
  - psittacosis（オウム病）
- ●リケッチア感染症（rickettsiosis）
  - epidemic typhus（発疹チフス）
  - tsutsugamushi disease（ツツガムシ病）
- ●スピロヘータ感染症（spirochetal disease）
  - leptospirosis（レプトスピラ症）
  - syphilis（梅毒）
- ●原虫感染症（protozoal disease）
  - amebiasis（アメーバ症）
  - malaria（マラリア）
  - toxoplasmosis（トキソプラズマ症）
- ●寄生虫感染症（parasitic disease）
  - ancylostomiasis（鉤虫症）
  - anisakiasis（アニサキス症）
  - ascariasis（回虫症）

筋肉・骨格系疾患

- herniation of intervertebral disk（椎間板ヘルニア）
- myositis（筋炎）
- osteoarthritis；OA（変形性関節症）

生殖器疾患

- ●男性生殖器疾患（male genital disease）
  - cryptorchidism（停留睾丸）
  - epididymitis（副睾丸炎）
  - hydrocele（陰嚢水腫）
  - testitis（精巣炎，睾丸炎）
- ●女性生殖器疾患（female genital disease）
  - cervical cancer；CC（子宮頸がん）
  - ovarian cancer（卵巣がん）
  - ovarian cyst（卵巣嚢腫）
  - uterine myoma（子宮筋腫）

皮膚疾患

- angioma（血管腫）
- dermatitis（皮膚炎）
- eczema（湿疹）
- lichen（苔癬）
- nevus（母斑）
- pemphigus（天疱瘡）
- psoriasis（乾癬）
- tinea（白癬）
- verruca（疣贅，いぼ）
- vitiligo（白斑）
- wheal（膨疹）

参考文献

● 第3章
Ⅲ 抗菌薬適正使用支援チーム（AST）
1) 厚生労働省：薬剤耐性（AMR）対策アクションプラン（2016-2020）．国際的に脅威となる感染症対策関係閣僚会．平成28年4月5日
https://www.mhlw.go.jp/file/06-Seisakujouhou-10900000-Kenkoukyoku/0000120769.pdf
2) 川口辰哉，賀来満夫，青木洋介，ほか：第2回抗菌薬適正使用支援プログラム全国調査アンケート；2018年度診療報酬改定後における感染防止対策加算の算定種類別解析．日本化学療法学会雑誌, 68(6)：599～607, 2020.
3) 厚生労働省：平成30年度診療報酬改定
https://www.mhlw.go.jp/file/05-Shingikai-12404000-Hokenkyoku-Iryouka/0000193708.pdf
4) 日本臨床微生物学会：日本臨床微生物学会提言　ICT・AST活動で求められる臨床微生物検査室の役割―認定臨床微生物検査技師（Certified Medical Technologist in Clinical Microbiology：CMTCM及びInfection Control Microbiological Technologist：ICMT）の重要性―
https://www.jscm.org/uploads/files/guideline/227.pdf
5) 二木芳人，賀来満夫，青木洋介，ほか：抗菌薬適正使用支援プログラム実践のためのガイダンス．日本化学療法学会雑誌, 65(5)：650～687, 2017.
6) 佐村　優：薬剤師主導の抗菌薬適正使用支援活動―抗菌薬適正使用支援の有用性と病棟専従薬剤師を中心とした活動体制の構築―．日本化学療法学会雑誌, 67(5)：543～555, 2019.
7) 藤木くに子：AST活動における看護師の役割．日本化学療法学会雑誌, 67(6)：633～639, 2019.
8) 認定臨床微生物検査技師制度
https://www.jscm.org/seido/index.html
9) 感染制御認定臨床微生物検査技師（ICMT）制度
https://www.jscm.org/icmt_new/index.html
10) 佐藤智明：ICT・AST活動を担う臨床検査技師（微生物検査室）の役割．臨床と微生物, 46(増刊)：619～624, 2019.
11) 大出恭代：ICT，ASTにかかわる微生物検査室の役割．臨床と微生物, 47(増刊)：633～643, 2020.
Ⅴ 糖尿病療養指導チーム
1) 右田　忍：血糖検査，実務経験に基づく糖尿病検査あれこれ．日本臨床検査自動化学会学会誌, 37(4)：436, 2012.
2) 日本糖尿病療養指導士認定機構：日本糖尿病療養指導士制度, 糖尿病療養指導ガイドブック2022．p8, メディカルレビュー社, 2022.
3) 日本糖尿病学会編：治療目標とコントロール指標, 糖尿病治療ガイド2022-2023．p31, 文光堂, 2022.

● 第4章
B 臨床栄養学
1) 渡邉早苗，寺本房子，松谷美和子，ほか編著：健康と医療福祉のための栄養学．医歯薬出版, 2018.
2) 東口髙志編：NST完全ガイド・改訂版．照林社, 2009.
3) 日本静脈経腸栄養学会編：静脈経腸栄養ガイドライン．第3版, 照林社, 2013.
4) 本田佳子編：新臨床栄養学．第4版, 医歯薬出版, 2020.
D 病態薬理学
1) 島田和幸，川合眞一，伊豆津宏二，今井　靖編：今日の治療薬2022．南江堂, 2022.
2) 櫻林郁之介監修：今日の臨床検査2019-2020．南江堂, 2019.
3) 独立行政法人医薬品医療機器総合機構（PMDA）ホームページ
https://www.pmda.go.jp/review-services/drug-reviews/review-information/cd/0001.html

索 引

【編者略歴】

諏 訪 部　章 （す わ べ　あきら）

1984 年　山形大学医学部卒業
1988 年　山形大学大学院医学研究科修了（呼吸器内科学）
同　　年　米国デンバー・ナショナル・ジューイッシュ・センター（research fellow）
1991 年　山形大学医学部助手（臨床検査医学）
1994 年　山形大学医学部講師（臨床検査医学）
1997 年　山形大学医学部助教授（臨床検査医学）
2001 年　岩手医科大学医学部教授（臨床検査医学）
　　　　　岩手医科大学附属病院中央臨床検査部部長
　　　　　現在に至る　医学博士

奈 良 信 雄 （な ら　のぶ お）

1975 年　東京医科歯科大学医学部卒業
同　　年　東京医科歯科大学医学部第 1 内科医員
1977 年　放射線医学総合研究所病院部
1983 年　カナダ，トロント大学オンタリオ癌研究所研究員
1987 年　東京医科歯科大学医学部内講師（第 1 内科学）
1990 年　東京医科歯科大学医学部助教授（臨床検査医学）
1994 年　東京医科歯科大学医学部教授（臨床検査医学）
1999 年　東京医科歯科大学大学院医歯学総合研究科教授（全人的医療開発学講座臨
　　　　　床検査医学分野）
2002 年　東京医科歯科大学医歯学教育システム研究センター教授兼任
2006 年　同センター長
2015 年　東京医科歯科大学名誉教授，同特命教授（2017 年まで），順天堂大学医学
　　　　　部特任教授（2018 年より客員教授），大学改革支援・学位授与機構特任教
　　　　　授（2021 年まで）
2017 年　日本医学教育評価機構常勤理事
　　　　　現在に至る　医学博士

三 村 邦 裕 （み むら　くに ひろ）

1980 年　東洋公衆衛生学院臨床検査技術学科卒業
1985 年　東京理科大学理学部卒業
1986 年　東洋公衆衛生学院臨床検査技術学科教務主任
1993 年　杏林大学医学部医学研究科研究生修了
2003 年　全国臨床検査技師教育施設協議会会長
2004 年　放送大学大学院修了
2006 年　日本臨床検査学教育協議会理事長
　　　　　千葉科学大学教授（危機管理学部臨床検査学コース）
2008 年　千葉科学大学大学院教授（危機管理学研究科）
2014 年　千葉科学大学大学院専攻長兼任
2016 年　千葉科学大学危機管理学部長
　　　　　千葉科学大学大学院研究科長
2020 年　千葉科学大学産学連携センター長
2021 年　千葉科学大学遺伝子検査センター長
2023 年　千葉科学大学名誉教授
　　　　　日本臨床検査同学院事務局長
　　　　　現在に至る　医学博士

最新臨床検査学講座
チーム医療論／多職種連携・栄養学・薬理学・認知症
ISBN978-4-263-22393-2

2023 年 3 月 10 日　第 1 版第 1 刷発行
2024 年 1 月 10 日　第 1 版第 3 刷発行

編著者　諏　訪　部　　　章
　　　　奈　良　信　雄
　　　　三　村　邦　裕
発行者　白　石　泰　夫

発行所　医歯薬出版株式会社

〒113-8612　東京都文京区本駒込 1-7-10
TEL (03)5395-7620(編集)・7616(販売)
FAX (03)5395-7603(編集)・8563(販売)
https://www.ishiyaku.co.jp/
郵便振替番号　00190-5-13816

乱丁，落丁の際はお取り替えいたします　　　　　　印刷・教文堂／製本・明光社